消化系统肿瘤
合理用药指南

组织编写　国家卫生计生委合理用药专家委员会

顾　　问　孙　燕　金懋林　董家鸿　詹启敏　季加孚

主　　编　沈　琳

副 主 编　刘云鹏　秦叔逵　李　进　潘宏铭　毕　锋

编　　委　（按姓氏笔画排序）

王　建　　王　峰　　王正航　　王秀问　　王杰军
王理伟　　白春梅　　邢宝才　　毕　锋　　朱广迎
伍小军　　刘天舒　　刘云鹏　　刘秀峰　　刘宝瑞
刘基巍　　许剑民　　李　进　　李　洁　　李　健
李子禹　　束永前　　何裕隆　　沈　琳　　张　波
张　俊　　张信华　　张艳桥　　陆　明　　陆建伟
陈　功　　陈　洁　　陈克能　　罗素霞　　周　军
周志伟　　周爱萍　　胡建昆　　秦叔逵　　袁　瑛
袁家佳　　贾　茹　　徐建明　　徐瑞华　　唐　勇
陶　敏　　曹　晖　　龚新雷　　梁　军　　梁　寒
梁后杰　　彭　智　　程月鹃　　鲁智豪　　童安莉
虞先濬　　路　平　　樊青霞　　潘宏铭　　戴广海

秘　　书　彭　智　袁家佳

U0301238

人民卫生出版社

图书在版编目（CIP）数据

消化系统肿瘤合理用药指南 / 国家卫生计生委合理用药专家委员会组织编写.—北京：人民卫生出版社，2020

ISBN 978-7-117-29725-7

Ⅰ.①消… Ⅱ.①国… Ⅲ.①消化系肿瘤 – 用药法 – 指南 Ⅳ.①R735-62

中国版本图书馆 CIP 数据核字（2020）第 075395 号

| 人卫智网 | www.ipmph.com | 医学教育、学术、考试、健康，购书智慧智能综合服务平台 |
| 人卫官网 | www.pmph.com | 人卫官方资讯发布平台 |

消化系统肿瘤合理用药指南

组织编写： 国家卫生计生委合理用药专家委员会
出版发行： 人民卫生出版社（中继线 010-59780011）
地　　址： 北京市朝阳区潘家园南里 19 号
邮　　编： 100021
E - mail： pmph @ pmph.com
购书热线： 010-59787592　010-59787584　010-65264830
印　　刷： 三河市尚艺印装有限公司
经　　销： 新华书店
开　　本： 850×1168　1/32　**印张：** 9
字　　数： 192 千字
版　　次： 2020 年 8 月第 1 版　2020 年 8 月第 1 版第 1 次印刷
标准书号： ISBN 978-7-117-29725-7
定　　价： 36.00 元

打击盗版举报电话：010-59787491　E-mail：WQ @ pmph.com
质量问题联系电话：010-59787234　E-mail：zhiliang @ pmph.com

序

最新数据显示,我国新发恶性肿瘤患者为 430 万例,年死亡人数为 280 万例,平均每天超过 1 万人被确诊为癌症,每分钟有 7 个人被确诊为癌症。我国的恶性肿瘤负担日渐加重,已成为健康中国战略的重点,防治恶性肿瘤迫在眉睫。

为提高基层医疗机构消化系统肿瘤合理用药水平,推动全国消化系统恶性肿瘤的规范化治疗,国家卫生计生委合理用药专家委员会于 2015 年组织专家编写了《消化道恶性肿瘤合理用药指南》(简称《指南》),并于 2017 年年初正式发行,历时近 2 年的时间,凝聚了国内消化道肿瘤专家的智慧和心血,为指导临床医师合理用药发挥重要作用,受到基层医疗机构的广泛好评。

近几年,随着我国消化系统肿瘤领域的学科不断发展、临床新药不断上市,循证医学证据不断增加,合理用药指导也亟待更新。国家卫生计生委合理用药专家委员会于 2019 年 3 月启动《指南》修订工作,在原有基础上拓宽了瘤种范围,增加了消化系统相关靶向及免疫治疗药物,将其更名为《消化系统肿瘤合理用药指南》。主编沈琳教授组织 60 多位消化系统肿瘤领域的专家参与本指南的编写,专家们精益求精,在半年的时间内圆满完成修订任务。

在此,我向国家卫生计生委合理用药专家委员会及《消化系统肿瘤合理用药指南》的所有参编专家表示衷心的感谢,相信新版指南的发布将为进一步推动健康中国战略、全面提高消化系统肿瘤医师的合理用药水平提供强有力的技术支持,为提升全民肿瘤防治水平、实现民族昌盛和国家富强作出我们应有的贡献。

中国工程院院士　詹启敏

2020 年 2 月

前　言

恶性肿瘤作为一种慢性非传染性疾病,其病死率已超过心脑血管疾病。全国肿瘤登记中心2018年发布的数据显示,我国的肿瘤发病率为278.07/10万,0~74岁的累积发病率为21.58%;肿瘤死亡率为167.89/10万,0~74岁的累积死亡率为12.00%。其中,消化系统恶性肿瘤占近一半,其特殊的流行病学和生物学特征严重影响患者的生活质量,给家庭和社会造成沉重负担。尽管近年来消化系统恶性肿瘤的诊断和治疗都有了明显的发展与进步,消化系统抗肿瘤药物也层出不穷,但由于从业人员专业基础参差不齐,仍存在诸多不合理的问题,强化和推广规范化的药物治疗和合理用药刻不容缓。

国家卫生健康委员会近年颁布多个瘤种的临床诊疗规范,为消化系统肿瘤的规范化治疗提供基本的技术指导。基于此,在《消化道恶性肿瘤合理用药指南》出版之后,基于循证证据的增加,国家卫生计生委合理用药专家委员会组织进行该指南的更新。本版指南更名为《消化系统肿瘤合理用药指南》,拓宽了瘤种范围,更新为9个章节,增加肝胆胰肿瘤、胃肠间质瘤和消化系统神经内分泌肿瘤的诊断及治疗原则,同时增加最新的靶向和免疫治疗药物及相关不良反应。希望此版指南能为从事消化系统恶性肿瘤诊治的临床医师提供合理、规范的用药帮助,提高自身的治疗水平,使消化系统恶性肿瘤患者的治疗效果得到更大的改善。

沈　琳

2020 年 2 月

目　录

第一章　概述 …………………………………………… 1

第一节　消化系统肿瘤药物治疗的基本概念及
　　　　注意事项…………………………………… 2
　一、药物治疗的基本概念 …………………………… 2
　二、药物治疗的基本知识 …………………………… 5
　三、规范的检查 …………………………………… 10
　四、消化系统肿瘤常用的疗效评估标准………… 14
　五、多学科治疗的重要作用………………………… 15
第二节　抗消化系统肿瘤药物不良反应………… 17
　一、不良反应分类…………………………………… 17
　二、不良反应程度及其处理原则………………… 19
第三节　常用抗消化系统肿瘤药物………………… 21
　一、化疗药物………………………………………… 21
　二、靶向药物………………………………………… 24
　三、免疫治疗药物…………………………………… 25

第二章　食管癌 ……………………………………… 30

第一节　概述………………………………………… 30
　一、发病情况………………………………………… 30
　二、诊断和分期……………………………………… 31
　三、治疗原则………………………………………… 37
第二节　食管癌围手术期综合治疗和合理
　　　　用药……………………………………… 39

一、概况和基本治疗原则·················39

二、治疗药物选择·····················40

三、评估与调整·······················43

第三节　晚期食管癌姑息一线治疗规范

用药·····························44

一、适应证和禁忌证···················44

二、常用药物和方案···················45

第四节　晚期食管癌姑息二线治疗规范

用药·····························46

一、食管腺癌·························46

二、食管鳞癌·························47

第五节　食管癌靶向治疗···············47

一、食管腺癌·························47

二、食管鳞癌·························48

第六节　食管癌免疫治疗···············49

一、食管腺癌·························50

二、食管鳞癌·························50

第三章　胃癌 ·······················59

第一节　概述·······················59

一、发病情况·························59

二、诊断和分期·······················60

三、分期诊断·························63

四、总体治疗原则····················66

第二节　胃癌围手术期化疗和合理用药·······67

一、新辅助化疗·······················67

二、辅助化疗·························69

三、转化治疗·························71

第三节　胃癌姑息性化疗和合理用药…………… 72
　一、概况和基本治疗原则………………… 72
　二、治疗药物选择………………………… 74
　三、评估与调整…………………………… 80
第四节　晚期胃癌靶向药物治疗和免疫治疗…… 81
　一、晚期胃癌靶向治疗…………………… 81
　二、晚期胃癌免疫治疗…………………… 83

第四章　结直肠癌………………………… 91

第一节　概述……………………………… 91
　一、患者一般情况评估和诊断分期……… 91
　二、治疗原则……………………………… 96
第二节　结直肠癌围手术期化疗和合理
　　　　用药……………………………… 98
　一、概况和基本治疗原则………………… 98
　二、治疗药物选择…………………………102
　三、评估与调整……………………………103
第三节　结直肠癌姑息性化疗和合理用药……105
　一、概况和基本治疗原则…………………105
　二、治疗药物选择…………………………107
　三、评估与调整……………………………108
第四节　结直肠癌靶向治疗…………………110
　一、结直肠癌靶向药物……………………110
　二、靶向药物的优势人群…………………111
　三、靶向药物的适应证……………………112
　四、靶向药物的使用注意事项……………114
第五节　结直肠癌肝转移的综合治疗和合理
　　　　用药………………………………116

一、结直肠癌肝转移的分类和综合治疗

原则 …………………………… 116

二、结直肠癌肝转移的合理用药 ………… 117

第五章 原发性肝癌 ……………………… 130

第一节 概述 ……………………………… 130

一、发病情况 …………………………… 130

二、诊断和分期 ………………………… 131

三、总体治疗原则 ……………………… 133

第二节 肝癌术后辅助化疗和合理用药 …… 134

一、肝癌切除术后辅助化疗概况 ……… 134

二、治疗药物选择 ……………………… 135

三、随访 ………………………………… 136

第三节 肝癌介入治疗的合理用药 ……… 137

一、概况和基本治疗原则 ……………… 137

二、介入治疗药物选择 ………………… 139

三、评估与调整 ………………………… 140

第四节 晚期肝癌治疗的合理用药 ……… 141

一、晚期肝癌的系统化疗 ……………… 141

二、晚期肝癌分子靶向治疗 …………… 143

三、晚期肝癌免疫治疗 ………………… 147

第五节 基础肝病的治疗 ………………… 151

第六章 胆道癌 ………………………… 159

第一节 概述 ……………………………… 159

一、发病情况 …………………………… 159

二、诊断和分期 ………………………… 160

三、总体治疗原则……………………… 167

第二节　胆道癌围手术期化疗和合理

　　　　用药………………………………… 167

一、概况和基本治疗原则……………… 167

二、治疗药物选择……………………… 169

三、评估与调整………………………… 171

第三节　胆道癌姑息性化疗和合理用药……… 171

一、概况………………………………… 171

二、系统化疗…………………………… 172

三、评估与调整………………………… 176

四、晚期胆道癌的精准／免疫药物……… 177

第七章　胰腺癌 …………………………… 182

第一节　概述…………………………………… 182

一、患者一般情况评估和诊断分期…… 182

二、治疗原则…………………………… 186

第二节　胰腺癌新辅助化疗和合理用药……… 188

一、概况和基本治疗原则……………… 188

二、治疗药物选择……………………… 190

三、评估与调整………………………… 191

第三节　胰腺癌辅助化疗和合理用药………… 192

一、概况和基本治疗原则……………… 192

二、治疗药物选择……………………… 193

三、评估………………………………… 195

四、辅助化疗后复发转移胰腺癌患者化疗的

　　药物选择…………………………… 196

第四节　胰腺癌姑息性化疗和合理用药……… 196

一、概况和基本治疗原则……………… 196

二、治疗药物选择 …………………………………… 197

三、评估与调整 ……………………………………… 200

第八章 胃肠间质瘤 …………………………………… 204

第一节 概述 ………………………………………… 204

一、胃肠间质瘤的概念 ……………………………… 204

二、诊断要点、分期和危险度分级 ………………… 205

三、治疗原则 ………………………………………… 208

第二节 胃肠间质瘤的治疗药物 …………………… 209

一、靶向药物概况 …………………………………… 209

二、常见不良反应及处理 …………………………… 210

第三节 局限性胃肠间质瘤围手术期辅助

化疗原则和合理用药 ……………………… 211

一、术前治疗 ………………………………………… 211

二、术后辅助化疗 …………………………………… 213

三、随访 ……………………………………………… 214

第四节 复发/转移性胃肠间质瘤的药物

治疗原则和合理用药 ……………………… 214

一、药物治疗 ………………………………………… 214

二、耐药后的治疗 …………………………………… 216

三、基因突变与药物治疗疗效的相关性 ………… 217

四、TKI 治疗疗效评估标准 ……………………… 218

第九章 消化系统神经内分泌肿瘤 ………………… 223

第一节 概述 ………………………………………… 223

一、患者一般情况评估、诊断、分级和

分期 ……………………………………… 223

二、治疗 …………………………………… 233

第二节　功能性消化道神经内分泌肿瘤的

　　　　诊治 …………………………………… 238

一、概况 …………………………………… 238

二、临床表现 ……………………………… 238

三、治疗原则 ……………………………… 240

四、合理用药 ……………………………… 240

五、对症治疗 ……………………………… 242

六、随访与预后 …………………………… 243

第三节　无功能性胃肠神经内分泌肿瘤 …… 244

一、概况 …………………………………… 244

二、临床表现和分型 ……………………… 245

三、治疗原则 ……………………………… 247

四、合理用药 ……………………………… 248

五、随访与预后 …………………………… 248

第四节　无功能性胰腺神经内分泌肿瘤 …… 249

一、概况 …………………………………… 249

二、临床表现 ……………………………… 250

三、治疗原则 ……………………………… 250

四、合理用药 ……………………………… 251

五、随访与预后 …………………………… 251

第五节　多发性内分泌肿瘤 ………………… 252

一、概况 …………………………………… 252

二、临床表现、辅助检查及诊断 ………… 253

三、治疗原则 ……………………………… 257

四、合理用药与治疗 ……………………… 259

五、随访与预后 …………………………… 262

第六节　消化系统神经内分泌癌 …………… 262

一、概况 …………………………………… 262

二、临床表现与体征……………………… 263

三、治疗原则……………………………… 263

四、合理用药……………………………… 265

五、随访与预后…………………………… 266

第一章

概　述

由于环境污染、遗传、人口老龄化、吸烟、酗酒、低纤维饮食等因素导致世界范围内的癌症发病率不断增加，这已成为威胁人类健康的重大公共卫生问题之一，也是各国政府在卫生事业上的一项巨大负担。据世界卫生组织（WHO）2018 年公布的数据显示，全球的癌症发病率为男性 218.6/10 万，女性 182.6/10 万[1]；2019 年的 *Cancer statistics* 显示，2018 年全世界约有 960 万人死于恶性肿瘤，其中男性的癌症死亡率为 122.7/10 万，女性 83.1/10 万[2]。而在我国，根据国家统计局发布的《2018 中国统计年鉴》，截至 2017 年年底，恶性肿瘤、心脏病和脑血管病位居我国城市和农村居民主要疾病死亡原因的前 3 位[3]。

在我国，消化系统恶性肿瘤占恶性肿瘤的比例最大。根据 WHO 公布的数据，2018 年全球消化系统肿瘤发病人数为 493.5 万，占 27.3%；死亡人数达 352.6 万，占 36.9%。而我国，消化系统恶性肿瘤发病人数每年已超过 200 万，死亡人数为 160 万，居我国恶性肿瘤发病率、病死率的首位，并呈逐年上升的趋势。

与此同时，随着近年来医学技术的飞速发展，消化系统恶性肿瘤的治疗手段也日新月异，各种治疗方法层出不穷。外科手术日臻完善，腹腔镜和微创治疗也得到有效推广；放射治疗在机制研究、设备和疗效方面均有明显进步；在药物治疗方面，近半个世纪以来，无论是目前广泛使用的细胞毒性化疗药物,还是新兴的分子靶向药物和免疫调节药物,都取得很多重大成果,是消化系统恶性肿瘤综合治疗中不可缺少的重要手段。然而我国医疗卫生水平存在城乡差异、地区差异、医院间差异以及各医师水平间差异,因此降低包括消化系统肿瘤在内的各种恶性肿瘤的病死率,消除上述差异,推广规范的药物治疗方案成为当务之急。这既是惠国利民的系统工程,也是临床医师继续教育的重要内容。

第一节 消化系统肿瘤药物治疗的 基本概念及注意事项

一、药物治疗的基本概念

(一)新辅助化疗或放化疗

新辅助化疗是指对临床表现为局限性的、可以采用手术切除的肿瘤,在手术前先化疗,目的在于尽可能地控制原发病灶,使局部肿瘤缩小、降期,增加手术根治切除的概率或减少手术造成的损伤,从而尽可能地保留正常器官的功能。同时,新辅助化疗还可以早期杀灭可能存在的微小转移灶,降低手术后复发转移的风险,延长患者的生存时间。新辅助化疗常常与放疗联合或作为放疗的增敏剂,形成新辅助放化疗,进一步提高疗效。目前,新辅助化疗或放化疗已广泛用于消化系统肿瘤的治疗,可显著增加手术 R0 切除率以及器官保全率,改善患者的预后及生活质量,部分患者在新辅助化疗后甚至达到病理学完全缓解。

（二）辅助化疗

辅助化疗是在有效的局部治疗（根治性手术或放疗）后采用的化疗，是肿瘤根治性治疗的重要组成部分，其目的是针对可能存在的微小转移灶，尽可能地降低或延缓复发转移的风险。大量研究显示，许多肿瘤在根治性手术（或放疗）前已经存在超出局部治疗范围之外的微小转移灶，这也是局部治疗后肿瘤复发转移的重要原因。原发灶去除后，残余的肿瘤细胞生长加速，生长比率增高，对化疗药物的敏感性也随之增加；且肿瘤体积更小，更易被杀灭，治愈的可能性增加。消化系统肿瘤对化疗药物的敏感性相对较高，辅助化疗的价值也得到高级别的循证医学证据的支持。临床上，必须根据不同肿瘤的部位、病理分型、分期以及患者的全身情况，在根治性局部治疗后尽早制订相应的方案进行辅助化疗，以尽可能地提高治愈率。消化系统肿瘤辅助化疗一般为 4~6 个周期，时间为半年左右，具体视不同的肿瘤和术前治疗情况而定。

（三）姑息性化疗

由于大部分消化系统肿瘤早期症状不明显，诊断困难，超过 50% 的消化系统肿瘤就诊时已经是相对晚期。例如约 50% 的初诊的食管癌患者已有远处转移，失去手术根治性治疗的机会，有时即使是早期病变，辅助化疗疗效仍没有达到人们期望的理想水平，术后复发率也相对较高。对此类初诊无手术指征的晚期患者或术后复发和 / 或转移的患者，姑息性化疗是主要治疗手段，其主要目的是有效控制肿瘤引起的症状，改善患者的生活质量，减轻患者的痛苦，并尽可能延长生存时间。姑息性化疗应避免治疗过度而使患者的生活质量下降。除全身性化疗外，还有选择性动脉化疗及针对癌性胸腔积液、腹水的浆膜腔内灌注化疗。

（四）靶向治疗

靶向治疗是针对可能导致细胞癌变的环节（如细胞信号转导通路、原癌基因和抑癌基因、细胞因子及受体、肿瘤血管形成、自杀基因等），从分子水平来逆转肿瘤的恶性生物学行为，从而抑制肿瘤细胞生长，甚至使其完全消退的一种全新的生物治疗模式，具有靶向性、特异性及低毒等特点。晚期消化系统肿瘤如胃癌HER2（+）[4]、结直肠癌 RAS/RAF（mut–/+）[5]、胃肠间质瘤[6]、肝癌[7]等均有靶向药物获批，明显改善了患者的生存时间和生活质量。

（五）免疫治疗

免疫治疗近年呈飞速发展的趋势，目前已经改变恶性肿瘤治疗的格局。免疫检查点抑制剂（immune checkpoint inhibitors，ICIs）是免疫治疗的典型代表，ICIs通过调整机体的免疫系统功能，打破肿瘤细胞免疫逃逸机制，使 T 细胞活化而达到杀死肿瘤细胞的目的。目前免疫检查点抑制剂的抑制作用主要是阻断细胞毒性 T 淋巴细胞相关抗原-4（CTLA-4）、程序性死亡因子-1（PD-1）或 PD-1 配体（PD-L1）的单克隆抗体。免疫检查点抑制剂在消化系统肿瘤的治疗中刚刚起步，但越来越多的研究证明其有效性。例如纳武利尤单抗治疗肝癌[8]以及帕博利珠单抗治疗 PD-L1 阳性食管癌[9]、胃癌[10]和错配修复缺陷 / 微卫星高度不稳定（dMMR/MSI-H）结直肠癌[11]都取得不错的疗效，国内研发的PD-1 或 PD-L1 单抗的初步临床研究也显示出很好的前景。随着 ICIs 在消化系统肿瘤治疗中的深入研究，发现 ICIs 联合化疗、抗血管生成靶向药物等也有增效作用。

（六）维持治疗

维持治疗是指晚期肿瘤一线治疗一段时间后,达到最佳疗效且处于疾病稳定状态时,采用低强度、低毒性的药物持续治疗。目的是延长患者的无进展生存时间(progression-free survival,PFS),减少不良反应,延缓肿瘤相关症状的复发时间,提高患者的生活质量。例如晚期结直肠癌一线治疗后维持治疗可延长患者的PFS[12]。

（七）支持治疗

肿瘤的支持治疗是在综合医护模式的基础上采取康复、护理、营养和姑息性治疗等综合措施,旨在最大限度地减少肿瘤及其治疗过程中所出现的疼痛、毒副作用以及各种并发症对患者造成的身心痛苦,尽可能地保证患者具有较高的生活质量。随着肿瘤医学的发展,支持治疗应作为肿瘤治疗目标的一部分,成为一种积极的、可供选择的人性化治疗策略,贯穿于癌症患者诊疗的全过程,而不仅限于终末期。消化系统肿瘤因其原发病的影响,多数患者的消化或吸收功能下降。同时,患者的营养状况或体质一般较差,对化疗药物的耐受性更可能受到影响。因此,胃肠道肿瘤患者的支持治疗尤显重要。

二、药物治疗的基本知识

近年来,随着新的抗癌药的不断上市以及治疗方案的不断改进,药物治疗在肿瘤治疗中的地位也日益提高。药物治疗从半个多世纪前在姑息性肿瘤治疗中起步,到如今已成为肿瘤综合治疗中的主要手段。临床上,取得良好化疗疗效的前提是制订合理的化疗方案,包括用药时机、药物选择和配伍、剂量、疗程、间隔时间等。合理使用抗癌药涉及药物的药理作用及其代谢动力学、肿瘤的生物学特征、肿瘤细胞的增殖动力学、患者的病期和身体状况等多个方面的因素。合理应用细胞毒性药物应考虑药物治疗的适应证和禁忌证、化疗方案的基本组成、常用化疗方案的由来、标准化方案的规范应用，以及化疗方案或药物调整的基本原则。

（一）药物治疗的适应证和禁忌证

1. 适应证

（1）已无手术和放疗指征的播散性晚期消化系统肿瘤，或术后和/或放疗后复发、转移的患者，作为化疗和/或靶向治疗/免疫治疗的首选对象。

（2）手术切除和/或局部放疗后的辅助化疗和/或术前新辅助化疗。

（3）对全身性化疗疗效较差，但可通过特殊给药途径或特殊给药方法获得较好疗效的患者，如肝细胞原发性细胞肝癌及癌性胸腔积液、腹水和心包积液者，可采用肝动脉给药或浆膜腔内给药。

（4）身体状况良好、各重要脏器功能基本正常、无对药物过敏史的患者，患者及家属知情同意。

2. 禁忌证

（1）一般情况差，年老体弱，KPS（Karnofsky performance status）评分 <50 分，心肺功能严重不全，无法耐受化疗者。

（2）骨髓造血功能差，严重贫血，白细胞计数低于 2.0×10^9/L，或血小板计数低于 50×10^9/L 者（骨髓转移者引起的异常不属于此限制）。

（3）肝、肾功能明显异常者。

（4）以往做过多程化疗、大面积放疗，高龄，骨髓转移,严重感染,肾上腺皮质功能不全,有严重并发症等患者应慎用或不用化疗。

（5）消化系统有穿孔倾向者。

（6）精神病患者或不能充分配合者。

（7）孕妇。

（8）过敏体质患者应慎用,对所用的化疗药物过敏者应禁用。

（9）肿瘤原发部位活动性出血或全身存在严重出血倾向者。

（10）活动性或已知的自身免疫病、间质性肺病、非感染性肺炎患者禁用 ICIs 免疫治疗。

（二）化疗方案组成的基本原则

1. 单药化疗有效者,优先考虑高效的药物。

2. 联合化疗时,构成方案的各药应该是单独使用时证明对该种肿瘤有效的化疗药物。

3. 尽量选择作用机制和耐药机制不同、作用时相各异的药物组成联合化疗方案,以便于更好地发挥协同作用。

4. 尽可能地选择毒性反应不同的药物联合,以免毒副作用叠加。

5. 所设计的联合化疗方案应经严密的临床试验证明具有疗效和安全性。

6. 如存在循证医学证据,化疗可联合靶向治疗或免疫治疗,发挥协同作用。

（三）化疗方案和药物调整的基本原则

患者在接受化疗之前,诊断必须明确。诊断不明确者,原则上不进行化疗。通常根据肿瘤发生的部位、肿瘤负荷量、组织学类型,以及患者的体表面积、体力状况、外周血白细胞与血小板计数、肝肾功能以及心功能状况等指标综合分析,准确选择化疗方案,确定药物剂量。

1. 体表面积　体表面积是决定药物剂量的基本参考因素,具体数值可根据患者的身高、体重进行推算,临床上使用的简易计算公式为 $S=$(身高$/cm+$体重$/kg-60)/100$。

2. 体力状况　根据表 1-1 的 2 种评分标准判定患者的体力状况,体力状况较好者可接受化疗,较差者应慎用化疗。

表 1-1　体力状况评分标准

分值	KPS 评分	Zubrod-ECOG-WHO (ZPS)	分级
100	正常,无症状及体征	正常活动	0
90	能进行正常活动,有轻微症状及体征		
80	勉强进行正常活动,有一些症状或体征	有症状,但几乎完全可以自由活动	1
70	生活能自理,但不能维持正常生活和工作		
60	生活能大部分自理,但偶尔需要别人帮助	有时卧床,但白天卧床时间不超过 50%	2
50	常需要人照料		
40	生活不能自理,需要特别照顾和帮助	需要卧床,白天卧床时间超过 50%	3
30	生活严重不能自理		
20	病重,需要住院和积极的支持治疗	卧床不起	4
10	重危,临近死亡		
0	死亡	死亡	5

3. 外周血白细胞、血小板计数　通常患者的外周血白细胞 >4.0×10⁹/L，血小板 >100×10⁹/L 时可以进行化疗。低于此数值但又必须进行化疗时，或存在发热性中性粒细胞减少症的危险因素时，可考虑减少用药剂量和 / 或用白介素-11 或重组人血小板生成素及重组人粒细胞集落刺激因子（或聚乙二醇化重组人粒细胞集落刺激因子），预防性使用 rhG-CSF 或 PEG-rhG-CSF 可降低非髓性恶性肿瘤患者中性粒细胞减少症的发生率，防止化疗延迟，增加化疗的相对剂量强度。

4. 肝功能状况　氨基转移酶、胆红素升高是重要指标，此指标又与是否存在肝转移有关。初次药物治疗前，要求肝功能基本正常；如果是存在肝转移状态，肝功能异常仅表现为氨基转移酶升高，且此异常考虑与肿瘤转移所致，可以在氨基转移酶升高不超过正常值的 5 倍范围内、胆红素不超过正常值的 1.5 倍范围内采用高效且肝损伤小的药物治疗。化疗后出现药物性肝损伤（drug-induced liver injury，DILI）时，应待肝损伤基本恢复，并根据具体损伤情况调整药物或减量。

5. 心功能状况　蒽环类药物、氟尿嘧啶类药物、靶向药物及免疫治疗药物可引起心肌损害，严重者可发生心力衰竭，其发生率与药物的总剂量有关。心前区及纵隔放疗患者可增加心肌损害的风险，因此在应用上述药物时需预先评估患者的心功能状态，防止心肌损伤的发生。

6. 肾功能状况　肾功能损伤时化疗药物的剂量调整见表 1-2。

表 1-2　肾功能损伤时化疗药物的剂量调整

肌酐清除率 / （ml/min）	血清肌酐 / （μmol/L）	尿素氮 / （μmol/L）	DDP （顺铂）	其他 [a]
>70	>132.6	>7.2	100%	100%
70~50	132.6~176.8	7.2~14.3	50%	75%
<50	<176.8	<14.3	停药	50%

注：[a] 蛋白尿≥3g/24h 也应调整剂量。

三、规范的检查

（一）检查的目的和方式

消化系统肿瘤患者多数对药物的耐受性较差，一旦患者确诊为消化系统肿瘤，既要通过合适的辅助检查手段迅速确定患者的肿瘤部位、病期、组织学类型，制订合理的治疗方案；又要根据药物疗效和不良反应作出后续治疗的调整，才能使患者最大获益。而患者多数病灶隐匿，症状没有特异性，所以合适而且及时的辅助检查非常重要。

常用的消化系统肿瘤检查方式如下：

1. 实验室检查

（1）血常规：了解有无贫血及骨髓造血情况等。

（2）尿常规：观察有无血尿、蛋白尿等。

（3）大便常规及粪便隐血试验：检查应当注意有无潜血、红细胞、脓细胞等。

（4）血清肿瘤标志物：目前尚无特异性的消化系统肿瘤标志物，但常规肿瘤标志物的改变对疾病的判断有一定的提示作用。结直肠癌患者在诊断、治疗前、评价疗效、随访时动态检测 CEA、CA19-9、CA125、CA242、CA72-4、AFP 等；结合临床表现或其他检查结果，有助于了解病情和对治疗的反应，利于及时调整治疗方法。

2. 内镜检查 是大部分消化道肿瘤诊断的首选方式,对于肿瘤的定性和定位诊断及手术方案的选择有重要作用,是拟行手术治疗的患者必需的常规检查项目。在内镜检查过程中,对可疑病变必须行病理学活组织检查。

(1)胃镜检查:是确诊食管癌、胃癌的首选检查手段,可确定肿瘤位置,获得组织标本以行病理学检查。必要时可酌情选用色素内镜或放大内镜。

(2)超声胃镜检查:有助于评价胃癌浸润深度,判断胃周淋巴结转移状况,推荐用于胃癌的术前分期。对拟施行内镜下黏膜切除(EMR)、内镜下黏膜下层切除(ESD)等微创手术者必须进行此项检查。

(3)肠镜检查:所有疑似结直肠癌患者均推荐纤维结肠镜或电子结肠镜检查,以了解肿物大小、距肛缘的位置、形态、局部浸润的范围以及结直肠管腔状态,并及时采集病理组织进行病理和基因检测。

(4)腹腔镜:对怀疑腹膜转移或腹腔内播散者,可考虑腹腔镜检查。

3. 影像学检查

(1)消化道造影:有助于判断原发病灶的范围及功能状态,特别是气钡双重对比造影检查是诊断消化道肿瘤的重要影像学方法。对疑有幽门梗阻的患者建议使用水溶性造影剂;疑似肠梗阻患者慎用钡剂,可以选择合适的造影剂如泛影葡胺。

(2)超声检查:对消化系统肿瘤原发灶的诊断、评价价值不大,但对评价局部淋巴结转移情况及表浅部位转移、浆膜腔积液有一定价值,可作为术前分期以及疗效判断的初步检查方法。经腹超声检查可了解患者的腹腔、盆腔有无转移以及有无腹盆腔积液,特别是超声造影有助于鉴别肝转移病变性质、定位和变化。

（3）计算机断层扫描（CT）:CT 平扫及增强扫描在评价消化系统肿瘤的病变范围、局部淋巴结转移和远处转移状况等方面具有重要价值,应当作为术前分期和疗效评估的常规方法。在无造影剂使用禁忌证的情况下,建议在消化道管腔呈良好充盈的状态下进行增强 CT 扫描。扫描部位应当包括原发部位及可能的转移部位。

（4）磁共振（MRI）检查:MRI 检查是重要的影像学检查手段之一,推荐对 CT 造影剂过敏者或其他影像学检查怀疑转移者使用,对肝转移灶的判断和直肠癌术前分期优于 CT。MRI 还有助于判断腹膜转移状态,可酌情使用。

（5）PET-CT:不推荐常规使用,但对于常规检查无法明确的转移复发病灶可作为有效的辅助检查手段。

（6）骨扫描:不推荐常规使用,对怀疑有骨转移的消化肿瘤患者可考虑骨扫描检查。

4. 组织病理诊断　组织病理诊断是消化系统肿瘤的确诊和治疗依据,活检确诊为浸润性癌的患者进行规范化治疗。如因活检取材的限制,活检病理不能确定浸润深度,报告为癌前病变或可疑性浸润的患者,建议重复活检或结合影像学检查结果,进一步确诊后选择治疗方案。对治疗后可能发生耐药及其他生物学改变者,应考虑再活检取材进行病理分型和基因检测,有可能会利于合理选择药物。

（二）药物治疗时的辅助检查

1. 辅助化疗的检查　辅助化疗针对的是经过根治术后的肿瘤患者。对于根治术后的患者实施辅助化疗前,应根据手术病理结果判断出准确的病理类型和肿瘤分期,根据不同的分期和病理类型选择相应的辅助化疗方案。在辅助化疗前,常规的实验室检查和器械检查,如血常规、尿常规、粪便常规及隐血试验、肝肾功能、常规心电图都是不可或缺的;由于消化系统肿瘤易产生水、电解质平衡紊乱,因此血生化检查非常必要。一旦出现水、电解质平衡紊乱者,需纠正后方可进行化疗,严重者甚至考虑择期化疗。化疗前及进行中的相关影像学检查(如胸部 X 线片、腹部 B 超、CT,必要时行 MRI 或 PET-CT 检查)非常重要,可及时发现一些术后早期复发或转移的病灶,一旦发现病灶则考虑术后复发转移,辅助化疗中出现者则说明辅助化疗失败,应按照姑息性治疗原则进行。另外,肿瘤标志物检查如 CEA、CA19-9 等在辅助化疗过程中对疗效评估及预后判断亦具有重要的参考价值。内镜检查对发现术后腔内复发、了解吻合口狭窄原因等尤为重要,此时通过影像学检查往往不能发现。但是检查频率不可过高,如没有症状或特殊需要,一般第 1 年 1 次,以后的检查频率根据瘤种有所不同。老年患者还应检查心肺功能,心肺功能严重不全者慎用或禁用化疗药物。

药物治疗过程中还应及时复查血常规、肝肾功能,评估当前的化疗方案对骨髓的影响以及肝脏、肾脏不良反应,出现严重的骨髓抑制或肝肾功能损伤者需调整化疗方案。肿瘤患者自初诊开始,就应当实行较为严格的随访制度,一方面用以评估药物的安全性及患者的预后,另一方面可判断患者的复发转移情况。原则上 2 年内每 3 个月 1 次,2 年后每 6 个月 1 次,持续到第 5 年,以后每年 1 次。

2. 姑息性治疗的检查 姑息性治疗主要应用于

手术后复发转移者,或无手术治疗机会的晚期消化道肿瘤患者。其辅助检查的原则与辅助化疗患者的检查原则类似。但考虑到此类患者的一般情况相对较差,较易出现骨髓抑制、贫血,水、电解质平衡紊乱,肝肾功能不全等情况,因此在治疗前应首先关注患者的血常规、血生化、肝肾功能以及营养状态是否适合标准的化疗方案,以上检查出现异常者应及时纠正,对于营养状况较差者可给予肠内、肠外营养支持。特别是对于多程化疗后的患者,骨髓储备功能和身体耐受性都明显差于初治患者,在选择药物时要注意选择合适的药物以及适当调整药物的手段明确病理类型、基因状态(如胃癌的 *HER2*,肠癌的 *RAS*、*BRAF*、*MSI*),为化疗方案的制订、分子靶向药物的选择提供依据。另外,进行相关的影像学检查(如胸部 X 线片、腹部 B 超、CT、全身骨显像,必要时行 MRI 或 PET-CT 检查),作为治疗前的分期、治疗中的疗效评判也是必不可少的环节。血清肿瘤标志物作为辅助的预后判断和疗效评价亦具有重要价值。

四、消化系统肿瘤常用的疗效评估标准

1. 肿瘤客观有效率　实体瘤疗效判断标准见表1-3。

表 1-3　实体瘤疗效判断标准

疗效	WHO(肿瘤 2 个最大垂直径的面积)	RECIST1.1 标准(肿瘤最长径的总和)
CR	肿瘤完全消失,4 周以上	可见的肿瘤完全消失,4 周以上
PR	肿瘤缩小超过 50%,4 周以上	肿瘤缩小超过 30%,4 周以上

续表

疗效	WHO(肿瘤 2 个最大垂直径的面积)	RECIST1.1 标准(肿瘤最长径的总和)
SD	肿瘤缩小不足 50%,或增大未及 25%	肿瘤缩小不足 30%,或增大未及 20%
PD	肿瘤增大超过 25%,或出现新病灶	肿瘤增大超过 20%,或出现新病灶

注:CR—完全缓解;PR—部分缓解;SD—疾病稳定;PD—疾病进展。因消化系统肿瘤常常发生腹膜转移,腹膜转移一般影像学检查难以准确评价疗效,需要医师根据患者的综合状况进行评估。

2. 生活质量(quality of life,QOL)评估　KPS 评分(表 1-1)、QOL 综合评级及治疗相关症状的缓解。

3. 无进展生存时间(progression-free survival,PFS)接受目标药治疗之日至疾病进展或死亡的时间。

4. 疾病进展时间(time to progression,TTP)　从患者开始治疗之日至病灶出现进展的时间。

5. 总生存时间(overall survival,OS)　从患者治疗之日至死亡或失访的时间。

五、多学科治疗的重要作用

肿瘤的治疗通常需要综合多种治疗方法,涉及多个学科。在传统模式的肿瘤诊疗过程中,患者往往要通过多次门诊、多位医师的检查诊断后才能得到相对适宜的治疗方案。这种模式不仅增加医疗服务的复杂性,还可能因为不同学科限制以及意见不统一,延误患者的治疗。而且患者在就诊过程中也会常常止步于某个学科,失去获得最佳治疗策略的机会。

基于上述情况,迫切需要强化各学科间的交流和协作,探索优化的治疗技术和方案,从根本上提高治疗效果,进一步提高消化系统恶性肿瘤的精准诊断率和治疗效果。因此,多学科协作组(multidisciplinary team,MDT)应运而生。MDT通常指多个学科的专家形成相对固定的专家组,针对某一器官或系统的疾病,通过定期、定时、定址的临床讨论会议,有计划、合理地应用多种有效治疗手段,提出对具体某个患者的诊疗计划的临床治疗模式,以最经济的方式取得最好的治疗结果,同时最大限度地改善患者的生活质量。多学科诊疗团队模式是一种国际上新型的以患者为中心的医疗模式,MDT模式实现从“单打独斗”到“群策群力”的转变,不仅是医疗技术发展的趋势,更是以人为本的治疗理念的体现。一个有效的多学科团队模式能带来诸多益处,有些能够短时间内体现,有些则会在相当长的时间之后才体现。MDT治疗模式不仅是肿瘤患者的福音,同时也为各学科专家、医师之间进行交流和学习提供机会。由于恶性肿瘤治疗的复杂性以及更好的治疗手段不断出现,一个临床医师很难跟进所有进展。MDT模式的运用使各专科医师增加对其他学科的了解和认识,保持先进的治疗理念,拓展医疗思路、开阔专业视野,加强医师针对具体病情的多种治疗方式的认识,提高医技、医术,为肿瘤患者的合理、规范、最佳治疗方案的制订起到促进作用。因此,MDT理念和方式的推广和应用使患者与医师双收益。有效的MDT工作能达到以下效果:治疗计划经过不同领域专家的讨论,推荐患者最优的治疗决策和实施方案;患者有机会进入高质量的相关临床试验;提供给患者充分的信息和心理支持;在不同的治疗领域之间治疗的延续性良好,资源得到高效利用;病例数据收集完整;团队成员获得继续教育的机会。

恶性肿瘤多学科诊疗团队受启于教学医院的危重和疑难病例的会诊制度,但又不完全一样。1995年英国众议院率先规定恶性肿瘤患者必须接受 MDT 团队诊治,发展到现在,MDT 已成为全世界大型医院及肿瘤防治中心的工作模式。定期、定时进行病例讨论,通过交流和探讨制订相应的诊疗策略,对每位肿瘤患者的病情进行交流讨论,最大限度地发挥各专业学科的优势,制订合理的个体化综合治疗方案,使每位患者能得到最佳的医疗服务已经逐渐成为常规。国际 MDT 的研究和实践给我国的治疗模式带来新的观念,自从 10 余年前 MDT 概念引进我国以来,已在多种肿瘤中实践。我国的 MDT 模式还在不断探索的阶段,在各个医院都有实施,并逐渐成为肿瘤个体化治疗的发展趋势。

第二节　抗消化系统肿瘤药物不良反应

常见的消化系统恶性肿瘤治疗药物主要为三大类,细胞毒性药物包括氟尿嘧啶类、铂类、紫杉烷类、伊立替康、蒽环类、吉西他滨等药物;分子靶向药物如贝伐珠单抗、西妥昔单抗、曲妥珠单抗、阿帕替尼、索拉非尼、瑞戈非尼、呋喹替尼、仑伐替尼;以及免疫治疗药物如纳武利尤单抗、帕博利珠单抗。由于抗癌药的作用机制不同,其不良反应也有不同特点。

一、不良反应分类

1. 根据出现时间,可分为急性不良反应、近期不良反应及远期不良反应。

急性不良反应指的是药物使用后即刻到 24 小时

内出现的不良反应,如过敏、局部刺激、恶心、呕吐、发热等;近期不良反应指的是使用抗肿瘤药物后4周内出现的反应,如骨髓抑制、脱发、口腔炎、腹泻、脏器功能受损等;远期不良反应指的是使用抗肿瘤药物后4周后出现的不良反应,如迟发性心脏毒性、甲状腺功能减退、肾上腺功能减退、迟发性骨髓抑制、诱发肿瘤、免疫功能抑制、不孕不育等。

2. 根据局部反应和全身不同系统来分类。

抗肿瘤治疗的全身反应几乎可以累及所有系统,包括一般状况、血液系统、心血管系统、消化系统、呼吸系统、泌尿生殖系统、皮肤、神经系统、内分泌代谢系统和骨骼肌肉系统。临床上急性和近期不良反应较常见,也容易引起重视并得到处理。随着肿瘤治疗疗效的提高,近年来在长期生存的患者中,远期不良反应如治疗相关心脏毒性等日益受到重视。

部分不良反应为大部分抗肿瘤药物共同具备的,如恶心和呕吐等消化道反应、骨髓抑制、肝肾功能受损等;有一些不良反应则是相关药物比较特异性的,都应熟练掌握,如紫杉醇引起的急性过敏、蒽环类药物的心脏毒性、顺铂的肾毒性、奥沙利铂相关的神经毒性、伊立替康引起的胆碱能综合征及腹泻、分子靶向药物易引起的皮疹、手足皮肤反应、高血压、蛋白尿等。

传统的细胞毒性药物主要针对的是肿瘤细胞本身,而免疫检查点抑制剂(ICIs)主要是改善免疫微环境达到免疫正常化从而实现抗肿瘤的治疗目的,因此免疫治疗的不良反应与传统的化疗和靶向治疗的特点存在一定的差异。随着对这些不良反应的研究逐渐深入,人们逐渐意识到这些不良反应可能是由于基于免疫检查点抑制剂(ICIs)治疗后引起的免疫状态增强所导致,因而称为免疫相关不良事件(immune-related adverse events,irAEs)。IrAEs 不同于传统的系统性治疗所引起的毒副作用,目前认为 irAEs 主要由 T 细胞介导,出现时间和受累的器官不定,虽然某些脏器的 irAEs 更加常见,但任何器官和组织都有可能受累。最常发生的 irAEs 主要累及皮肤、结肠、内分泌器官、肝脏和肺;其他组织和器官虽然少见,但有可能相对更严重甚至是致命性的,如神经系统病变和心肌炎。

二、不良反应程度及其处理原则

世界卫生组织(WHO)、美国食品药品管理局(FDA)及我国国家药品监督管理局(NMPA)等机构均对抗肿瘤药物的不良反应有多种表述,根据其与药物药理作用有无关系分为 A 和 B 型。A 型是指剂量相关的不良反应,可以被预测,发生率高而死亡率低,如常见的化疗药物剂量限制性毒性;B 型是指剂量不相关的不良反应,难以预测,发生率低,但死亡率高。对于 2 类不良反应采取的应对措施也不一样,前者可根据实际情况降低药物使用剂量;而后者一般停药,不再使用。

根据毒副作用与药物的因果相关性,可将评价标准分为 5 级,包括"肯定有关""可能有关""可能无关""无关""无法判定"。该评价标准可应用于指导医师对于不良反应的判断,综合评估肿瘤的病情。

目前用于评估药物不良反应严重程度的标准主要包括 WHO 的抗癌药常见毒副作用分级标准以及美国国立卫生研究院出版的常见不良反应事件评价标准(CTCAE)。目前临床上常使用 CTCAE 进行不良反应分级,在抗肿瘤药物的临床试验中更是以 CTCAE 分级标准来描述药物的安全性。该系统采用国际医学用语词典（medDRA）标准的描述性术语对抗肿瘤药物治疗过程中任何不利或非预期的症状、体征、异常实验室检查和疾病进行等级（严重程度）划分，包括1~5级（可表述为轻度、中度、重度、危急及死亡），应用于抗肿瘤药物不良反应的记录和描述。使用该系统不仅可以定性和定量地记录药物的毒副作用，更因其标准化的描述使不同的肿瘤治疗中心在抗肿瘤药物毒副作用描述、记录和交流方面有了统一的语言，利于抗肿瘤药物的应用和研发。

临床上使用抗肿瘤药物一旦出现不良反应，处理原则有：①判断不良反应与药物使用的相关性；②评估不良反应的严重程度，并采取停药或减量等措施；③及时对症支持处理，采取必要的抢救措施。

抗肿瘤药物停药或减量等措施：①发生1级不良反应，继续原剂量使用抗肿瘤药物；②发生2级不良反应，暂停使用抗肿瘤药物，经积极对症支持处理后，恢复至0~1级不良反应，继续原剂量使用抗肿瘤药物；③对于发生3~4级不良反应，则暂停使用抗肿瘤药物，待恢复至0~1级不良反应，降低1个剂量等级（10%~20%）使用抗肿瘤药物；④剂量等级可以降低2~3个，如果仍发生3~4级不良反应，则停止使用该种药物；⑤但对于具体的不良反应还需要分别对待，如疲劳、脱发、性欲改变、皮肤干燥等不良反应如认为不可能变得更严重或威胁生命，可以原剂量使用药物；⑥对于过敏反应、空腔脏器穿孔、出血、血栓、顽固性高血压、重要脏器功能衰竭等不良反应，一旦出现就可能要永久停药。

免疫相关不良事件的发生特点和临床管理与化疗

或靶向治疗引起的不良事件(AEs)具有明显的差异,因而欧洲肿瘤协会(European Society for Medical Oncology, ESMO)和肿瘤免疫治疗协会(Society for Immunotherapy of Cancer,SITC)于 2017 年先后推出毒性管理指南[13-14]。2018 年,美国临床肿瘤学会(American Society of Clinical Oncology,ASCO)联合美国国立综合癌症网络(National Comprehensive Cancer Network,NCCN)发布更加全面的 irAEs 的管理流程[15-16]。这些指南都给出很好的预防、检测、评估和治疗建议。

第三节　常用抗消化系统肿瘤药物

一、化疗药物

(一)氟尿嘧啶类

1. 静脉用氟尿嘧啶

(1)氟尿嘧啶(5-FU):系抗代谢药,是尿嘧啶的同类物。5-FU 在细胞内转化为有效的氟尿嘧啶脱氧核苷酸后,能抑制胸苷酸合成酶,阻断脱氧尿嘧啶核苷酸转换成胸腺嘧啶核苷酸,干扰 DNA 合成,对 RNA 合成也有一定的抑制作用。

(2)替加氟:系氟尿嘧啶的前体药物,在体内转变为氟尿嘧啶而起作用。其作用与氟尿嘧啶相同,能干扰 DNA、RNA 及蛋白质合成。

2. 口服氟尿嘧啶衍生物

(1)卡培他滨:系氟尿嘧啶的前体药物,口服后在肝脏和肿瘤组织中转换为 5'-脱氧-5-氟尿苷(5'-DFUR),5'-DFUR 在肿瘤组织中经胸腺嘧啶磷酸化酶(TP)催化成氟尿嘧啶。在大多数实体瘤中 TP 的活性远高于普通组织,因而卡培他滨主要在肿瘤组织中发挥抗肿瘤作用。

(2)替吉奥胶囊:系由替加氟、吉美嘧啶、奥替拉西钾组成的复方制剂。其中,替加氟在体内转变为氟尿嘧啶而发挥抗肿瘤作用;吉美嘧啶对氟尿嘧啶分解代谢酶 DPD 具有抑制作用,减少氟尿嘧啶降解,从而使氟尿嘧啶的浓度增加,增强抗肿瘤作用;奥替拉西钾主要对消化道内分布的乳清酸磷酸核糖基转移酶有选择性抑制作用,抑制氟尿嘧啶转变为 5-FUMP。上述作用的结果使替吉奥胶囊的抗肿瘤作用增强,但消化道毒性降低。

(二)铂类

1. 顺铂　系重金属络合物,可抑制 DNA 复制,属细胞周期非特异性抗肿瘤药物。

2. 奥沙利铂　系新一代铂类,具有更低的肾脏毒性和消化道反应,末梢神经毒性为其剂量限制性毒性。

3. 卡铂　其作用机制与顺铂类似,但消化道反应以及肾毒性低于顺铂,骨髓抑制是主要不良反应。

(三)伊立替康

系喜树碱的衍生物,特异性地作用于拓扑异构酶Ⅰ,引起 DNA 双链破坏。其活性代谢产物 SN-38 主要通过肠道排泄,在尿苷二磷酸葡糖醛酸转移酶(UGT1A1)的作用下代谢成无活性的 SN-38G。由于 *UGT1A1* 基因的高度多态性,造成不同个体间的代谢活性差异很大,具有 *UGT1A1*28* 等位基因纯合子(又被称为 *UGT1A1 7/7* 基因型)和 *UGT1A1*6* 纯合子(G211A)的患者具有较高的血浆 SN-38 浓度,是引起延迟性腹泻及血液学毒性的主要原因。此外,伊立替康还是乙酰胆碱酯酶的非竞争性抑制剂,用药后可出现胆碱能综合征。

（四）表柔比星

属于蒽环类抗癌抗生素，为多柔比星的同分异构体，与多柔比星相比，疗效相等或略高，但对心脏的毒性较小。可抑制 DNA 和 RNA 合成，对拓扑异构酶 Ⅱ 也有抑制作用，为细胞周期非特异性药物，因不良反应较大和临床替代方案的研究，现在这类药物在消化系统肿瘤中的应用越来越少了。

（五）紫杉烷类

1. 紫杉醇　系微管抑制剂，可诱导和促进微管蛋白聚合，防止解聚，导致细胞在进行有丝分裂时不能形成纺锤体和纺锤丝，可阻断细胞于细胞周期的 G_2 与 M 期。

2. 多西他赛　与紫杉醇同属于紫杉烷类抗肿瘤药物，在细胞内的浓度比紫杉醇高 3 倍，使其在细胞内的滞留时间长，在体外实验中比紫杉醇的抗肿瘤活性强。

3. 白蛋白紫杉醇　白蛋白结合型紫杉醇利用纳米技术，以白蛋白为载体替代传统的有机溶剂，解决水溶性问题，同时避免多种不良反应。它利用白蛋白在体内的天然转运机制，以主动转运的方式穿过血管内皮细胞进入肿瘤间质。另外，等剂量的白蛋白结合型紫杉醇与传统的紫杉类药物相比，显示出更好的肿瘤组织靶向性，可改善药物耐受性。

（六）雷替曲塞

系胸苷酸合酶抑制剂，可抑制细胞 DNA 合成，且能潴留在细胞内，长时间发挥抑制作用。疗效与氟尿嘧啶相似，用药方法简便，可用于不能耐受氟尿嘧啶的肠癌患者[17]。

（七）吉西他滨

为一种新的胞嘧啶核苷衍生物,进入人体内后由脱氧胞嘧啶激酶活化,由胞嘧啶核苷脱氨酶代谢。本品为嘧啶类抗肿瘤药物,其主要代谢物在细胞内掺入DNA,主要作用于 G_1/S 期;能抑制核苷酸还原酶,导致细胞内的脱氧核苷三磷酸酯减少;除此之外,还能抑制脱氧胞嘧啶脱氨酶,减少细胞内代谢物的降解。

二、靶向药物

1. 曲妥珠单抗　系重组人源化抗人表皮生长因子受体 2（HER2）的单克隆抗体,选择性地作用于HER2 的细胞外部位,阻断其与配体的结合,进而阻断下游信号通路,抑制肿瘤细胞生长。曲妥珠单抗可与含蒽环类药物以外的化疗方案组合,用于 HER2 阳性的晚期胃癌的一线治疗[4]。

2. 西妥昔单抗　系抗表皮生长因子受体（EGFR）的人鼠嵌合型单克隆抗体,与 EGFR 特异性结合后,阻断细胞内信号转导途径,从而抑制癌细胞增殖,诱导癌细胞凋亡。西妥昔单抗可与化疗联合或单独应用,治疗 RAS 野生型晚期结直肠癌[5]。因其快速缩小肿瘤的能力较强,故可用于初始不可切除的仅肝/肺转移结直肠癌的转化治疗。

3. 贝伐珠单抗　系一种重组的人源化单克隆抗体,可以选择性地与人血管内皮生长因子（VEGF）结合并阻断其信号传递的作用,减少肿瘤的血管形成,从而抑制肿瘤生长。与化疗药物联合,用于晚期结直肠癌的治疗、维持及跨线治疗[5]。

4. 阿帕替尼　系我国自主研发并拥有自主知识产权的小分子血管内皮生长因子受体酪氨酸激酶抑制

剂,临床研究证实在晚期胃癌二线治疗失败的患者中可延长生存时间,适用于三线及后续治疗的晚期胃癌患者[18]。

5. 索拉非尼 系一种多靶点、多激酶抑制剂,它可以通过抑制 RAF/MEK/ERK 信号转导通路,直接抑制肿瘤生长;通过抑制 VEGFR 和 PDGFR 而阻断肿瘤的新生血管形成,间接抑制肿瘤细胞生长,是治疗晚期肝细胞癌的一线用药[7]。

6. 瑞戈非尼 瑞戈非尼可通过阻断 VEGFR1~3、PDGFR、FGFR、CSF1R、RAF、TIE2 等相应的靶点而发挥作用,用于晚期结直肠癌和 GIST 的三线治疗及晚期肝癌的二线治疗[19-21]。建议 120mg/d 为初始剂量,并根据患者具体情况及时调整。

7. 仑伐替尼 系一种口服的酪氨酸多激酶抑制剂,可作用于 VEGFR1~3、成纤维细胞生长因子受体1~3 型、RET、KIT 以及 PDGFR 而产生作用,用于晚期肝癌的一线治疗[22]。

8. 呋喹替尼 系具有高度选择性的肿瘤血管生成抑制剂,其主要作用靶点是 VEGFR1~3,口服后可抑制肿瘤血管生成,从而抑制肿瘤生长。批准用于转移性结直肠癌患者的三线治疗[23]。

三、免疫治疗药物

1. 纳武利尤单抗 系一种结合于 PD-1 受体的单克隆抗体,通过阻断 PD-1 和 PD-L1 及 PD-L2 间的相互作用,阻断 PD-1 通路介导的免疫抑制反应,从而发挥抗肿瘤作用。纳武利尤单抗被推荐用于具有 dMMR/MSI-H 分子表型的晚期结直肠癌的末线治疗。美国国立综合癌症网络(National Comprehensive Cancer

Network,NCCN)指南、欧洲肿瘤内科学会(European Society for Medical Oncology,ESMO)指南及中国临床肿瘤学会(Chinese Society of Clinical Oncology,CSCO)指南均推荐纳武利尤单抗用于晚期肝细胞癌(hepatocellular carcinoma,HCC)的二线治疗。此外,ESMO 指南还推荐其作为晚期 HCC 的一线治疗选择。

2. 帕博利珠单抗　系一种针对 PD-1 受体的人源化单克隆抗体。在消化系统肿瘤中,用于治疗成人和儿童不可切除或转移性、MSI-H 或错配修复缺陷的实体瘤,这些实体瘤在先前的治疗之后进展并且没有合适的替代治疗选择;复发性局部晚期或转移性胃腺癌或胃食管连接处腺癌的三线或三线以上治疗;既往索拉非尼治疗失败的晚期肝细胞癌的二线治疗。目前国内尚未获批消化系统肿瘤的适应证。

参考文献

[1] World Health Organization. World health statistics[OL].[2019-06-15]. https://www. who. int/gho/world-health-statistics

[2] SIEGEL R L,MILLER K D,JEMAL A. Cancer statistics,2019[J]. CA Cancer J Clin,2019,69(1):7-34.

[3] 国家统计局. 2018 中国统计年鉴[M].北京:中国统计出版社,2018.

[4] BANG Y J,VAN CUTSEM E,FEYEREISLOVA A,et al. Trastuzumab in combination with chemotherapy versus chemotherapy alone for treatment of HER2-positive advanced gastric or gastro-oesophageal junction cancer(ToGA):a phase 3,open-label,randomised controlled trial[J]. Lancet,2010,376(9742):687-697.

[5] TOL J,KOOPMAN M,CATS A,et al. Chemotherapy,bevacizumab,

and cetuximab in metastatic colorectal cancer[J]. N Engl J Med,2009,360(6):563-572.

[6] DEMETRI G D,VON MEHREN M,BLANKE C D,et al. Efficacy and safety of imatinib mesylate in advanced gastrointestinal stromal tumors[J]. N Engl J Med,2002,347(7):472-480.

[7] LLOVET J M,RICCI S,MAZZAFERRO V,et al. Sorafenib in advanced hepatocellular carcinoma[J]. N Engl J Med,2008, 359(4):378-390.

[8] EL-KHOUEIRY A B,SANGRO B,YAU T,et al. Nivolumab in patients with advanced hepatocellular carcinoma(CheckMate 040):an open-label,non-comparative,phase 1/2 dose escalation and expansion trial[J]. Lancet,2017,389(10088):2492-2502.

[9] KATO K,SHAH MA,ENZINGER P,et al. KEYNOTE-590: phase Ⅲ study of first-line chemotherapy with or without pembrolizumab for advanced esophageal cancer[J]. Future Oncol,2019,15(10):1057-1066.

[10] FUCHS C S,DOI T,JANG R W,et al. Safety and efficacy of pembrolizumab monotherapy in patients with previously treated advanced gastric and gastroesophageal junction cancer:phase 2 clinical KEYNOTE-059 trial[J]. JAMA Oncol,2018,4(5): e180013.

[11] LE D T,URAM J N,WANG H,et al. PD-1 blockade in tumors with mismatch-repair deficiency[J]. N Engl J Med,2015,372 (26):2509-2520.

[12] GOEY K K H,ELIAS S G,VAN TINTEREN H,et al. Maintenance treatment with capecitabine and bevacizumab versus observation in metastatic colorectal cancer:updated results and molecular subgroup analyses of the phase 3 CAIRO3 study [J]. Ann Oncol,2017,28(9):2128-2134.

[13] HAANEN J,CARBONNEL F,ROBERT C,et al. Management of toxicities from immunotherapy. ESMO Clinical Practice Guidelines for diagnosis,treatment and follow-

up[OL].[2019-06-15]. https://www. esmo. org/content/download/151567/2718664/file/Clinical-Practice-Guidelines-Slideset-Toxicities-Immunotherapy. pdf.

[14] ERNSTOFF M S,PUZANOV I,ROBERT C,et al. SITC's Guide to Managing Immunotherapy Toxicity[OL].[2019-06-10]. https://www. sitcancer. org/research/sitcs-guide-managing-immunotherapy-toxicity.

[15] BRAHMER J R,LACCHETTI C,SCHNEIDER B J,et al. Management of immune-related adverse events in patients treated with immune checkpoint inhibitor therapy:American society of clinical oncology clinical practice guideline[J]. J Clin Oncol,2018,36(17):1714-1768.

[16] National Comprehensive Cancer Network. NCCN guidelines [OL].[2019-06-15]https://www. nccn. org/professionals/physician_gls/default. aspx#immunotherapy

[17] CORTINOVIS D,BAJETTA E,DI BARTOLOMEO M,et al. Raltitrexed plus oxaliplatin in the treatment of metastatic colorectal cancer[J]. Tumori,2004,90(2):186-191.

[18] LI J,QIN S,XU J,et al. Randomized,double-blind,placebo-controlled phase Ⅲ trial of apatinib in patients with chemotherapy-refractory advanced or metastatic adenocarcinoma of the stomach or gastroesophageal junction[J]. J Clin Oncol,2016,34(13):1448-1454.

[19] LI J,QIN S,XU R,et al. Regorafenib plus best supportive care versus placebo plus best supportive care in Asian patients with previously treated metastatic colorectal cancer(CONCUR): a randomized,double-blind,placebo-controlled,phase 3 trial [J]. Lancet Oncol,2015,16(6):619-629.

[20] DEMETRI G D,REICHARDT P,KANG Y K,et al. Efficacy and safety of regorafenib for advanced gastrointestinal stromal tumours after failure of imatinib and sunitinib(GRID):an international,multicentre,randomised,placebo-controlled, phase 3 trial[J]. Lancet,2013,381(9863):295-302.

[21] BRUIX J, QIN S, MERLE P, et al. Regorafenib for patients with hepatocellular carcinoma who progressed on sorafenib treatment (RESORCE): a randomised, double-blind, placebo-controlled, phase 3 trial[J]. Lancet, 2017, 389 (10064): 56-66.

[22] KUDO M, FINN RS, QIN S, et al. Lenvatinib versus sorafenib in first-line treatment of patients with unresectable hepatocellular carcinoma: a randomised phase 3 non-inferiority trial[J]. Lancet, 2018, 391 (10126): 1163-1173.

[23] LI J, QIN S, XU R H, et al. Effect of fruquintinib *vs* placebo on overall survival in patients with previously treated metastatic colorectal cancer: the FRESCO randomized clinical trial[J]. JAMA, 2018, 319 (24): 2486-2496.

第二章

食 管 癌

第一节 概 述

一、发病情况

食管癌是我国最常见的恶性肿瘤之一[1]。与西方国家不同的是,我国的食管癌是以鳞状细胞癌为主,占 90% 以上;而欧美国家的食管癌则是以腺癌为主,占 70% 以上[2]。由于人口众多且发病率高,我国的食管鳞癌死亡人数占全球食管鳞癌死亡总数的一半[3]。食管鳞癌的主要病因包括吸烟、饮酒、长期进食对食管有损伤的热烫食物和饮料、致癌性亚硝胺及其前体物、某些真菌及其毒素等饮食因素;食管腺癌的主要病因包括肥胖、慢性食管炎、Barrett 食管、食管白斑病、憩室、食管失弛缓症、食管良性狭窄等[4]。由于半数以上的食管癌在就诊时已经是晚期,所以药物治疗是这部分患者的主要治疗手段。食管鳞癌因为与腺癌在生物学特性上存在很大的差异,西方发达国家一般将晚期的食管腺癌和胃及胃食管结合部腺癌看作同一类肿瘤,采用的药物治疗方案相同。近年来虽然抗肿瘤新药不断出现,但是针对食管鳞癌开展的临床研究相对较少,导致药物治疗的水平仍然滞后于食管和胃腺癌。

二、诊断和分期

（一）临床诊断

吞咽食物时有哽噎感、异物感、胸骨后疼痛等应高度警惕食管癌,特别是处于食管癌高发区、年龄在 45岁以上、有吸烟和饮酒史、有肿瘤家族史或有癌前疾病或癌前病变者,应尽快进行相应检查。而出现明显的吞咽困难、声音嘶哑等,一般提示为进展期食管癌,这些患者可以出现胸痛、咳嗽、发热等,后期还有反流、呃逆、呛咳等症状,多与食管癌出现并发症有关,如食管穿孔、胸膜气管受侵等。多数食管癌患者无明显的特异性阳性体征,依靠内镜检查、病理学检查定性确诊,影像学检查分期诊断,实验室检查帮助评估身体状况和器官功能。

1. 辅助检查

（1）内镜检查:是食管癌诊断中的最重要的手段之一,对于食管癌的定性和定位诊断及手术方案的选择有重要作用,对拟行手术治疗的患者是必需的常规检查项目。有条件的医院应积极开展食管超声内镜（endoscopic ultrasound,EUS）,以利于治疗前分期和比较治疗效果。如无远处转移的食管癌位于或高于隆突,术前需行支气管镜检查。

（2）影像学检查[5]

1）食管造影检查:简单易行,可评估病变位置和长度范围及有无穿孔、狭窄等,应尽可能地采用低张双对比方法。

2）CT 检查:颈胸腹部 CT 检查主要用于食管癌的临床分期、确定治疗方案和治疗后随访,增强扫描有利于提高诊断的准确率。CT 能够观察肿瘤外侵范围,可以帮助临床判断肿瘤切除的可能性及制订放疗计划；对已有远处转移者，可以避免不必要的探查术。

3）超声检查：主要用于发现腹部脏器及颈部淋巴结有无转移。

4）MRI 和 PET-CT：均不作为常规应用。MRI 和 PET-CT 有助于鉴别放化疗后肿瘤未控、复发和瘢痕组织；PET-CT 检查可用于评估局部晚期食管癌放化疗的疗效，或术后是否需行辅助化疗。联合内镜检查更有助于筛选适合手术的患者，并及时发现治疗后的残余病灶。PET-CT 检查还能发现其他部位的远处转移。

2. 筛查 内镜下食管黏膜点染色检查是高发区高危人群筛查食管癌的方法，对于阳性病例，仍需行纤维食管镜检查进一步定性和定位。

3. 血液生化检查 对于食管癌，目前无特异性的血液生化检查。食管癌患者的血液碱性磷酸酶或血钙升高考虑骨转移的可能性，血液碱性磷酸酶、谷草转氨酶、乳酸脱氢酶或胆红素升高考虑肝转移的可能性。

（二）病理诊断

1. 食管癌的大体分型

（1）早期食管癌：包括隐伏型、糜烂型、斑块型和乳头型。

（2）中、期食管癌：包括髓质型、蕈伞型、溃疡型、缩窄型和腔内型。

2. 食管癌的组织学分型 鳞状细胞癌、腺癌（单纯腺癌、腺鳞癌、黏液表皮样癌和腺样囊性癌）、小细胞癌、未分化癌、癌肉瘤、神经内分泌肿瘤。我国的食管癌以鳞状细胞癌为主，占 90% 以上。

3. 生物标志物检测 食管腺癌治疗前应行肿瘤标本的 *HER2* 检测。所有食管癌均应行 PD-L1 以及微卫星不稳定性／错配修复基因检测，以指导治疗决策。

（三）分期诊断

目前食管癌的分期采用美国癌症联合会（AJCC）公布的第 8 版食管癌国际分期[6]，详见表 2-1~ 表 2-5。

食管癌的国际 TNM 分期中 T、N、M 的定义如下：

1. T 分期标准——原发肿瘤

T_x:原发肿瘤不能确定

T_0:无原发肿瘤证据

T_{is}:重度不典型增生

T_1:肿瘤侵犯黏膜固有层、黏膜肌层或黏膜下层

T_{1a}:肿瘤侵犯黏膜固有层或黏膜肌层

T_{1b}:肿瘤侵犯黏膜下层

T_2:肿瘤侵犯食管肌层

T_3:肿瘤侵犯食管纤维膜

T_4:肿瘤侵犯食管周围结构

T_{4a}:肿瘤侵犯胸膜、心包、奇静脉、膈肌或腹膜

T_{4b}:肿瘤侵犯其他邻近结构,如主动脉、椎体或气管等

2. N 分期标准——区域淋巴结

N_x:区域淋巴结转移不能确定

N_0:无区域淋巴结转移

N_1:1~2 枚区域淋巴结转移

N_2:3~6 枚区域淋巴结转移

N_3:≥7 枚区域淋巴结转移

注:必须将转移淋巴结数目与清扫淋巴结总数一并记录。

3. M 分期标准——远处转移

M_0:无远处转移

M_1:有远处转移

4. G 分期标准——肿瘤分化程度

G_x:分化程度不能确定

G_1:高分化癌

G_2:中分化癌

G_3:低分化癌,未分化癌

鳞状细胞癌的部位如下:

x:部位不确定

上段:颈部食管至奇静脉弓下缘水平

中段:奇静脉弓下缘水平至下肺静脉水平

下段:下肺静脉水平至胃,包括胃食管结合部

注:部位定义为食管肿瘤的中心。

表 2-1 食管鳞癌的临床分期

cTNM 分期	cT 分期	cN 分期	M 分期
0 期	T_{is}	N_0	M_0
I 期	T_1	N_{0-1}	M_0
II 期	T_2	N_{0-1}	M_0
	T_3	N_0	M_0
III 期	T_3	N_1	M_0
	T_{1-3}	N_2	M_0
IVA 期	T_4	N_{0-2}	M_0
	任何 T	N_3	M_0
IVB 期	任何 T	任何 N	M_1

表 2-2 食管腺癌的临床分期

cTNM 分期	cT 分期	cN 分期	M 分期
0 期	T_{is}	N_0	M_0
I 期	T_1	N_0	M_0
II A 期	T_1	N_1	M_0

续表

cTNM 分期	cT 分期	cN 分期	M 分期
ⅡB 期	T_2	N_0	M_0
Ⅲ期	T_2	N_1	M_0
	T_3	$N_{0\sim1}$	M_0
	T_{4a}	$N_{0\sim1}$	M_0
ⅣA 期	$T_{1\sim4a}$	N_2	M_0
	T_{4b}	$N_{0\sim2}$	M_0
	任何 T	N_3	M_0
ⅣB 期	任何 T	任何 N	M_1

表 2-3　食管鳞癌的 pTNM 分期

pTNM 分期	T 分期	N 分期	M 分期	G 分期	肿瘤部位
0 期	T_{is}	N_0	M_0	N/A	任何部位
Ⅰ A 期	T_{1a}	N_0	M_0	G_1,G_x	任何部位
Ⅰ B 期	T_{1a}	N_0	M_0	$G_{2\sim3}$	任何部位
	T_{1b}	N_0	M_0	$G_{1\sim3}$	任何部位
	T_{1b}	N_0	M_0	G_x	任何部位
	T_2	N_0	M_0	G_1	任何部位
Ⅱ A 期	T_2	N_0	M_0	$G_{2\sim3}$	任何部位
	T_2	N_0	M_0	G_x	任何部位
	T_3	N_0	M_0	$G_{1\sim3}$	下段
	T_3	N_0	M_0	G_1	中、上段
Ⅱ B 期	T_3	N_0	M_0	$G_{2\sim3}$	中、上段
	T_3	N_0	M_0	G_x	上、中、下段
	T_3	N_0	M_0	任何级别	部位不确定
	T_1	N_1	M_0	任何级别	任何部位
Ⅲ A 期	T_1	N_2	M_0	任何级别	任何部位
	T_2	N_1	M_0	任何级别	任何部位

续表

pTNM 分期	T 分期	N 分期	M 分期	G 分期	肿瘤部位
ⅢB 期	T_2	N_2	M_0	任何级别	任何部位
	T_3	N_{1-2}	M_0	任何级别	任何部位
	T_{4a}	N_{0-1}	M_0	任何级别	任何部位
ⅣA 期	T_{4a}	N_2	M_0	任何级别	任何部位
	T_{4b}	N_{0-2}	M_0	任何级别	任何部位
	任何 T	N_3	M_0	任何级别	任何部位
ⅣB 期	任何 T	任何 N	M_1	任何级别	任何部位

表 2-4 食管腺癌的 pTNM 分期

pTNM 分期	T 分期	N 分期	M 分期	G 分期
0 期	T_{is}	N_0	M_0	N/A
ⅠA 期	T_{1a}	N_0	M_0	G_1, G_x
ⅠB 期	T_{1a}	N_0	M_0	G_2
	T_{1b}	N_0	M_0	G_{1-2}
	T_{1b}	N_0	M_0	G_x
ⅠC 期	T_1	N_0	M_0	G_3
	T_2	N_0	M_0	G_{1-2}
ⅡA 期	T_2	N_0	M_0	G_3, G_x
ⅡB 期	T_1	N_1	M_0	任何级别
	T_3	N_0	M_0	任何级别
ⅢA 期	T_1	N_2	M_0	任何级别
	T_2	N_1	M_0	任何级别
ⅢB 期	T_2	N_2	M_0	任何级别
	T_3	N_{1-2}	M_0	任何级别
	T_{4a}	N_{0-1}	M_0	任何级别
ⅣA 期	T_{4a}	N_2	M_0	任何级别
	T_{4b}	N_{0-2}	M_0	任何级别

续表

pTNM 分期	T 分期	N 分期	M 分期	G 分期
	任何 T	N_3	M_0	任何级别
ⅣB 期	任何 T	任何 N	M_1	任何级别

表 2-5 食管癌新辅助化疗后分期（ypTNM）（包括腺癌和鳞癌）

ypTNM 分期	ypT 分期	ypN 分期	M 分期
Ⅰ 期	T_{0-2}	N_0	M_0
Ⅱ 期	T_3	N_0	M_0
ⅢA 期	T_{0-2}	N_1	M_0
ⅢB 期	T_3	N_1	M_0
	T_{0-3}	N_2	M_0
	T_{4a}	N_0	M_0
ⅣA 期	T_{4a}	N_{1-2}	M_0
	T_{4a}	N_x	M_0
	T_{4b}	N_{0-2}	M_0
	任何 T	N_3	M_0
ⅣB 期	任何 T	任何 N	M_1

三、治疗原则

本部分仅针对食管鳞癌,食管腺癌的治疗原则请参照胃癌相关部分。食管癌应采取多学科综合治疗原则[7],应进行系统检查和 KPS 评分或 ECOG 评分等全面评估,即根据患者的身体状况及肿瘤的病理类型、侵犯范围(病期)和转移发展趋向有计划、合理地应用现有的治疗手段,为患者确定最佳治疗方案,以期最大限度地根治或提高治愈率。失去根治性治疗机会者应积极控制肿瘤,改善患者的生活质量,使食管癌患者最大获益。

距环咽肌 5cm 以上的患者可考虑行手术切除,距环咽肌 <5cm 的患者应考虑行根治性放化疗。T_{4a} 目前认为是可切除的,但是有锁骨上淋巴结转移的胃食管结合部肿瘤、有远处转移的Ⅳ期肿瘤如非区域淋巴结转移、T_{4b} 或邻近器官(如肝脏、胰腺、肺、脾脏等)受侵的患者认为是不可切除的。T_{4b} 或心肺功能差或不愿手术者可行根治性放化疗。

T_{is} 或 T_{1a} 可行内镜下黏膜切除。

cT_{1b-2},N_0 可以直接考虑手术切除,根治性手术切除术后无须辅助放疗或化疗。

cT_{1b-2},N+ 或者 cT_{3-4a},任何 N 建议行术前新辅助放化疗(含铂方案的化疗联合放射治疗),因为研究显示与单一手术相比,新辅助放化疗可显著延长患者的总生存时间(OS)和无病生存时间(disease-free survival, DFS)[8]。与单纯手术相比,围手术期化疗亦有可能延长该期患者的总生存时间,尤其对于腺癌,围手术期化疗仍可作为选择之一;单纯术前放疗未能改善总生存率,但可提高局部控制率和切除率,故对于术前检查发现肿瘤外侵明显、外科手术不易彻底切除的食管癌,通过术前放疗可增加切除率[9]。放疗过程应当警惕放射性咽炎、食管炎、放射性肺炎等不良反应。

Ⅳ期以姑息性治疗为主要手段,治疗目的是控制肿瘤增长、延长患者的生存时间、提高生活质量。姑息性治疗手段主要包括放疗、化疗、内镜下治疗(包括食管扩张、食管支架等治疗)、营养支持和止痛等对症治疗。

食管癌患者的营养支持治疗非常重要,尤其对于有进食哽噎或者体重下降的患者。对于进行放疗的患者建议留置空肠营养管或经皮内镜下胃造瘘术进行肠内营养补充。

第二节　食管癌围手术期综合治疗和合理用药

一、概况和基本治疗原则

手术治疗是食管癌的首选治疗方式,对于 $cT_{1b\sim2}N_0M_0$ 患者,一旦确诊,可以直接考虑手术切除。但在临床大部分患者就诊时已经属于中、晚期,肿瘤外侵和淋巴结转移很常见,对于这些患者直接进行手术治疗不但切除率低,而且术后很容易复发转移,预后不良。目前多数研究显示,手术、放疗、化疗等有效手段合理结合应用的综合治疗模式对局部中、晚期食管癌患者提高疗效有积极作用,并成为专家共识策略。

(一)术前新辅助化疗原则

新辅助化疗对降低肿瘤级别、缩小原发肿瘤体积、控制和消除微小转移灶、评价化疗药物的体内敏感性、提高手术切除率及提高术后长期生存率均有意义,且安全性好,不增加手术风险,目前推荐 T_{1b} 及其以上和任何淋巴结阳性的局部晚期食管鳞癌患者可考虑行新辅助放化疗。目前研究证实,术前放化疗可提高 5 年生存率,有利于降低术后的局部复发率,且不增加手术并发症的发生率;同步放化疗优于序贯放化疗。[44]虽然没有证据表明术前化疗优于术前放化疗,但是基于我国国情,术前化疗也可作为选择之一。对于食管鳞癌,术前化疗显著优于术后化疗。

(二)术后辅助化疗原则

食管癌术后复发的原因很多,包括术前已有潜在的微小转移灶;术中切除不彻底,淋巴结清扫不完全;

术后患者的免疫功能降低;术后肿瘤细胞可能因负反馈而大量进入增殖周期,致复发和转移。术后辅助化疗的目的在于杀灭手术残留的肿瘤细胞及减瘤术后因负反馈作用而大量进入增殖周期的肿瘤细胞;消灭微小转移灶及主癌灶外的遗留癌灶和切缘阳性病灶,防止肿瘤局部复发和远处转移;延长术后患者的 OS 和无复发生存时间(recurrence-free survival,RFS)。对于术前未治疗的食管腺癌,$T_{2-4}N_0$ 者可考虑观察或者有选择性地行术后辅助放化疗或辅助放疗;淋巴结阳性者建议行术后辅助放化疗或辅助化疗或辅助放疗。对于食管鳞癌,目前不常规推荐术后辅助放化疗。但考虑到我国国情,对术前未进行治疗的、存在高危因素的局部进展期食管鳞癌患者可考虑进行术后辅助化疗,包括:

1. 外侵严重或淋巴结转移者,如 $T_{3-4a}N_0$ 或 $T_{1-4}N+$ 患者(可考虑术后同步放化疗)。

2. 发现或可疑有远处转移的任何T、任何N的患者。

3. 肿瘤侵及食管肌层的 T_2N_0 患者,伴有淋巴管、血管及神经浸润或切缘阳性者。

目前有关食管癌术后放化疗的研究多为回顾性分析,且样本量较少,尚缺乏Ⅲ期临床研究结果。依据现有的资料,尚不能完全肯定术后放化疗的价值和获益人群。术后辅助化疗通常在手术后 3~4 周,患者身体恢复,可以进食后开始。

二、治疗药物选择

(一)新辅助化疗[10]

以顺铂(DDP)、氟尿嘧啶(5-FU)为基础的术前联合化疗方案目前为推荐方案,有效率为 40%~58%,病理完全缓解(pathological complete response,pCR)率为

2.5%~5.0%。随着紫杉醇(PTX)、多西他赛(TXT)、伊立替康(CPT-11)、奈达铂等新一代化疗药物的开发应用,食管癌的新辅助化疗方案逐渐增多。目前针对食管腺癌,国内最常用的化疗方案为氟尿嘧啶类 + 奥沙利铂;针对食管鳞癌,常用方案为紫杉醇 + 顺铂、顺铂 + 氟尿嘧啶。

1. 紫杉醇联合顺铂　紫杉醇 $150~175mg/m^2$ i.v. d1 或紫杉醇 $70~80mg/m^2$ i.v. d1、8;顺铂 $60~75mg/m^2$ i.v. d1。每 3 周重复。

2. 顺铂联合氟尿嘧啶　顺铂 $60~75mg/m^2$ i.v. d1;氟尿嘧啶 $750mg/(m^2 \cdot d)$ civ 24 小时 d1~5。每 3 周重复。

3. mFOLFOX6 方案　奥沙利铂 $85mg/m^2$ i.v. d1;氟尿嘧啶 $400mg/m^2$ 推注 d1,$2\,400mg/m^2$ civ 48 小时;亚叶酸钙 $400mg/m^2$ i.v. 2 小时 d1。每 2 周重复。

4. 卡培他滨联合奥沙利铂　卡培他滨 $1\,000mg/m^2$ p.o.bid d1~14,休 7 天;奥沙利铂 $100~130mg/m^2$ d1。每 3 周重复。

(二)新辅助放化疗[8,11]

新辅助放化疗的人群应该选择 $T_{3~4a}$ 和 / 或 N+ 的食管癌患者,尤其是鳞癌患者,在开始治疗前建议进行多学科协作组(multidisciplinary team, MDT)。2012 年 CROSS 研究结果[8]显示,T_1N_1、$T_{2~3}N_{0~1}$(第 6 版分期)食管癌患者(23% 为鳞癌)术前放化疗 + 手术组较单纯手术组明显提高患者的 5 年生存率(47% *vs.* 34%,*P*=0.003),增加 R0 切除率(92% *vs.* 69%,*P*<0.001),且不增加手术并发症发生率(4% *vs.* 4%,*P*=0.70);两者的中位生存期有显著性差异(49.4 个月 *vs.*24.0 个月,*P*=0.003)。而 2014 年 FFCD9901 研究结果[45]显示,Ⅰ~Ⅱ期(第 6 版分期)胸段食管癌患者(70.3% 为鳞癌)

术前放化疗＋手术组与单纯手术组的3年生存率无显著性差异（47.5% *vs.*53.0%，*P*=0.94），术前放化疗组与单纯手术组的根治性（R0）切除率无显著性差异（93.8% *vs.*92.1%，*P*=0.749），术前同期放化疗组获得33%的pCR率。2018年我国的多中心NEOCRTEC5010研究表明[12]，针对术前临床分期为N_1或T_4的局部晚期食管鳞癌行术前放化疗＋手术相较单纯手术R0切除率更高（98.4% *vs.* 91.2%，*P*=0.002），OS和DFS显著延长；放化疗组的pCR率为43.2%。术前同期放化疗的主要作用可能是通过使肿瘤降期获得更高的R0切除率，从而改善局部控制率，提高长期生存率。而对于病灶根治性切除没有困难的早、中期食管癌，术前同期放化疗究竟有多少益处，仍然需要通过有针对性地进行进一步的临床研究来加以明确。另外放疗在下段食管病变时对肺的毒副作用较小，心脏毒性又可以通过先进的放疗技术（调强放疗或质子放疗）进一步降低，因此可能使下段食管癌患者更多受益，而对胸中、上段食管癌患者采用何种诱导治疗模式值得进一步研究。

目前对于Ⅱ~Ⅲ期食管癌患者推荐以铂类为基础的化疗术前同步放疗（紫杉醇＋顺铂或卡铂、氟尿嘧啶＋顺铂），放疗剂量推荐41.4~50.4Gy/23~28次。

1. 紫杉醇联合顺铂／卡铂　紫杉醇$50mg/m^2$ i.v. d1；顺铂$25mg/(m^2 \cdot d)$i.v. d1或卡铂AUC 2 i.v. d1。每周重复，共5周[13,14]。

2. 氟尿嘧啶联合顺铂　氟尿嘧啶$800mg/(m^2 \cdot d)$civ 24小时d1~5；顺铂$15mg/m^2$ i.v. d1~5。每3周重复[15]。

（三）根治性放化疗和术后辅助放化疗

有临床研究显示[16]，颈段食管癌患者行根治性放化疗与手术比较，生存时间相似，所以颈段食管癌或其他不宜手术或拒绝手术者应全面评估患者的年龄、身体状况、肺功能等,进行根治性放化疗,放疗剂量推荐50~50.4Gy/25~28 次,推荐以铂类为基础的根治性同步放化疗[氟尿嘧啶 + 顺铂(FP)、紫杉醇 + 顺铂或卡铂)][16]。

1. 氟尿嘧啶联合顺铂　氟尿嘧啶 1 800mg/m² civ 72 小时;顺铂 25mg/(m²·d) i.v. d1~3。每 4 周重复[17]。

2. 紫杉醇联合顺铂　紫杉醇 50mg/m² i.v. d1、8、15、22;顺铂 60~75mg/(m²·d) i.v. d1。共 1 个周期[17]。

因为食管癌术后放疗的随机研究不多,依据现有的资料,尚不能完全肯定术后放疗的价值和获益人群。目前较为一致的观点是,对于术前未接受放疗的患者,R1 切除术后或局部复发风险高的患者应行辅助放化疗,放疗剂量推荐 45~50.4Gy/25~28 次。

(四)术后辅助化疗

如患者未接受术前放化疗,则推荐以铂类为基础的放化疗或化疗;如术前曾接受化疗或放疗,术后根据癌残留程度判断术前化疗或放化疗的有效性,再决定使用原治疗方案或更换新方案进行术后辅助化疗。一般手术后 3~4 周开始术后辅助化疗。食管腺癌的化疗方案参照胃癌部分,食管鳞癌多采用顺铂 + 氟尿嘧啶或顺铂 + 紫杉醇(或多西他赛),一般持续 4~6 个周期。具体方案如下:

1. 顺铂联合氟尿嘧啶　顺铂 50mg/m² i.v. d1;氟尿嘧啶 2 000mg/m² civ 48 小时。每 2 周重复。

2. 顺铂联合紫杉醇　顺铂 75mg/m² i.v. d2;紫杉醇 130~200mg/m² i.v. d1。每 3 周重复。

三、评估与调整

新辅助化疗 2~4 个周期后进行疗效评估,对于适合手术的患者间歇 3~6 周即可行手术治疗。新辅助放化疗结束 4 周内评估疗效,6 周后适合的病例进行手术。如没有进行术前化疗者术后化疗一般进行 4~6 个周期,每 3 个月进行病情评估。评估方法主要是胸部增强 CT、颈部和腹部超声或 CT、胃镜等。

应该注意的是,新辅助化疗有可能错过切除局部病灶的最佳时机,尤其是治疗失败后造成转移范围扩大。因此,治疗前多学科讨论非常重要;治疗中及时评估,及时采取干预措施;治疗中再次评估及伴随多学科讨论,及时调整治疗方案,才能使患者最大获益。

第三节 晚期食管癌姑息一线治疗规范用药

一、适应证和禁忌证

(一)适应证

不能手术切除的、转移、复发或姑息性切除术后的食管癌。化疗目的为延迟病变发展,减少患者的症状,提高生活质量,延长存活时间。

(二)禁忌证及相对禁忌证

1. KPS<60 分或 ECOG>2 分的食管癌患者不宜进行化疗。

2. 白细胞少于 3.0×10^9/L、中性粒细胞少于 1.5×10^9/L、血小板少于 75×10^{10}/L、红细胞少于 2×10^{12}/L、血红蛋白低于 8.0g/dl 的食管癌患者原则上不宜化疗。

3. 肝肾功能异常,其实验室指标超过正常上限的 2 倍,严重的低蛋白血症,白蛋白低于 30g/L,或有穿孔、梗阻等严重并发症和感染发热者不宜化疗。

二、常用药物和方案

我国的食管癌以鳞癌为主,而欧美国家的食管癌以腺癌为主,这导致治疗药物选择并不相同。可根据KPS 评分、伴随疾病及不良反应谱选择适合的药物及组合方案。食管腺癌的化疗方案参照胃癌部分。食管鳞癌常用的系统化疗药物包括氟尿嘧啶(5-FU)、卡培他滨、顺铂、多西他赛、紫杉醇等,化疗方案包括单药、两药联合或三药联合方案。

(一)单药方案

对体力状态差、高龄患者考虑采用单药化疗。

1. 紫杉醇单药 紫杉醇 $60\sim80mg/m^2$ i.v. d1、8、15,每 4 周重复[18]。

2. 多西他赛单药 多西他赛 $60\sim75mg/m^2$ i.v. d1,每 3 周重复[19]。

(二)两药方案

1. 顺铂联合氟尿嘧啶 顺铂 $60\sim80mg/m^2$ i.v. d1;氟尿嘧啶 $1\,000mg/(m^2 \cdot d)$ i.v. d1~5。每 3 周重复[15]。

2. 紫杉醇联合顺铂 紫杉醇 $150\sim175mg/m^2$ i.v. d1 或 $80mg/m^2$ i.v. d1、8;顺铂 $60\sim75mg/m^2$ d1 或 d2。每 21 天重复[13,14]。

3. 多西他赛联合铂类 多西他赛 $60\sim75mg/m^2$ i.v. d1 或 $30\sim35mg/m^2$ i.v. d1~2;顺铂 $70mg/m^2$ i.v. d1 或奈达铂 $50mg/m^2$ i.v. d1。每 3 周重复[20,21]。

4. 卡培他滨联合紫杉醇 卡培他滨 $1\,000mg/m^2$ p.o. bid d1~14;紫杉醇 $80mg/m^2$ i.v. d1、8。每3周重复[22]。

5. 卡培他滨联合顺铂 卡培他滨 $825\sim1\,000mg/m^2$ p.o. bid d1~14;顺铂 $75mg/m^2$ i.v. d1。每 3 周重复[22]。

6. 卡培他滨联合多西他赛 卡培他滨 825~

1 000mg/m^2 p.o.bid d1~14,休7天;多西他赛60mg/m^2 i.v. d1。每3周重复[23]。

（三）三药方案

适应于体力状况极好的食管癌患者,但不良反应较大。

1. DCF及其改良方案

（1）DCF方案:多西他赛60mg/m^2 i.v. d1;顺铂60mg/m^2 i.v. d1;氟尿嘧啶800mg/（m^2·d）i.v. d1~5。每3~4周重复[24]。

（2）改良DCF方案:多西他赛40mg/m^2 i.v. d1;亚叶酸钙400mg/m^2 i.v. d1;氟尿嘧啶400mg/m^2 i.v. d1,1 000mg/m^2 civ 24小时d1~2;顺铂40mg/m^2 i.v. d3。每2周重复[25]。

2. 多西他赛联合卡铂和氟尿嘧啶方案 多西他赛75mg/m^2 i.v. d1;卡铂AUC 6 i.v. d1;氟尿嘧啶1 200mg/m^2 civ 24小时d1~3。每3周重复。

（四）方案调整原则

在化疗中如出现以下情况,应考虑停药或更换方案。

1. 治疗2个周期后疾病进展,或在化疗周期的休息期中再度恶化者应停止原方案,酌情选用其他方案。

2. 化疗不良反应达3~4级或出现严重并发症,对患者的生命有明显的威胁时应停药,下次治疗时剂量调整或改用其他方案。

第四节　晚期食管癌姑息二线治疗规范用药

一、食管腺癌

食管腺癌的二线化疗方案主要参考胃和胃食管结合部腺癌的治疗。首选紫杉醇或伊立替康单药,也可选择紫杉醇或伊立替康与其他药物如顺铂或卡培他滨、氟尿嘧啶组成的联合方案。

二、食管鳞癌

对于食管鳞癌,目前缺乏标准的二线化疗方案。

对于一线铂类和氟尿嘧啶类药物失败的食管鳞癌,可采用含紫杉醇或多西他赛的方案;而对于一线铂类联合紫杉烷类药物失败的患者,二线可考虑采用含氟尿嘧啶类 / 伊立替康等药物的方案。

(一)单药方案

1. 紫杉醇 $80mg/m^2$ i.v. d1、8,每 3 周重复。

2. 多西他赛 $75mg/m^2$ i.v. d1,每 3 周重复。

3. 伊立替康 $150\sim180mg/m^2$ i.v. d1,每 2 周重复。

(二)联合方案

1. 伊立替康联合氟尿嘧啶 伊立替康 $180mg/m^2$ i.v. d1;亚叶酸钙 $400mg/m^2$ i.v. d1;氟尿嘧啶 $400mg/m^2$ 推注 d1,2 $400mg/m^2$ civ $46\sim48$ 小时。每 2 周重复。

2. 伊立替康联合顺铂 伊立替康 $65mg/m^2$ i.v. d1、8;顺铂 $25\sim30mg/m^2$ i.v. d1、8。每 3 周重复[26]。

3. 多西他赛联合奈达铂 多西他赛 $70mg/m^2$ i.v. d1;奈达铂 $80mg/m^2$ i.v. d2。每 3 周重复。

4. 紫杉醇联合卡培他滨 紫杉醇 $80mg/m^2$ i.v. d1、8;卡培他滨 $1\,000mg/m^2$ p.o bid $d1\sim14$。每 3 周重复。

第五节 食管癌靶向治疗

一、食管腺癌

靶向治疗主要按照胃腺癌来进行,具体剂量及注意事项请参照胃癌相关部分。

食管腺癌的 HER2 阳性率明显高于鳞癌,如果 HER2 阳性,建议加用曲妥珠单抗治疗。TOGA 研究显示[27],联合化疗组相比于单纯化疗组可以明显延长晚期胃癌和胃食管结合部腺癌的生存时间,因此它被批准用于晚期 HER2 阳性的胃癌和胃食管结合部腺癌的一线治疗。

阿帕替尼是全球第一个在晚期胃及胃食管交界腺癌被证实安全有效的小分子抗血管生成靶向药物,用于晚期化疗药物耐药后的二线后治疗,可明显延长生存时间。该药的Ⅲ期临床试验结果显示阿帕替尼可将有统计学意义的 OS 提高 1.8 个月。该药为口服制剂,推荐作为胃食管交界腺癌的三线以上治疗药物[28]。

雷莫芦单抗是一个抗 VEGFR2 单抗,REGARD[29]和 RAINBOW[30]两项Ⅲ期临床研究证实二线应用紫杉醇联合雷莫芦单抗相比于紫杉醇单药、二线及二线以上应用雷莫芦单抗相比于安慰剂,可显著延长晚期胃癌和胃食管结合部腺癌的生存时间。目前美国 FDA 已批准上市,国内正在进行二线的临床研究。

二、食管鳞癌

EGFR 介导的信号通路可以促进肿瘤细胞增殖、侵袭及转移,抑制肿瘤细胞凋亡。食管癌的 EGFR 表达率为 30%~90%,其中鳞癌的 EGFR 表达率高于腺癌。尼妥珠单抗联合化疗在食管癌的Ⅱ期临床研究中较单纯化疗有效率提高 20%,目前Ⅲ期临床研究正在进行中。另一项同步放化疗联合尼妥珠单抗治疗食管癌的Ⅱ期临床研究显示,联合较 FP 方案同步放化疗可提高内镜下完全缓解率(47.2% *vs.* 33.3%,$P=0.17$)[31]。靶向 EGFR 胞内区的小分子酪氨酸激酶抑制剂(tyrosine kinase inhibitor,TKI)包括吉非替尼、厄洛替尼、埃克替尼等并未显示延长患者的总生存[32]。埃克替尼的Ⅱ期临床研究筛选 EGFR 过表达或扩增的食管癌患者,总体有效率为 16.7%,疾病控制率为 46.3%[33]。对于无法手术的局部晚期食管鳞癌的研究表明,厄洛替尼联合同步放化疗可降低局部复发率[34-35]。

此外,以 VEGFR 为主要靶点的 TKI 也是国内研究的热点,包括安罗替尼及阿帕替尼等,但由于食管癌的出血风险较高等原因,至今尚缺乏高等级的循证医学证据支持在食管鳞癌中的应用。分子标志物筛选出潜在获益人群是个体化应用靶向药物的前提,但是针对食管鳞癌的靶向药物个体化治疗的研究目前仍处于探索阶段。

第六节　食管癌免疫治疗

近年来,免疫检查点抑制剂在黑色素瘤、肺癌等多个肿瘤中均显示出较好的疗效。PD-1 是表达在活性 T 淋巴细胞上的免疫抑制跨膜蛋白,与其配体 PD-L1 和 PD-L2 结合,调控 T 细胞激活、免疫耐受以及免疫介导的组织损伤。抗 PD-1 单抗可用于所有错配修复基因缺失(deficient mismatch repair,dMMR)的肿瘤,所以建议常规对所有晚期食管癌患者进行 MMR 或微卫星不稳定性(microsatellite instability,MSI)检测。抗 PD-1 单抗在食管鳞癌和胃食管结合部腺癌中的初步结果鼓舞人心,前景广阔。

一、食管腺癌

基于 KEYNOTE-012[36] 和 KEYNOTE-059[37], 抗 PD-1 单抗单药推荐用于治疗二线以上的 PD-L1 阳性的胃或胃食管结合部腺癌。KEYNOTE-062 入组的是 PD-L1 的综合阳性评分(combined positive score, CPS)≥1 分的初治的晚期胃或胃食管结合部腺癌患者, 对比一线接受单纯 PD-1 单抗、单纯化疗或 PD-1 单抗联合化疗 3 组的疗效, 结果显示 PD-1 单抗联合化疗并未优于单纯化疗, CPS≥10 分的患者一线应用单药 PD-1 单抗治疗的疗效较好, OS 可达 17.4 个月[38]。但 KEYNOTE-181 显示食管腺癌二线应用 PD-1 单抗没有明显获益[39]。

抗 CTLA-4 单抗单药对于胃或胃食管结合部肿瘤没有明显获益。但是抗 CTLA-4 联合抗 PD-1 单抗的研究初步显示, 纳武单抗 1mg/kg+ 伊匹单抗 3mg/kg 可达到较高的有效率(24%), 12 个月生存率为 35%;但同时该组的 3/4 级治疗相关不良反应的发生率也最高, 达 47%[40]。目前缺乏该联合用药方案在中国人群中的疗效和不良反应数据, 本指南尚不推荐。

二、食管鳞癌

抗 PD-1 单抗的 Ⅱ 期临床研究在食管鳞癌中初步观察到一定疗效。KEYNOTE-028[41] 和 KEYNOTE-180[42] 研究分别入组二线及二线以上的晚期食管癌患者, 应用帕博利珠单抗治疗的有效率分别为 28% 和 14.3%。纳武单抗治疗二线以上的食管鳞癌的研究表明单药的有效率为 17%[43]。这些结果均优于二线以上的化疗或吉非替尼等靶向治疗。KEYNOTE-181 的结果显示, 帕博利珠单抗对照化疗二线治疗食管癌, 在不筛选 PD-L1 表达的情况下总生存时间无改善,其中食管鳞癌中帕博利珠单抗对比化疗的中位生存期为8.2 个月 *vs.* 7.1 个月(HR 0.78,*P*=0.009 5),而 PD-L1 的CPS≥10 分的患者 OS 可显著获益(9.3 个月 *vs.* 6.7 个月,HR 0.69,*P*=0.007 4)[39]。目前国内外开展的二线应用抗 PD-1 单抗对照化疗治疗食管鳞癌的临床研究均公布得到阳性结果。抗 PD-1 单抗联合化疗一线治疗食管癌的临床研究同样在进行中。

在2019年CSCO 和 ESMO 上分别公布了 KEYNOTE-181 的亚洲和中国亚组人群的分析结果,帕博利珠单抗在亚洲(中位 OS 10.0 个月对比 6.5 个月)和中国人群(中位 OS 8.4 个月对比 5.6 个月)中的疗效数据显著优于治疗整体研究人群数据,且在各个亚组中均有显著获益。ESCORT 是针对中国食管鳞癌的二线临床研究,卡瑞利珠单抗对比研究者选择的单药化疗,结果示卡瑞利珠单抗组显著优于化疗组,中位 OS 8.3个月,化疗组仅为 6.2 个月(HR 0.71,*p*=0.001 046)。ATTRACTION-03 研究结果证实,纳武利尤单抗相对于化疗二线治疗食管鳞癌,纳武利尤单抗治疗组 OS 达到10.9 个月,化疗组为 8.4 个月(HR 0.77,*p*=0.019)。无论肿瘤 PD-L1 表达情况,均有生存获益。抗 PD-1 单抗联合化疗一线治疗食管癌的临床研究正在进行中。

但是免疫治疗存在其特殊的免疫相关不良事件,疗效上存在假进展及超进展等特殊表现,建议在经验丰富的医院开展。

参考文献

[1] CHEN W,ZHENG R,BAADE P D,et al. Cancer statistics in

China,2015 [J]. CA:a cancer journal for clinicians,2016,66 (2):115-132.

[2] TORRE L A,BRAY F,SIEGEL R L,et al. Global cancer statistics,2012 [J]. CA:a cancer journal for clinicians,2015, 65(2):87-108.

[3] ABNET C C,ARNOLD M,WEI W Q. Epidemiology of esophageal squamous cell carcinoma[J]. Gastroenterology,2018,154(2): 360-373.

[4] ENZINGER P C,MAYER R J. Esophageal cancer[J]. The New England Journal of Medicine,2003,349(23):2241-2252.

[5] KORST R J,ALTORKI N K. Imaging for esophageal tumors[J]. Thoracic Surgery Clinics,2004,14(1):61-69.

[6] AMIN M B,EDGE S B,GREENE F L. AJCC cancer staging manual[M]. 8th ed. New York,NY:Springer,2017.

[7] AJANI J A,D'AMICO T A,ALMHANNA K,et al. Esophageal and esophagogastric junction cancers,version 1. 2015 [J]. Journal of the National Comprehensive Cancer Network: JNCCN,2015,13(2):194-227.

[8] VAN HAGEN P,HULSHOF M C,VAN LANSCHOT J J,et al. Preoperative chemoradiotherapy for esophageal or junctional cancer[J]. The New England Journal of Medicine,2012,366 (22):2074-2084.

[9] ARNOTT S J,DUNCAN W,GIGNOUX M,et al. Preoperative radiotherapy in esophageal carcinoma:a meta-analysis using individual patient data(oesophageal cancer collaborative group) [J]. International Journal of Radiation Oncology,Biology, Physics,1998,41(3):579-583.

[10] KIDANE B,COUGHLIN S,VOGT K,et al. Preoperative chemotherapy for resectable thoracic esophageal cancer[J]. The Cochrane Database of Systematic Reviews,2015,2015 (5):Cd001556.

[11] MARIETTE C,DAHAN L,MORNEX F,et al. Surgery alone versus chemoradiotherapy followed by surgery for stage I and

II esophageal cancer:final analysis of randomized controlled phase III trial FFCD 9901 [J]. Journal of Clinical Oncology: Official Journal of the American Society of Clinical Oncology, 2014,32(23):2416-2422.

[12] YANG H,LIU H,CHEN Y,et al. Neoadjuvant chemoradiotherapy followed by surgery versus surgery alone for locally advanced squamous cell carcinoma of the esophagus(neocrtec5010):a phase III multicenter,randomized,open-label clinical trial[J]. Journal of Clinical Oncology:Official Journal of the American Society of Clinical Oncology,2018,36(27):2796-2803.

[13] ZHANG X,SHEN L,LI J,et al. A phase II trial of paclitaxel and cisplatin in patients with advanced squamous-cell carcinoma of the esophagus[J]. American Journal of Clinical Oncology,2008,31(1):29-33.

[14] ILSON D H,FORASTIERE A,ARQUETTE M,et al. A phase II trial of paclitaxel and cisplatin in patients with advanced carcinoma of the esophagus[J]. Cancer Journal(Sudbury, Mass),2000,6(5):316-323.

[15] LORENZEN S,SCHUSTER T,PORSCHEN R,et al. Cetuximab plus cisplatin-5-fluorouracil versus cisplatin-5-fluorouracil alone in first-line metastatic squamous cell carcinoma of the esophagus:a randomized phase II study of the Arbeitsgemeinschaft Internistische Onkologie[J]. Annals of Oncology:Official Journal of the European Society for Medical Oncology,2009,20(10):1667-1673.

[16] TEPPER J,KRASNA M J,NIEDZWIECKI D,et al. Phase III trial of trimodality therapy with cisplatin,fluorouracil, radiotherapy,and surgery compared with surgery alone for esophageal cancer:CALGB 9781 [J]. Journal of Clinical Oncology:Official Journal of the American Society of Clinical Oncology,2008,26(7):1086-1092.

[17] CHEN Y,YE J,ZHU Z,et al. Comparing paclitaxel plus fluorouracil versus cisplatin plus fluorouracil in chemoradio-

therapy for locally advanced esophageal squamous cell cancer: a randomized, multicenter, phase Ⅲ clinical trial[J]. Journal of Clinical Oncology: Official Journal of the American Society of Clinical Oncology, 2019, 37(20): 1695-1703.

[18] ILSON D H, WADLEIGH R G, LEICHMAN L P, et al. Paclitaxel given by a weekly 1-h infusion in advanced esophageal cancer [J]. Annals of Oncology: Official Journal of the European Society for Medical Oncology, 2007, 18(5): 898-902.

[19] ALBERTSSON M, JOHANSSON B, FRIESLAND S, et al. Phase Ⅱ studies on docetaxel alone every third week, or weekly in combination with gemcitabine in patients with primary locally advanced, metastatic, or recurrent esophageal cancer[J]. Medical Oncology (Northwood, London, England), 2007, 24(4): 407-412.

[20] JIN J, XU X, WANG F, et al. Second-line combination chemotherapy with docetaxel and nedaplatin for Cisplatin-pretreated refractory metastatic/recurrent esophageal squamous cell carcinoma[J]. Journal of Thoracic Oncology: Official Publication of the International Association for the Study of Lung Cancer, 2009, 4(8): 1017-1021.

[21] KIM J Y, DO Y R, PARK K U, et al. A multi-center phase Ⅱ study of docetaxel plus cisplatin as first-line therapy in patients with metastatic squamous cell esophageal cancer[J]. Cancer Chemotherapy and Pharmacology, 2010, 66(1): 31-36.

[22] LEE S J, KIM S, KIM M, et al. Capecitabine in combination with either cisplatin or weekly paclitaxel as a first-line treatment for metastatic esophageal squamous cell carcinoma: a randomized phase Ⅱ study[J]. BMC Cancer, 2015, 15: 693.

[23] GIORDANO K F, JATOI A, STELLA P J, et al. Docetaxel and capecitabine in patients with metastatic adenocarcinoma of the stomach and gastroesophageal junction: a phase Ⅱ study from the North Central Cancer Treatment Group[J]. Annals of Oncology: Official Journal of the European Society for Medical

Oncology,2006,17(4):652-656.

[24] OSAKA Y,SHINOHARA M,HOSHINO S,et al. Phase Ⅱ study of combined chemotherapy with docetaxel,CDDP and 5-FU for highly advanced esophageal cancer[J]. Anticancer Research,2011,31(2):633-638.

[25] SHAH M A,JANJIGIAN Y Y,STOLLER R,et al. Randomized multicenter phase Ⅱ study of modified docetaxel,cisplatin, and fluorouracil(DCF)versus dcf plus growth factor support in patients with metastatic gastric adenocarcinoma:a study of the us gastric cancer consortium[J]. Journal of Clinical Oncology:Official Journal of the American Society of Clinical Oncology,2015,33(33):3874-3879.

[26] ILSON D H. Phase Ⅱ trial of weekly irinotecan/cisplatin in advanced esophageal cancer[J]. Oncology(Williston Park, NY),2004,18(14 Suppl 14):22-25.

[27] BANG Y J,VAN CUTSEM E,FEYEREISLOVA A,et al. Trastuzumab in combination with chemotherapy versus chemotherapy alone for treatment of HER2-positive advanced gastric or gastro-oesophageal junction cancer(ToGA):a phase 3,open-label,randomised controlled trial[J]. Lancet (London,England),2010,376(9742):687-697.

[28] LI J,QIN S,XU J,et al. Randomized,double-blind, placebo-controlled phase Ⅲ trial of apatinib in patients with chemotherapy-refractory advanced or metastatic adenocarcinoma of the stomach or gastroesophageal junction [J]. Journal of Clinical Oncology:Official Journal of the American Society of Clinical Oncology,2016,34(13):1448-1454.

[29] FUCHS C S,TOMASEK J,YONG C J,et al. Ramucirumab monotherapy for previously treated advanced gastric or gastro-oesophageal junction adenocarcinoma(REGARD):an international,randomised,multicentre,placebo-controlled, phase 3 trial[J]. Lancet(London,England),2014,383

(9911):31-39.

[30] WILKE H,MURO K,VAN CUTSEM E,et al. Ramucirumab plus paclitaxel versus placebo plus paclitaxel in patients with previously treated advanced gastric or gastro-oesophageal junction adenocarcinoma (RAINBOW): a double-blind, randomised phase 3 trial[J]. The Lancet Oncology,2014,15 (11):1224-1235.

[31] DE CASTRO JUNIOR G,SEGALLA J G,DE AZEVEDO S J,et al. A randomised phase Ⅱ study of chemoradiotherapy with or without nimotuzumab in locally advanced oesophageal cancer: NICE trial[J]. European Journal of Cancer (Oxford, England: 1990),2018,88:21-30.

[32] DUTTON S J,FERRY D R,BLAZEBY J M,et al. Gefitinib for oesophageal cancer progressing after chemotherapy (COG): a phase 3,multicentre,double-blind,placebo-controlled randomised trial[J]. The Lancet Oncology,2014,15(8):894-904.

[33] HUANG J,FAN Q,LU P,et al. Icotinib in patients with pretreated advanced esophageal squamous cell carcinoma with EGFR overexpression or EGFR gene amplification: a single-arm,multicenter phase 2 study[J]. Journal of Thoracic Oncology: Official Publication of the International Association for the Study of Lung Cancer,2016,11(6):910-917.

[34] ZHAO C,LIN L,LIU J,et al. A phase Ⅱ study of concurrent chemoradiotherapy and erlotinib for inoperable esophageal squamous cell carcinoma[J]. Oncotarget,2016,7(35): 57310-57316.

[35] WU S X,WANG L H,LUO H L,et al. Randomised phase Ⅲ trial of concurrent chemoradiotherapy with extended nodal irradiation and erlotinib in patients with inoperable oesophageal squamous cell cancer[J]. European Journal of Cancer (Oxford,England: 1990),2018,93:99-107.

[36] MURO K,CHUNG H C,SHANKARAN V,et al. Pembrolizumab

for patients with PD-L1-positive advanced gastric cancer (KEYNOTE-012):a multicentre,open-label,phase 1b trial [J]. The Lancet Oncology,2016,17(6):717-726.

[37] FUCHS C S,DOI T,JANG R W,et al. Safety and efficacy of pembrolizumab monotherapy in patients with previously treated advanced gastric and gastroesophageal junction cancer:phase 2 clinical KEYNOTE-059 trial[J]. JAMA Oncology,2018,4 (5):e180013.

[38] JOSEP T,YUNG-JUE B,CHARLES S F,et al. KEYNOTE-062:phase Ⅲ study of pembrolizumab(MK-3475)alone or in combination with chemotherapy versus chemotherapy alone as first-line therapy for advanced gastric or gastroesophageal junction(GEJ)adenocarcinoma[J]. Journal of Clinical Oncology:Official Journal of the American Society of Clinical Oncology,2019,34(4_suppl):LBA4007.

[39] KOJIMA T,MURO K,FRANCOIS E,et al. Pembrolizumab versus chemotherapy as second-line therapy for advanced esophageal cancer:phase Ⅲ KEYNOTE-181 study[J]. Journal of Clinical Oncology:Official Journal of the American Society of Clinical Oncology,2019,37(4_suppl):2.

[40] JANJIGIAN Y Y,BENDELL J,CALVO E,et al. CheckMate-032 study:efficacy and safety of nivolumab and nivolumab plus ipilimumab in patients with metastatic esophagogastric cancer[J]. Journal of Clinical Oncology:Official Journal of the American Society of Clinical Oncology,2018,36(28):2836-2844.

[41] DOI T,PIHA-PAUL S A,JALAL S I,et al. Safety and antitumor activity of the anti-programmed death-1 antibody pembrolizumab in patients with advanced esophageal carcinoma[J]. Journal of Clinical Oncology:Official Journal of the American Society of Clinical Oncology,2018,36(1):61-67.

[42] SHAH M A,KOJIMA T,HOCHHAUSER D,et al. Efficacy

and safety of pembrolizumab for heavily pretreated patients with advanced, metastatic adenocarcinoma or squamous cell carcinoma of the esophagus: the phase 2 KEYNOTE-180 study [J]. JAMA Oncology, 2019, 5(4): 546-550.

[43] KUDO T, HAMAMOTO Y, KATO K, et al. Nivolumab treatment for oesophageal squamous-cell carcinoma: an open-label, multicentre, phase 2 trial[J]. The Lancet Oncology, 2017, 18(5): 631-639.

[44] BEDENNE L, MICHEL P, BOUCHÉ O, et al. Chemoradiation followed by surgery compared with chemoradiation alone in squamous cancer of the esophagus: FFCD 9102 [J]. J Clin Oncol. 2007, 25(10): 1160-1168.

[45] ROBB WB, MESSAGER M, DAHAN L, et al. Patterns of recurrence in early-stage oesophageal cancer after chemora-diotherapy and surgery compared with surgery alone[J]. Br J Surg. 2016, 103(1): 117-125.

第三章

胃 癌

第一节 概 述

一、发病情况

胃癌是目前全球最常见的恶性肿瘤,最近的全球数据——GLOBOCAN 2018 显示,2018 年全球新增约 1 810 万例癌症病例,癌症死亡人数达 960 万。每年新发胃癌患者约 100 万,死亡 78.3 万,占癌症总死亡人数的 8.2%[1]。

中国最新的数据——CA 杂志刊登的文章显示,利用 2000—2011 年的数据预测中国的年癌症发病情况,2015 年中国癌症总发病 429.16 万例,总死亡 281.42 万例;胃癌发病和死亡人数均排名第 2 位,总发病 67.91 万例(15.8%),总死亡 49.8 万例(17.7%)。其中农村居民中胃癌在所有癌症中发病和死亡均排名第 1 位,总发病 44.4 万例,总死亡 33.51 万例[2]。

近年来,尽管胃癌一、二级防治工作的开展使早期胃癌的检出率有了提高,但中、晚期患者仍占 70% 左右。晚期胃癌无根治性手术指征,5 年生存率低。因此有必要了解胃癌的临床特点以及诊疗规范,提高早诊和早治率,改善胃癌患者的生存状况。

胃癌的病因迄今尚未阐明,但多种因素会影响胃癌的发生。目前所知主要与下列因素相关:①幽门螺杆菌感染;②亚硝基化合物;③高亚硝酸盐的摄入;④二羰基化合物;⑤真菌感染;⑥遗传性。

遗传性弥漫性胃癌(HDGC)是最常见的遗传学胃癌,这是一种常染色体显性遗传综合征,其特点是以弥散性胃癌为主,且在年轻时发病。因此,建议加强对胃癌患者进行遗传学评估。有 30%~50% 的遗传性弥漫性胃癌家庭有抑癌基因 *CDH1* 的种系突变,其他如 Lynch 综合征、波伊茨-耶格综合征、家族性腺瘤样息肉病(FAP)等胃癌的发病概率也明显增加。

二、诊断和分期

(一)临床诊断

胃癌缺少特异性的临床症状,早期胃癌常无症状。常见的临床症状有上腹部不适或疼痛、食欲减退、消瘦、乏力、恶心、呕吐、呕血或黑便、腹泻、便秘、发热等。肿瘤发生于贲门者有进食时哽噎感,位于幽门部者进食后有饱胀痛,偶因肿瘤破溃出血而有呕血或柏油样便,或因胃酸低、胃排空快而出现腹泻。少数患者因上腹部肿物或因消瘦、乏力、胃穿孔或转移灶而就诊。部分患者原有长期消化不良病史,导致发生胃癌时虽亦出现某些症状,但时被患者忽略。

(二)体征

早期或部分局部进展期胃癌常无明显的体征。晚期胃癌患者可扪及上腹部包块,发生远处转移时,根据转移部位可出现相应的体征。发生上消化道穿孔、出血或消化道梗阻等并发症时可出现相应的体征。

(三)辅助检查

1. 实验室检查　血常规、血液生化学、血清肿瘤标志物(如 CEA、CA19-9、CA242、CA72-4、AFP、CA-125

等)、尿液和粪便常规、粪隐血试验等检查。

2. 内镜检查

（1）胃镜检查：是确诊胃癌的必需检查手段，可确定肿瘤位置，获得组织标本以行病理学检查。必要时可酌情选用色素内镜或放大内镜。

（2）超声胃镜检查：有助于评价胃癌浸润深度，判断胃周淋巴结转移状况，推荐用于胃癌的术前分期。对拟施行内镜下黏膜切除（EMR）、内镜下黏膜下层切除（ESD）等微创手术者必须进行此项检查。

（3）腹腔镜：对怀疑腹膜转移或腹腔内播散者可考虑腹腔镜检查。

3. 影像学检查

（1）计算机断层扫描（CT）：CT平扫及增强扫描在评价胃癌的病变范围、局部淋巴结转移和远处转移状况等方面具有重要价值，应当作为胃癌术前分期的常规方法。在无造影剂使用禁忌证的情况下，建议在胃腔呈良好充盈的状态下进行增强CT扫描。扫描部位应当包括原发部位及可能的转移部位。

（2）磁共振（MRI）检查：MRI检查是重要的影像学检查手段之一，推荐对CT造影剂过敏者或其他影像学检查怀疑转移者使用。MRI有助于判断腹膜转移状态，可酌情使用。

（3）上消化道造影：有助于判断胃原发病灶的范围及功能状态，特别是气钡双重对比造影检查是诊断胃癌的常用影像学方法之一。对疑有梗阻的患者建议使用水溶性造影剂。

（4）超声检查：对评价胃癌局部淋巴结转移情况及表浅部位转移有一定价值，可作为术前分期的初步检查方法。经腹超声检查可了解患者腹腔、盆腔有无转移,特别是超声造影有助于鉴别病变性质。

（5）PET-CT:不推荐常规使用,对常规影像学检查无法明确的转移性病灶可酌情使用。

（6）骨扫描:不推荐常规使用,对怀疑有骨转移的胃癌患者可考虑骨扫描检查。

4. 细胞学检查 腹水细胞学或术中腹腔冲洗或灌洗细胞学检查可明确是否存在腹腔游离癌细胞（FCC）,对指导临床分期具有重要意义。

（四）病理诊断

1. 胃癌的大体分型

（1）早期胃癌的大体类型:Ⅰ——隆起型;Ⅱa——表面隆起型;Ⅱb——平坦型;Ⅱc——表面凹陷型;Ⅲ——凹陷型。

（2）进展期胃癌的 Borrmann 分型

1）Borrmann Ⅰ型（隆起型）:肿瘤的主体向胃肠腔内突出。

2）Borrmann Ⅱ型（局限溃疡型）:肿瘤表面有明显的溃疡形成,肿瘤界限较清楚、局限,向周围浸润不明显。

3）Borrmann Ⅲ型（浸润溃疡型）:肿瘤表面有明显的溃疡形成,边缘和底部呈浸润性生长,肿瘤界限不清。

4）Borrmann Ⅳ型（弥漫浸润型）:肿瘤向胃肠壁各层弥漫浸润,使局部胃肠壁增厚肿瘤向肠壁各层弥漫浸润,但表面常无明显的溃疡或隆起。

2. 胃癌的组织学类型

（1）WHO 分类:是目前最为常用的胃癌组织学分型方法,分为乳头状腺癌、管状腺癌、黏液腺癌、印戒细胞癌、腺鳞癌、鳞状细胞癌、未分化癌等。

（2）Lauren 分类:肠型、弥漫型、混合型。

3. HER2 检测　建议经病理诊断为胃癌的病例均行 HER2 检测,对于新辅助化疗后的病灶以及复发和转移病灶建议重新进行 HER2 检测[3]。

三、分期诊断

(一)TNM 分期标准

见表 3-1。

表 3-1　胃癌的 AJCC/UICC 第 8 版 TNM 分期[4-5]

原发肿瘤(T)

T_x 原发肿瘤无法评价

T_0 无原发肿瘤证据

T_{is} 原位癌:上皮内肿瘤,未侵及固有层,高度不典型增生

T_1 肿瘤侵犯固有层、黏膜肌层或黏膜下层

　　T_{1a} 肿瘤侵犯固有层或黏膜肌层

　　T_{1b} 肿瘤侵犯黏膜下层

T_2 肿瘤侵犯固有肌层 *

T_3 肿瘤穿透浆膜下层结缔组织,未侵犯腹膜脏层或邻近结构 **,***

T_4 肿瘤侵犯浆膜(腹膜脏层)或邻近结构 **,***

　　T_{4a} 肿瘤侵犯浆膜(腹膜脏层)

　　T_{4b} 肿瘤侵犯邻近组织结构

区域淋巴结(N)

N_x 区域淋巴结无法评估

N_0 区域淋巴结无转移

N_1 1~2 枚区域淋巴结有转移

N_2 3~6 枚区域淋巴结有转移

N_3 7 枚或 7 枚以上区域淋巴结有转移

　　N_{3a} 7~15 枚区域淋巴结有转移

　　N_{3b} 16 枚或 16 枚以上区域淋巴结有转移

续表

远处转移（M）

M₀ 无远处转移

M₁ 有远处转移

注：*肿瘤可以穿透固有肌层达胃结肠韧带或大、小网膜，但没有穿透覆盖这些结构的腹膜脏层，在这种情况下原发肿瘤的分期为 T_3；如果穿透覆盖胃韧带或网膜的腹膜脏层，则应当被分为 T_4 期。**胃的邻近结构包括脾、横结肠、肝脏、膈肌、胰腺、腹壁、肾上腺、肾脏、小肠以及后腹膜。***经胃壁内扩展至十二指肠或食管的肿瘤不考虑为侵犯邻近结构，而是应用任何这些部位的最大浸润深度进行分期。

（二）临床分期（cTNM）

见表 3-2。

表 3-2　胃癌的临床分期（cTNM）

0 期	T_{is}	N_0	M_0
Ⅰ 期	T_1	N_0	M_0
	T_2	N_0	M_0
ⅡA 期	T_1	$N_{1\sim3}$	M_0
	T_2	$N_{1\sim3}$	M_0
ⅡB 期	T_3	N_0	M_0
	T_{4a}	N_0	M_0
Ⅲ 期	T_3	$N_{1\sim3}$	M_0
	T_{4a}	$N_{1\sim3}$	M_0
ⅣA 期	T_{4b}	任何 N	M_0
ⅣB 期	任何 T	任何 N	M_1

（三）病理分期

见表 3-3。

表 3-3　胃癌的病理分期（pTNM）

0 期	T_{is}	N_0	M_0
Ⅰ A 期	T_1	N_0	M_0
Ⅰ B 期	T_1	N_1	M_0
	T_2	N_0	M_0
Ⅱ A 期	T_1	N_2	M_0
	T_2	N_1	M_0
	T_3	N_0	M_0
Ⅱ B 期	T_1	N_{3a}	M_0
	T_2	N_2	M_0
	T_3	N_1	M_0
	T_4	N_0	M_0
Ⅲ A 期	T_2	N_{3a}	M_0
	T_3	N_2	M_0
	T_{4a}	N_{1-2}	M_0
	T_{4b}	N_0	M_0
Ⅲ B 期	T_1	N_{3b}	M_0
	T_2	N_{3b}	M_0
	T_3	N_{3a}	M_0
	T_{4a}	N_{3a}	M_0
	T_{4b}	N_{1-2}	M_0
Ⅲ C 期	T_3	N_{3b}	M_0
	T_{4a}	N_{3b}	M_0
	T_{4b}	$N_{3a\sim3b}$	M_0
Ⅳ 期	任何 T	任何 N	M_1

（四）新辅助化疗后分期

见表 3-4。

表 3-4 胃癌新辅助化疗后病理分期（ypTNM）

Ⅰ 期	T_1	$N_{0 \sim 1}$	M_0
	T_2	N_0	M_0
Ⅱ 期	T_1	$N_{2 \sim 3}$	M_0
	T_2	$N_{1 \sim 2}$	M_0
	T_3	$N_{0 \sim 1}$	M_0
	T_{4a}	N_0	M_0
Ⅲ 期	T_2	N_3	M_0
	T_3	$N_{2 \sim 3}$	M_0
	T_{4a}	$N_{1 \sim 3}$	M_0
	T_{4b}	$N_{0 \sim 3}$	M_0
Ⅳ 期	任何 T	任何 N	M_1

四、总体治疗原则

胃癌的治疗强调多学科协作组（MDT）讨论的综合治疗，确定治疗方案的基础则为胃癌的病理诊断、临床分期、分子病理分型以及患者的身体状况等。目前超声内镜、CT、MRI 及腹腔镜等技术的进步使得术前临床分期有了很大的改进，对于多数病例可以准确判断胃癌是否属于局部进展期或已发生远处转移。在明确患者分期的同时，还应对患者进行系统的体格检查及病史询问，了解脏器功能及常规实验室检查结果，以此明确患者的体力状况、治疗耐受性及潜在的治疗风险。同时还应根据能否进行根治性手术切除及体力状况对患者进行分类，推荐由肿瘤内科、外科、放射治疗科、介入科、影像科、病理科、营养科、分子生物信息学团队及护理人员等进行多学科评估，共同制订治疗策略和具体实施方案与计划，并在整个治疗过程中定期进行随诊再评估，以便于及时修订下一步的治疗计划。

根据不同的分期治疗目标不同，早期胃癌不伴淋巴结转移者可根据侵犯深度考虑内镜下治疗或手术治疗,术后无须进行辅助放疗或化疗;局部进展期胃癌或伴有淋巴结转移的早期胃癌应采取以手术为主的综合治疗手段;根据肿瘤的病理特征、侵犯深度及是否伴有淋巴结转移等因素综合判断是直接进行根治性手术或先术前进行新辅助化疗,或待肿瘤降期后再行根治性手术;成功实施根治性手术的局部进展期胃癌需根据术后病理及分期决定辅助化疗方案(辅助化疗,必要时考虑辅助放化疗)。转移性胃癌应采取以化疗为主的综合治疗手段,在恰当的时机给予姑息性手术、放射治疗、介入治疗、射频治疗等局部治疗手段,同时也应积极给予止痛、心理、营养等最佳支持治疗。因临床分期与病理分期存在不一致性,而且治疗过程病情发生变化较多,因此不论其分期均应在治疗过程中重新评估患者的病情,采取个体化的更适宜的治疗方法。

第二节 胃癌围手术期化疗和合理用药

一、新辅助化疗

新辅助化疗(neoadjuvant chemotherapy)是指能够获得根治性手术的患者在术前接受的化疗。新辅助化疗可以达到降期和减少术后复发转移概率的目的。新辅助化疗的目的不同于已经存在广泛转移的晚期胃癌的姑息性化疗,针对的患者为无远处转移的局部进展期人群;其治疗是以根治肿瘤为目的,希望能够在保证安全性的前提下,通过化疗使原发病灶缩小,减少向腹腔内侵犯,与周围脏器界限清晰,减少手术难度,短期内实现肿瘤降期,此时再行手术以提高 R0 切除率;同时能够控制微小转移病灶,减少术后的复发转移,以延长患者的总生存时间和无病生存时间。新辅助化疗不仅可以提高手术根治性切除率,同时还可以获得明确的疗效判断,为术后辅助化疗方案的选择提供依据,是患者术后辅助化疗方案选择的最重要的参考因素之一。

新辅助化疗的目的是要在短期内实现肿瘤降期,因此选择化疗药物时首要原则为高效低毒的联合化疗方案,避免选择单药。目前临床推荐的方案包括顺铂联合氟尿嘧啶(PF)[6]、奥沙利铂联合卡培他滨(CapeOx)[7]、奥沙利铂联合氟尿嘧啶(FOLFOX)[8]、顺铂联合替吉奥(SP)[9]、奥沙利铂联合替吉奥(SOX)[10]。英国的 MAGIC 试验将表柔比星、顺铂和氟尿嘧啶三药方案(ECF)用于围手术期化疗取得成功,也奠定了 ECF 作为欧美国家围手术期一线化疗方案的基础[11],但由于不良反应较大,现在此方案应用已经较少。最新的 FLOT4-AIO 研究采取多西他赛联合奥沙利铂以及氟尿嘧啶/亚叶酸钙三药方案对比 ECF 用于围手术期化疗,结果 FLOT4 方案显示出明显的生存优势,特别是针对印戒细胞癌病例显示出良好的疗效,可以作为术前化疗的推荐方案[12]。

关于新辅助化疗的周期数目前尚无定论,在没有远处转移的局部进展期患者中,T_3N_1 患者一般需要 2~4 个周期的术前新辅助化疗;对于 T_3N_2 或 T_4 以上分期的患者应适当延长,需要 4 个及 4 个以上的周期。但应注意及时评估疗效,部分无效的患者应尽快转入手术程序。未来的新辅助化疗仍应根据患者的肿瘤侵犯情况、淋巴结转移情况、分子分型、标志物筛选等指标进行人群的细化筛选,并且要求手术质量高,避免新辅助化疗成为非标准手术的挽救手段。

对于接受新辅助化疗的局部进展期胃癌患者,手术仍是最关键的治疗。要求应按标准规范的手术模式进行治疗,并详细观察术后的并发症,记录手术过程和结果,以及术后规范病理报告。术后患者在度过手术应激期之后,首要面对的问题是如何选择辅助化疗方案,此时需要依据患者的身体状况、基础疾病,结合手术前的化疗疗效和不良反应、手术所见和手术结果、术后并发症和术后病理类型、新辅助化疗前(cTNM)以及术后(ypTNM)分期来选择高效低毒的化疗药物,并注意药物不良反应和长期毒性。有效者可以继续使用术前所用的新辅助化疗方案,但一定要考虑患者术后消化道重建带来的病理生理变化以及重复化疗的耐受性,必要时适当调整或联合放疗。新辅助化疗无效者应另选药物或方案,或联合放疗。

治疗药物选择:氟尿嘧啶类、铂类、紫杉烷类药物和蒽环类药物是常见的术前新辅助化疗药物。根据患者的身体状况,FLOT、SOX、CapeOx、ECF、DCF以及氟尿嘧啶类联合铂类或紫杉烷类的两药联合化疗方案均可使用。

二、辅助化疗

辅助化疗是在根治性手术后采用的化疗,是肿瘤根治性治疗的重要组成部分。其目的是针对可能存在的微小转移灶,尽可能地降低或延缓复发转移的风险。一项纳入12个随机临床研究的关于胃癌D1以上根治术后辅助化疗的荟萃分析结果显示,术后辅助化疗较单独手术可降低22%的死亡风险。该分析中包括4项日本研究、8项欧洲研究,纳入标准严格,除外仅含T_1期患者和进行D0手术的研究,与目前的临床实践相符,结果较为可信[13]。随后的两项大样本Ⅲ期临床研究的结果为胃癌根治术后辅助化疗的价值提供了有力的依据。

ACTS-GC 研究[14]及 CLASSIC 研究[15]两项大样本Ⅲ期对照临床研究显示,即使施行 D2 淋巴结清扫术,对于 AJCC 6.0 TNM 分期系统下的Ⅱ、ⅢA 和ⅢB 期胃癌术后患者,接受替吉奥(S-1)单药或者 CapeOx 的辅助化疗仍然可以显著改善远期生存,使之成为标准的术后辅助化疗方案。2018 年 ASCO 公布的 JACCOR GC-07 研究[16]显示,术后 6 个周期的多西他赛联合替吉奥后继续口服替吉奥(DS-1 序贯 S-1)较替吉奥单药进一步改善Ⅲ期进展期胃癌的总生存率。如患者术前未能进行新辅助化疗,术后病理分期为Ⅱ或Ⅲ期胃癌,原则上均应给予术后辅助化疗。根据这两项研究的结果,对于胃癌根治术后(D2 淋巴结清扫术)的患者,Ⅱ期患者可采用替吉奥单药辅助化疗 1 年或者 CapeOx 方案术后辅助化疗 8 个周期(6 个月),2 种治疗方案都可以接受;但对于ⅢB 期患者,推荐 CapeOx 或 DS-1 序贯替吉奥方案。胃癌根治术后特别是采取全胃切除的患者,其基础疾病、术后恢复营养状况及体力状况等均存在较大的差别,需结合具体情况选择术后辅助化疗方案。2019 年美国临床肿瘤学会(ASCO)公布的 ARTIST2 研究显示,在接受根治性 D2 切除术的Ⅱ/Ⅲ期、淋巴结阳性的胃癌患者中,对比替吉奥单药辅助化疗,辅助 SOX 或 SOX 联合放疗均可以有效延长 DFS,SOX 和 SOX 联合放疗的 DFS 无显著性差异[17]。

在现有的循证医学依据下,目前基本公认对于早期胃癌患者,即便不接受辅助化疗,术后的 5 年生存率也达 90%~95%,因此不推荐术后进行辅助化疗;而对于 $T_2N_0M_0$ 患者,传统意义上的高危因素如低分化、淋巴管、血管、神经受侵,年龄 <50 岁者从术后辅助放

化疗也可能获得生存时间延长,但尚缺乏证据支持。INT0116研究纳入部分 $pT_2N_0M_0$ 患者,也从辅助放化疗中获益,但由于INT0116中胃癌根治术式为D0+D1者高达90%,而D2根治术仅占10%。日本的JCOG 9206-1研究及韩国Kim的研究显示辅助化疗不能给D2根治术后的 $T_2N_0M_0$ 患者带来生存益处[43]。因此,对于 $T_2N_0M_0$ 患者,如不具有上述高危因素或手术规范(D2术式),一般不推荐术后辅助化疗。

对于根治手术切除有困难或不可能,且无远处转移的局部晚期胃癌患者,应尽量争取联合化疗或放化疗,创造再次手术根治的可能性,这样的治疗称为转化治疗,目的是降期,使肿瘤范围缩小而获得根治性切除的机会。

治疗药物选择:对于术前曾经接受新辅助化疗的患者,在根治手术后如原方案治疗有效,仍可采用原方案进行辅助化疗,但要根据患者术后消化道重建等原因带来患者身体状况的改变来调整治疗方案和剂量。对于术前未行新辅助化疗的术后辅助化疗可考虑替吉奥单药或者CapeOx、SOX、DS-1序贯替吉奥两药联合的辅助化疗。

对于腹膜转移风险高或CY+的患者,术后或术中腹腔化疗或热灌注化疗也有诸多临床研究,初步结果显示出很好的临床应用前景。顺铂、紫杉烷类药物是常选择的腹腔化疗药物,但用药时机、剂量以及与全身性化疗如何联合、对生存状态的影响等问题尚未解决,仍需要继续探索。

三、转化治疗

2016年日本的Yoshida教授在 *Gastric Cancer* 杂志

上发表Ⅳ期胃癌的分型[18]。对于有单一不可治愈因素的病例可以采取转化治疗策略,使部分病例达到降期而获得 R0 切除的机会,采取 R0 切除的病例中有一部分患者有望获得长期生存机会。AIO-FLOT3 研究[19]结果显示,对于伴有有限 M_1 的病例,采取 FLOT 方案 4 个以上疗程,可以获得 60% 的 R0 切除率。与单纯静脉 FLOT 方案化疗的病例比较,前者的中位生存期明显延长(31.3 个月 *vs.* 15.9 个月)。日本的凤凰(Phoenix)研究[20]虽然是阴性结果,但是根据患者腹水程度的亚组分析显示,对于中等以上的癌性腹水病例,采取紫杉醇双路径(腹腔 / 静脉)化疗可以显著提高患者的 3 年总生存率。国内朱正纲教授的团队近年来的工作[21]通过腹腔预置的化疗港腹腔注射紫杉醇,配合全身用药,可以使部分伴有腹膜转移的病例达到降期,获得 R0 手术机会,从而获得长期生存。需要注意的是,计划采取转化治疗的病例需要通过 MDT 讨论后筛选出适合的病例。在转化治疗后再经 MDT 评估,对于降期并达到根治要求的病例可以接受 R0 手术,术后原则上应该按照原方案继续化疗,周期数视具体情况而定。对于初治伴有腹膜转移的病例,原则上术后应该持续腹腔内化疗,直至疾病进展。

第三节　胃癌姑息性化疗和合理用药

一、概况和基本治疗原则

(一)姑息性化疗概况

我国大约 40% 的胃癌患者就诊时已到晚期。即使根治术后的患者仍有 40%~60% 出现复发转移,加上现有的治疗手段患者获益有限,导致晚期胃癌患者的预后很差,仅给予对症支持治疗的患者其生存时间为3~6个月,接受化疗治疗的患者其中位生存期也多不超过12个月。

与有望通过以手术为主的综合治疗模式实现治愈的局部进展期胃癌不同,不能手术、非根治术或根治术后复发转移无法再切除的晚期胃癌患者由于不可能治愈肿瘤,其治疗目的已转变为缓解症状、提高生活质量并延长生存时间。如无化疗禁忌,都应采取以药物治疗为主的综合治疗措施以实现上述治疗目标。随着分子生物学的飞跃进展,分子靶向药物也已进入临床使用,如曲妥珠单抗,联合化疗进一步改善晚期胃癌HER2阳性患者的生存状况[22]。对于不能接受姑息性化疗的患者应提供最佳支持治疗,以缓解症状,提高患者的生活质量。

多学科综合治疗仍是晚期胃癌的主要治疗模式,在药物治疗实现疾病控制后,应适时考虑放射治疗、介入治疗、射频治疗,甚至是姑息性手术等局部治疗手段的介入,以实现症状缓解、疾病控制、生存时间延长和生活质量改善。上述各种治疗手段在临床实践中普遍使用,遗憾的是缺乏严谨设计的临床研究对其进行总结和分析,近期两项针对转移性胃癌手术治疗联合药物治疗的临床研究都未获得成功,所以如无出血、梗阻、穿孔等并发症,一般不主张手术切除胃癌病灶。但很多问题仍需继续临床探索,这需要各个临床治疗科室通力合作,共同提高晚期胃癌临床研究的水平,推动临床实践的发展。

（二）治疗前评估及用药原则

对于 KPS 评分≥60 分或 ECOG 评分≤2 分的患者

给予以全身性化疗为主的综合治疗,胃癌患者的体质个体差异较大,应根据患者的身体状况和经济条件选择化疗的单药方案、两药方案或三药方案,再根据患者的肿瘤组织分子检测状况选择是否加用分子靶向治疗药物。对于身体条件较差而无法化疗的患者,应给予最佳支持治疗。

(三)治疗目标和策略

晚期胃癌患者的治疗目标主要是延长生存时间,提高生活质量。由于目前化疗方案疗效有限,并且其毒副作用较大,一般胃癌患者的体质较差,因此治疗的每个时期均应充分评估患者的得失,结合患者的意愿制订个体化的治疗方案。

二、治疗药物选择

从晚期胃癌全身性化疗研究观察,无论在国内还是国际上,含有第三代铂类、口服氟尿嘧啶衍生制剂、紫杉烷类等新药的方案已成为晚期胃癌一线化疗的主流。胃癌的治疗药物主要有以下几类,见表 3-5。

表 3-5 用于胃癌治疗的常用药物

分类	药物
氟尿嘧啶类	氟尿嘧啶(5-FU)
	卡培他滨(capecitabine,CAPE)
	替吉奥(S-1,TS-1)
紫杉烷类	紫杉醇(paclitaxel,TAX,PCT)
	多西他赛(docetaxel,TXT,DCT)
铂类	顺铂(cisplatin)
	奥沙利铂(oxaliplatin,LOHP,OXA)
	卡铂(carboplatin)

分类	药物
拓扑异构酶Ⅰ抑制剂	伊立替康(irinotecan,IRI,CPT-11)
蒽环类	表柔比星
靶向药物	曲妥珠单抗
	阿帕替尼

上述几类新药均各具特点,具体用法用量见表3-6。如卡培他滨在肿瘤细胞内选择性地杀伤癌细胞,是高效、安全、方便的口服抗癌药。卡培他滨与铂类、紫杉烷类联合治疗胃癌,因铂类、紫杉烷可以特异性地上调胸苷磷酸化酶(thymidine phosphorylase,TP)而与卡培他滨发生协同作用,提高抗肿瘤活性。而替吉奥(S-1)是替加氟(FT-207)的新一代口服复方制剂,与氟尿嘧啶代谢的限速酶二氢嘧啶脱氢酶(dehydropyrimidine dehydrogenase,DPD)抑制剂吉美嘧啶、黏膜保护剂奥替拉西钾共同组成复方制剂,降低氟尿嘧啶的剂量强度,增加细胞毒性作用,部分地减少不良反应。氟尿嘧啶类药物联合铂类药物成为晚期胃癌的一线选择,含紫杉烷类的单药、两药或三药联合方案也已成为治疗胃癌的基本方案,但适应的人群并不相同。单药紫杉烷类药物是二线治疗的常用方案;两药联合可用于一或二线治疗;三药联合方案仅适用于身体状况良好、肿瘤负荷量较大、需要短期内降期或降低肿瘤负荷的患者,但不良反应较大,应注意及时处理和预防不良反应,特别是骨髓抑制和黏膜炎。拓扑异构酶Ⅰ抑制剂伊立替康也是胃癌二线治疗的可选药物。国内临床研究显示阿帕替尼作为三线治疗可以改善患者的生活质量,成为可选药物,但应注意预防高血压等不良反应,避免用

于活动性出血、肠梗阻患者。对于身体状况差、年龄大的患者,或者因合并其他疾病无法耐受联合化疗的患者可以选择单药化疗,但铂类药物一般不作为单药选择。对每位晚期胃癌患者都应该首先筛选 HER2 状态,如果 HER2^{+++} 或 HER2^{++} 且基因扩增,应首先选择曲妥珠单抗联合化疗,联合化疗方案推荐选择氟尿嘧啶或卡培他滨联合顺铂或奥沙利铂,对于不能耐受联合化疗的老年胃癌 HER2 阳性患者可以使用单药氟尿嘧啶类药物联合曲妥珠单抗。

表 3-6　胃癌的常用化疗方案

三药方案	
FLOT 方案	多西他赛 50mg/m² i.v. d1;奥沙利铂 85mg/m² i.v. d1;四氢叶酸 200mg/m² i.v. d1;氟尿嘧啶 2 600mg/m² civ 24 小时 d1~2。q2w(FLOT4 研究[12])
DCF 方案	多西他赛 75mg/m² i.v. d1;顺铂 75mg/m² i.v. d1;氟尿嘧啶 750mg/m² civ 24 小时 d1~5。q3w(V325 研究[11])
mDCF 方案	多西他赛 40~60mg/m² i.v. d1;顺铂 40~60mg/m² i.v. d3;四氢叶酸 400mg/m² i.v. d1;氟尿嘧啶 400mg/m² i.v. d1 或 1 000mg/m² civ 24 小时 d1~2。q2w(改良方案)
ECF 方案	表柔比星 50mg/m² i.v. d1;顺铂 60mg/m² i.v. d1;氟尿嘧啶 200mg/m² i.v. d1~21。q3w
EOX 方案	表柔比星 50mg/m² i.v. d1;奥沙利铂 130mg/m² i.v. d1;卡培他滨 625mg/m² p.o.bid d1~21。q3w
两药方案	
PF 方案	顺铂 100mg/m² i.v. d1;氟尿嘧啶 800mg/m² i.v. d1~5。q3w

续表

FOLFOX 方案	奥沙利铂 130mg/m² i.v. d1;四氢叶酸 400mg/m² i.v. d1;氟尿嘧啶 400mg/m² i.v. d1,续氟尿嘧啶 2 500mg/m² civ 22 小时。q2w
PHOENIX 方案	紫杉醇 50mg/m² i.v. d1、8 或 20mg/m² i.p.d1、8;替吉奥 80mg/m² p.o.d1~14。q3w(Phoenix 研究[20])
CF 方案	顺铂 75~100mg/m² i.v. d1;氟尿嘧啶 750~1 000mg/m² civ 24 小时 d1-4/d1-5。q4w 顺铂 50mg/m² i.v. d1;四氢叶酸 200mg/m² i.v. d1;氟尿嘧啶 2 000mg/m² civ 24 小时。q2w
XP 方案	顺铂 80mg/m² i.v. d1;卡培他滨 1 000mg/m² p.o.bid d1~14。q3w
XELOX 方案	奥沙利铂 130mg/m² i.v. d1;卡培他滨 1 000mg/m² p.o.bid d1~14。q3w
mFOLFOX6 方案	奥沙利铂 85mg/m² i.v. d1;四氢叶酸 400mg/m² i.v. d1;氟尿嘧啶 400mg/m² i.v. d1 或 1 200mg/m² civ 24 小时 d1~2。q2w
SP 方案(SPIRITS 研究[9])	顺铂 60mg/m² i.v. d8;替吉奥 p.o. 体表面积 <1.25m² 者 40mg bid d1~21,体表面积为 1.25~1.5m² 者 50mg bid d1~21,体表面积 >1.5m² 者 60mg bid d1~21。q5w
SOX 方案	奥沙利铂 100mg/m² d1;替吉奥 40mg/m² p.o.d1~14。q3w(G-SOX 研究[10]) 奥沙利铂 100mg/m² d1;替吉奥按上述体表面积法 p.o.d1~14。q3w
FOLFIRI 方案	伊立替康 180mg/m² i.v. d1;四氢叶酸 400mg/m² i.v. d1;氟尿嘧啶 400mg/m² i.v. d1 或 2 400mg/m² civ 46 小时。q2w
DS 方案	多西他赛 40mg/m² i.v. d1;替吉奥按上述体表面积法 d1~14。q3w

续表

曲妥珠单抗联合化疗	6mg/kg 起始剂量第 1 个周期的第 1 天,之后 4mg/kg i.v. 每 14 天 1 次
	8mg/kg 起始剂量第 1 个周期的第 1 天,之后 6mg/kg i.v. 每 21 天 1 次
单药方案	
紫杉醇	80mg/m^2 d1、8、15 q4w i.v.(WJOG 4007[41])
	135~250mg/m^2 d1 q3w i.v.(NCCN 指南)
伊立替康	150mg/m^2 d1、15 q4w i.v.(WJOG 4007[41])
	150mg/m^2 d1 q2w i.v.(韩国研究)
	125mg/m^2 d1、8 q3w i.v.(NCCN 指南)
多西他赛	75mg/m^2 d1 q3w i.v.(英国 COUGAR-02[42])
	60mg/m^2 d1 q3w i.v.(韩国研究)
	75~100mg/m^2 d1 q3w i.v.(NCCN 指南)

(一)一线治疗

1. 两药方案 一般首选氟尿嘧啶类和铂类联合的两药方案 CF(氟尿嘧啶 + 顺铂)。

该方案的顺铂可以用奥沙利铂代替,即 mFOLFOX6 方案;氟尿嘧啶可以分别由替吉奥或卡培他滨代替分别形成 SP 方案或 XP 方案[23];SOX 方案及 XELOX 方案也是很好的选择。

对于 HER2 阳性患者可以在上述方案的基础上加用曲妥珠单抗治疗。

紫杉醇或多西他赛与氟尿嘧啶类组成的两药方案也可以使用,但目前这类方案联合曲妥珠单抗的循证医学证据不足。

2. 三药方案 毒性较大,一般应用于身体情况较好、急于减瘤的患者。常用方案有:

(1)FLOT 方案:多西他赛联合奥沙利铂以及氟尿

嘧啶/亚叶酸钙的三药方案的毒副作用偏大,适合于身体情况较好的患者。

(2) ECF 方案:现在多用 EOX 方案代替。REAL2 试验证实 EOX 方案的毒副作用有所下降,但疗效相同。

(3) DCF 方案:原方案的毒性较大,多用改良的 mDCF 方案或 DOX 方案。

3. 单药方案　如患者不能耐受强烈的初始治疗,可考虑使用单药氟尿嘧啶/亚叶酸钙输注或口服卡培他滨或替吉奥单药治疗。

(二)二线治疗

对于一线化疗选用过铂类的患者,二线推荐单药紫杉醇/多西他赛或伊立替康[24]。HER2 阳性的胃癌、以往未接受过抗 HER2 治疗者可在化疗上加用曲妥珠单抗。

二线治疗通常以单药为主,选择一线未用过的化疗药物。

国外 RAINBOW 研究证实二线用紫杉醇联合雷莫芦单抗(ramucirumab)优于单药紫杉醇,但该方案在亚洲人群中的循证医学证据尚不足[25]。

对于一线化疗选用紫杉烷类药物的患者,二线可以考虑选用含铂方案。

(三)三线治疗

根据患者的体力状况及以往用药情况个体化决定,可选以往有效的药物或未用过的的药物。目前国内批准阿帕替尼单药为胃癌的三线治疗药物。晚期胃癌标准化疗失败后使用小分子抗血管生成靶向药物,有出血倾向者慎用。2019 年《中国临床肿瘤学会(CSCO)胃癌诊疗指南》更新,三线治疗中将 PD-1/PD-L1 单抗治疗由Ⅲ级推荐提升为Ⅱ级,肯定了 PD-1/PD-L1 单抗在治疗晚期胃／胃食管结合部腺癌中的地位。具体研究见本章第四节第二部分。

（四）最佳支持治疗

多数晚期胃癌患者的营养状况差。最佳支持治疗是为了满足患者的日常营养需求，增强自身的抗病能力，减轻晚期胃癌患者的痛苦，缓解其主要症状，提高患者的生活质量。支持治疗其实贯穿于肿瘤患者的整个治疗过程中，对于不能接受化疗的晚期患者显得尤为重要。

晚期胃癌目前的治疗效果不尽如人意，建议患者在治疗的各个时期如果有机会应积极参加正规的临床试验，有可能获得意想不到的收获。

三、评估与调整

1. 初次治疗前应充分评估患者的体能状况，KPS评分或 ECOG 评分、各器官功能状况。状况良好的患者给予足剂量化疗方案；状况较差的患者给予个体化治疗，适当减量或改为单药治疗。

2. 化疗期间充分评估不良反应，建议参考 CTCAE 4.0 版确定不良反应分级，出现不良反应应积极处理，并且对于 3 级以上的不良反应，下个周期化疗应减低化疗药物剂量的 20% 或 20% 以上，若二次减量后再次出现不可耐受的毒性则应考虑停药。

3. 疗效评估推荐按照 RECIST 1.1 版标准进行，一般患者进行 2~3 个周期的化疗后复查 CT 或 MRI 评估疗效。如果患者的疗效判定为病情进展（PD），原则上需要更换化疗方案或在没有标准治疗的情况下予以最佳支持治疗。换药原则参考上文所述。需注意患者前期治疗疗效佳，治疗间歇期发现病情进展者，若前一次化疗后疗效维持时间超过 3 个月,可以考虑恢复原方案化疗。

第四节　晚期胃癌靶向药物治疗和免疫治疗

一、晚期胃癌靶向治疗

晚期胃癌靶向治疗药物包括曲妥珠单抗、阿帕替尼。针对血管内皮细胞生长因子受体 2(VEGFR2)的雷莫芦单抗因未在国内上市,故不在本节的讨论范围内。

(一)曲妥珠单抗

曲妥珠单抗是针对人表皮生长因子受体 2(HER2)的人源化单克隆抗体,可以与 HER2 胞外区结合抑制下游信号转导。曲妥珠单抗的抗肿瘤作用机制主要为抑制 HER2 与其他 HER 家族受体形成异源二聚体;抗体依赖细胞介导的细胞毒作用(ADCC);抑制信号转导和细胞周期阻滞;抑制肿瘤血管生成以及抑制 DNA 损伤修复等[22]。在 ToGA 研究和 CGOG1001 研究中,曲妥珠单抗对 HER2 阳性晚期胃癌患者有显著延长无进展生存时间(PFS)和总生存时间(OS)的作用[26-27]。

能够从曲妥珠单抗治疗中获益的患者仅限于肿瘤组织 HER2+++(3+)或 ++(2+)且 FISH 阳性的患者,因此晚期胃癌患者必须行 HER2 检测且 HER2 阳性方可使用曲妥珠单抗。目前建议氟尿嘧啶类联合铂类方案与曲妥珠单抗联合用于一线治疗 HER2 阳性的晚期胃癌患者。紫杉烷类药物联合曲妥珠单抗目前有小型临床研究,但缺乏大型临床研究数据。在一线进展后是否跨线使用曲妥珠单抗或者二线使用曲妥珠单抗也有初步的临床数据,但仍缺乏大型临床研究证实[28]。

曲妥珠单抗常规采用每3周1次的给药方案,初始负荷剂量为8mg/kg,之后6mg/kg每3周给药1次。首次输注时间为90分钟,耐受良好者后续输注时间可为30分钟。维持治疗直至疾病进展。曲妥珠单抗不能使用5%葡萄糖溶液稀释,因其可使蛋白聚集,而且不可与其他药物混合或稀释。

曲妥珠单抗的不良反应主要包括心肌毒性、输液反应、血液学毒性和肺毒性等。在首次输注时需严密监测输液反应,在治疗前及治疗期间密切监测左室射血分数(LVEF)。曲妥珠单抗不推荐与蒽环类药物联用。

以HER2为靶点的其他药物,如抗HER2单克隆抗体帕妥珠单抗、小分子酪氨酸激酶抑制剂拉帕替尼、药物偶联抗HER2单克隆抗体TDM-1等,目前其临床研究均未获得阳性结果,均不推荐临床应用[29-30]。

(二)阿帕替尼

阿帕替尼为一种针对VEGFR2的小分子酪氨酸激酶抑制剂,可抑制肿瘤血管生成。适用于既往至少接受过2种系统化疗后进展或复发的晚期胃腺癌或胃食管结合部腺癌患者[31-32]。

阿帕替尼的推荐剂量为850mg,每日1次。根据患者的临床表现和用药后反应情况,可适当降低剂量,尤其是对于体力状态ECOG评分≥2分、多线化疗后骨髓储备功能差、年老体弱或瘦小的女性患者,为了确保患者的安全性,并提高依从性,可以适当降低起始剂量,从500mg/d开始,1~2周后再酌情调整剂量。阿帕替尼的最佳剂量仍在探索中。

阿帕替尼的不良反应主要包括血压升高、蛋白尿、手足综合征、出血、心脏毒性和肝脏毒性等。治疗前评估出血风险,治疗过程中需严密监测血压、尿常规、血常规、肝脏功能等。使用过程中出现 3~4 级不良反应时,建议暂停用药,并对症处理,待症状缓解,恢复到 1 级以内再降低剂量使用。阿帕替尼的临床研究中观察到少数患者 Q-T 间期延长,因此服药期间应慎用延长 Q-T 间期的药物,并在用药期间严密监测心电图。阿帕替尼对 CYP3A4 和 CYP2C9 有较强的抑制作用,故治疗期间应慎与主要经 CYP3A4 代谢的药物同时应用,如钙通道阻滞剂尼索地平和乐卡地平等。

二、晚期胃癌免疫治疗

免疫检查点抑制剂在许多恶性肿瘤的治疗中可明显改善生存时间,已取得一些疗效。在针对胃癌患者的 ATTRACTION-02 研究中[33],对二线及二线以上治疗后的亚裔晚期胃/胃食管结合部腺癌患者给予纳武单抗(nivolumab)治疗,每次 3mg/kg,每 2 周 1 次,较安慰剂明显延长总生存时间(5.3 个月 *vs.* 4.1 个月,HR 0.62,*P*<0.000 1)。基于 ATTARCTION-02 研究结果[33],2017 年日本批准纳武单抗用于化疗后进展的不可切除晚期或复发性胃癌患者,2020 年 3 月我国也批准了纳武单抗用于胃癌三线治疗。在 KEYNOTE-059 队列 1 研究中[34],帕博利珠单抗(pembrolizumab)单药用于治疗接受过二线及二线以上药物的晚期胃/胃食管交界部癌患者,每次 200mg,每 3 周 1 次,有效率为 11.6%,其中细胞程序性死亡配体 1(PD-L1)阳性患者为 15.5%,而 PD-L1 阴性患者为 6.4%。基于此项研究,2017 年美国 FDA 加速批准帕博利珠单抗治疗 PD-L1 表达阳性的复发性局部晚期或转移性胃癌或胃食管交界部腺癌患者,PD-L1 的表达由 FDA 批准的检测方法

予以确定。

　　PD-L1 作为标志物对 PD-1/PD-L1 单抗治疗虽然具有一定的临床意义,但也有一定的局限性,其他相关疗效预测指标的研究也获得不少进展。Le 等[35]报告帕博利珠派姆单抗治疗 86 例 MSI-H 肿瘤患者,76% 为胃肠肿瘤,总体客观有效率为 53%。FDA 已批准帕博利珠单抗用于 MSI-H 或 dMMR 的实体瘤患者的治疗。Kim 等[36]对 61 例转移性胃癌患者给予帕博利珠单抗治疗,除 MSI-H 肿瘤患者的有效率高(6/7)以外,首次报告 EB 病毒阳性的肿瘤患者也有很好的疗效(6/6);进一步分析肿瘤突变负荷(TMB)高主要与 MSI-H 有关,除外 MSI-H 和 EB 病毒阳性肿瘤病例,TMB 预测疗效的能力有限。

　　在 KEYNOTE-061 和 JAVELIN 300 这两项研究中[37-38],治疗后的二或三线晚期胃癌患者分别给予帕博利珠单抗和作用于 PD-L1 的阿维单抗(avelumab),与化疗药物对照均未有生存获益;但在 KEYNOTE-061 研究中,PD-L1 表达更高的患者(CPS≥10 分)帕博利珠单抗有明显获益,而阿维单抗治疗后疾病控制患者也有更长的中位生存期(mOS),并且 3 级以上的不良反应较化疗更低。虽然晚期胃癌一线免疫联合化疗的初步结果令人鼓舞[39],但是Ⅲ期临床研究结果为阴性[40]。目前国内外的大部分相关免疫药物在我国均未获批胃癌的适应证(除纳武单抗用于胃癌三线治疗),建议患者积极参加临床研究。

参考文献

[1] BRAY F,FERLAY G,SOERJOMATARAM I,et al. ,Global

cancer statistics 2018:GLOBOCAN estimates of incidence and mortality worldwide for 36 cancers in 185 countries[J]. CA Cancer J Clin,2018,68(6):394-424.

[2] SIEGEL R L,MILLER K D,JEMAL A. Cancer statistics,2019 [J]. CA Cancer J Clin,2019,69(1):7-34.

[3] 胃癌 HER2 检测指南(2016)专家组. 胃癌 HER2 检测指南 (2016 版)[J]. 中华病理学杂志,2016,45(8):528-532.

[4] AMIN M B,EDGE S B,GREENE F L. AJCC Cancer Staging Manual[M]. 8th ed. New York:Springer,2017.

[5] BRIERLEY J D,GOSPODAROWICZ M K,WITTEKIND C. UICC-TNM Classification of Malignant Tumours[M]. New Jersey:John Wiley & Sons,Ltd,2017.

[6] YCHOU M,BOIGE V,PIGNON J-P,et al. Perioperative chemotherapy compared with surgery alone for resectable gastroesophageal adenocarcinoma:an FNCLCC and FFCD multicenter phase Ⅲ trial[J]. J Clin Oncol,2011,29(13): 1715-1721.

[7] SUMPTER K,HARPER-WYNNE C,CUNNINGHAM D, et al. Report of two protocol planned interim analyses in a randomised multicentre phase Ⅲ study comparing capecitabine with fluorouracil and oxaliplatin with cisplatin in patients with advanced oesophagogastric cancer receiving ECF[J]. Br J Cancer,2005,92(11):1976-1983.

[8] LI Z Y,KOH C E,BU Z D,et al. Neoadjuvant chemotherapy with FOLFOX:improved outcomes in Chinese patients with locally advanced gastric cancer[J]. J Surg Oncol,2012,105 (8):793-799.

[9] KOCHI M,FUJII M,KANAMORI N,et al. Phase Ⅱ Study of neoadjuvant chemotherapy with S-1 and CDDP in patients with lymph node metastatic stage Ⅱ or Ⅲ gastric cancer[J]. Am J Clin Oncol,2017,40(1):17-21.

[10] LI T,CHEN L. Efficacy and safety of SOX regimen as neoadjuvant chemotherapy for advanced gastric cancer[J].

Zhonghua Wei Chang Wai Ke Za Zhi,2011,14(2):104-106.

[11] CUNNINGHAM D,ALLUM W H,STENNING S P,et al. Perioperative chemotherapy versus surgery alone for resectable gastroesophageal cancer[J]. N Engl J Med,2006,355(1):11-20.

[12] AL-BATRAN S-E,HOMANN N,PAULIGK C,et al. Perioperative chemotherapy with fluorouracil plus leucovorin,oxaliplatin, and docetaxel versus fluorouracil or capecitabine plus cisplatin and epirubicin for locally advanced,resectable gastric or gastro-oesophageal junction adenocarcinoma(FLOT4):a randomised,phase 2/3 trial[J]. Lancet,2019,393(10184):1948-1957.

[13] SUN P,XIANG J B,CHEN Z Y. Meta-analysis of adjuvant chemotherapy after radical surgery for advanced gastric cancer [J]. Br J Surg,2009,96(1):26-33.

[14] SAKURAMOTO S,SASAKO M,YAMAGUCHI T,et al. Adjuvant chemotherapy for gastric cancer with S-1,an oral fluoropyrimidine[J]. N Engl J Med,2007,357(18):1810-1820.

[15] NOH S H,PARK S R,YANG H K,et al. Adjuvant capecitabine plus oxaliplatin for gastric cancer after D2 gastrectomy (CLASSIC):5-year follow-up of an open-label,randomised phase 3 trial[J]. Lancet Oncol,2014,15(12):1389-1396.

[16] Kodera Y,Yoshida K,Kochi M,et al. A randomized phase Ⅲ study comparing S-1 plus docetaxel with S-1 alone as a postoperative adjuvant chemotherapy for curatively resected Stage Ⅲ gastric cancer[J]. Journal of Clinical Oncology, 2018,36(15_suppl):4007.

[17] PARK S H,et al. ARTIST 2:interim results of a phase Ⅲ trial invo lving adjuvant chemotherapy and/or chemoradiotherapy after D2-gastrectomy in stage Ⅱ/Ⅲ gastric cancer(GC)[J]. J Clin Oncol,2019,37(15_suppl):4001.

[18] YOSHIDA K,YAMAGUCHI K,OKUMURA N,et al. Is

conversion therapy possible in stage Ⅳ gastric cancer:the proposal of new biological categories of classification[J]. Gastric Cancer,2016,19(2):329-338.

[19] AL-BATRAN S-E,HOMANN N,PAULIGK C,et al. Effect of neoadjuvant chemotherapy followed by surgical resection on survival in patients with limited metastatic gastric or gastroesophageal junction cancer:the AIO-FLOT3 trial[J]. JAMA Oncol,2017,3(9):1237-1244.

[20] ISHIGAMI H,FUJIWARA Y,FUKUSHIMA R,et al. Phase Ⅲ trial comparing intraperitoneal and intravenous paclitaxel plus S-1 versus cisplatin plus S-1 in patients with gastric cancer with peritoneal metastasis:PHOENIX-GC trial[J]. J Clin Oncol,2018,36(19):1922-1929.

[21] 严超,燕敏,朱正刚. 胃癌腹膜转移转化治疗策略:新辅助腹腔内联合全身化疗[J]. 外科理论与实践,2017,22(1):28-31.

[22] BANG Y J,VAN CUTSEM E,FEYEREISLOVA A,et al. Trastuzumab in combination with chemotherapy versus chemotherapy alone for treatment of HER2-positive advanced gastric or gastro-oesophageal junction cancer(ToGA):a phase 3,open-label,randomised controlled trial[J]. Lancet,2010,376(9742):687-697.

[23] LU Z H,ZHANG X T,LIU W,et al. A multicenter,randomized trial comparing efficacy and safety of paclitaxel/capecitabine and cisplatin/capecitabine in advanced gastric cancer [J]. Gastric Cancer:Official Journal of the International Gastric Cancer Association and the Japanese Gastric Cancer Association,2018,21(5):782-791.

[24] BOLKE E,PEIPER M,BUDACH W. Capecitabine and oxaliplatin for advanced esophagogastric cancer[J]. N Engl J Med,2008,358(18):1965.

[25] WILKE H,MURO K,CUTSEM E,et al. Ramucirumab plus paclitaxel versus placebo plus paclitaxel in patients with

previously treated advanced gastric or gastro-oesophageal junction adenocarcinoma(RAINBOW):a double-blind, randomised phase 3 trial[J]. Lancet Oncol,2014,15(11): 1224-1235.

[26] PAZO CID R A,ANTON A. Advanced HER2-positive gastric cancer:current and future targeted therapies[J]. Crit Rev Oncol Hematol,2013,85(3):350-362.

[27] GONG J F,LIU T S,FAN Q X,et al. Optimal regimen of trastuzumab in combination with oxaliplatin/capecitabine in first-line treatment of HER2-positive advanced gastric cancer (CGOG1001):a multicenter,phase Ⅱ trial[J]. BMC Cancer, 2016,16:68.

[28] LI Q,JIANG H,LI H,et al. Efficacy of trastuzumab beyond progression in HER2 positive advanced gastric cancer: a multicenter prospective observational cohort study[J]. Oncotarget,2016,7(31):50656-50665.

[29] AFSHARI F,SOLEYMAN-JAHI S,KESHAVARZ-FATHI M, et al. The promising role of monoclonal antibodies for gastric cancer treatment[J]. Immunotherapy,2019,11(4):347-364.

[30] HARADA K,LOPEZ A,SHANBHAG N,et al. Recent advances in the management of gastric adenocarcinoma patients[J]. F1000Res,2018,30(7):1365.

[31] LI J,QIN S,XU J,et al. Apatinib for chemotherapy-refractory advanced metastatic gastric cancer:results from a randomized, placebo-controlled,parallel-arm,phase Ⅱ trial[J]. J Clin Oncol,2013,31(26):3219-3125.

[32] LI J,QIN S,XU J,et al,Randomized,double-blind, placebo-controlled phase Ⅲ trial of apatinib in patients with chemotherapy-refractory advanced or metastatic adenocarcinoma of the stomach or gastroesophageal junction [J]. J Clin Oncol,2016,34(13):1448-1454.

[33] KANG Y K,BOKU N,SATOH T,et al. Nivolumab in patients with advanced gastric or gastro-oesophageal junction

cancer refractory to, or intolerant of, at least two previous chemotherapy regimens (ONO-4538-12, ATTRACTION-2): a randomised, double-blind, placebo-controlled, phase 3 trial [J]. Lancet, 2017, 390 (10111): 2461-2471.

[34] FUCHS C S, DOI T, JANG R W, et al. Safety and efficacy of pembrolizumab monotherapy in patients with previously treated advanced gastric and gastroesophageal junction cancer: phase 2 clinical KEYNOTE-059 trial[J]. JAMA Oncol, 2018, 4 (5): e180013.

[35] LE D T, DURHAM J N, SMITH K N, et al. Mismatch repair deficiency predicts response of solid tumors to PD-1 blockade [J]. Science, 2017, 357 (6349): 409-413.

[36] KIM S T, CRISTESCU R, BASS A J, et al. Comprehensive molecular characterization of clinical responses to PD-1 inhibition in metastatic gastric cancer[J]. Nat Med, 2018, 24 (9): 1449-1458.

[37] SHITARA K, ÖZGüROĞLU M, BANG Y-J, et al. Pembrolizumab versus paclitaxel for previously treated, advanced gastric or gastro-oesophageal junction cancer (KEYNOTE-061): a randomised, open-label, controlled, phase 3 trial[J]. Lancet, 2018, 392 (10142): 123-133.

[38] BANG YJ, RUIZ EY, VAN CUTSEM E, et al. Phase Ⅲ, randomised trial of avelumab versus physician's choice of chemotherapy as third-line treatment of patients with advanced gastric or gastro-oesophageal junction cancer: primary analysis of JAVELIN gastric 300 [J]. Ann Oncol, 2018, 29 (10): 2052-2060.

[39] BANG YJ, KANG YK, CATENACCI DV, et al. Pembrolizumab alone or in combination with chemotherapy as first-line therapy for patients with advanced gastric or gastroesophageal junction adenocarcinoma: results from the phase Ⅱ nonrandomized KEYNOTE-059 study[J]. Gastric Cancer, 2019, 22 (4): 828-837.

[40] TABERNERO J,VAN CUTSEM E,BANG YJ,et al. Pembrolizumab with or without chemotherapy versus chemotherapy for advanced gastric or gastroesophageal junction(G/GEJ)adenocarcinoma:The phase Ⅲ KEYNOTE-062 study[J]. J Clin Oncol,2019,37(18_suppl):4007.

[41] HIRONAKA S,UEDA S,YASUI H,et al. Randomized,open-label,phase Ⅲ study comparing irinotecan with paclitaxel in patients with advanced gastric cancer without severe peritoneal metastasis after failure of prior combination chemotherapy using fluoropyrimidine plus platinum:WJOG 4007 trial[J]. J Clin Oncol. 2013 Dec 10;31(35):4438-4444.

[42] FORD HE,MARSHALL A,BRIDGEWATER JA,et al. Docetaxel versus active symptom control for refractory oesophagogastric adenocarcinoma(COUGAR-02):an open-label,phase 3 randomised controlled trial[J]. Lancet Oncol. 2014 Jan;15(1):78-86.

[43] NASHIMOTO A,NAKAJIMA T,FURUKAWA H,et al. Randomized trial of adjuvant chemotherapy with mitomycin, Fluorouracil,and Cytosine arabinoside followed by oral Fluorouracil in serosa-negative gastric cancer:Japan Clinical Oncology Group 9206-1. J Clin Oncol,2003,21(12):2282-2287.

第四章

结 直 肠 癌

第一节 概 述

一、患者一般情况评估和诊断分期

（一）一般情况评估

1. 发病情况　我国结直肠癌的发病率男性较女性高，平均发病年龄为 58 岁，较欧美等国家提前。在经济发达地区，结直肠癌的好发部位呈现由直肠上移到结肠的趋势，且右半结肠癌的比例明显上升。

2. 遗传学筛查　3%~5% 的结直肠癌明确和遗传因素相关，对所有结直肠癌患者均应收集有关消化道息肉病史和肿瘤家族史（至少询问一和二级亲属）[1]。如怀疑患有息肉病或林奇综合征（Lynch syndrome），应建议进一步行遗传学筛查。推荐对所有 70 岁以下的结直肠癌患者和 70 岁以上并符合改良 Bethesda 筛查标准的患者进行错配修复蛋白或微卫星状态检测[2]。

（二）诊断和分期

1. 临床诊断

（1）病因

1）遗传因素：家族遗传性结直肠癌中主要包括林奇综合征、家族性腺瘤性息肉病（FAP）等。

2）结直肠癌前病变：如息肉病、腺瘤、血吸虫性结肠炎、慢性溃疡性结肠炎、克罗恩病等。

3）饮食因素：高动物蛋白、高脂肪（红肉）和低纤维饮食是结直肠癌的高发因素。

4）其他：肠道细菌、化学致癌物、土壤中缺钼和硒、吸烟、超重、肥胖等。

（2）高危人群：有便血、便频、大便带黏液、腹痛等肠道症状；大肠腺瘤、家族性大肠腺瘤病、溃疡性结肠炎、克罗恩病患者；结直肠癌患者的直系血亲；结直肠癌高发区的中老年人。

（3）症状：结直肠癌早期无明显的症状，病情发展到一定程度可出现直肠刺激症状和排便习惯改变，以及便血、腹痛等。部分患者可出现阵发性腹痛或排便前、排便时腹痛等肠梗阻的症状，或贫血、消瘦、发热、乏力等全身症状。

（4）体征：对腹部隐痛不适者应行腹部触诊，有时可扪及腹部质硬或活动性的肿块。

如有便血、直肠刺激症状、大便变形等，均应行直肠指检。检查时要注意有无肿物触及，肿瘤距肛门的距离，肿瘤的大小、硬度、活动度，黏膜是否光滑，有无压痛及其与周围组织的关系，是否侵犯骶前组织。指检完毕应观察指套有无血迹。

全身检查可发现贫血及转移征象，如锁骨上或腹股沟淋巴结增大、肝大等。

（5）辅助检查

1）实验室检查：血常规+血型、尿常规、大便常规+大便潜血试验、肝功能、肾功能、凝血功能、血糖、电解质、血清肝炎病毒学检测、血清肿瘤标志物检查（如CEA 和 CA19-9 等）。

2）内镜检查：结肠镜检查是诊断结直肠癌的最安

全、有效的方法,可直接观察病灶,同时采取活体组织进行病理诊断。活检时需注意取材部位,进行多点取材。如活检阴性,且临床考虑为恶性肿瘤者,应重复取材以免漏诊。

3)影像学检查:①经直肠腔内超声能显示肠壁结构及周围组织器官,帮助判断直肠肿物浸润肠壁深度、范围和邻近脏器受累程度以及有无淋巴结转移等,用于直肠癌的术前分期。②胸部平扫CT+腹盆腔增强CT扫描应为常规检查项目,以评估原发肿瘤的局部分期,同时判断有无远处转移。③盆腔MRI检查具有较高的对比分辨率,可清楚显示盆腔的内软组织结构和脏器毗邻关系,是判断直肠原发病灶情况的首选影像学检查手段,在直肠癌的术前分期方面优于增强CT,对手术方案的选择和决定是否需术前治疗有重要作用。④正电子发射计算机断层扫描(PET-CT)能协助检出结直肠癌原发灶和转移灶,进行临床分期,但存在假阳性及成本费用较高,目前不作为常规推荐,仅在临床有需要时进行,例如拟对远处转移灶进行根治性切除时,通过PET-CT检查可排除部分隐匿转移灶。⑤骨扫描及脑部影像学检查通常仅在患者出现相应的症状时才进行。直肠癌患者如发现肺转移,应进一步行颅脑CT或MRI检查,以除外脑转移的可能性。

2. 病理诊断

(1)大体病理类型可分为隆起型、溃疡型和浸润型。

(2)组织学类型包括乳头状腺癌、管状腺癌、黏液腺癌、印戒细胞癌、未分化癌、腺鳞癌、鳞状细胞癌、神经内分泌肿瘤。结直肠癌以腺癌为主,占90%以上。

（3）结直肠癌的手术病理报告应包括以下内容[3]：大体类型、部位、组织学类型、肿瘤浸润深度及对周围结构的侵犯范围（T）、送检淋巴结数目及阳性淋巴结数目（N），评估肿瘤是否转移到其他器官、腹膜或腹腔内结构及非区域淋巴结（M），肿瘤分级（G）以及近端切缘、远端切缘和腹膜切缘的状况，淋巴管及血管浸润、神经浸润及淋巴结外肿瘤结节。

（4）从直肠癌的病理报告中还应了解环周切缘情况，中、低位直肠癌还应评价直肠系膜（TME）的完整性。如接受新辅助化疗，在病理报告中应描述新辅助化疗后的肿瘤消退情况。根据美国病理学会指南及第8版 AJCC 分期，新辅助化疗后的治疗反应评价最低要求如下：存在治疗反应；未发现确切的治疗反应。详细评估肿瘤治疗反应的分级系统如下：0（完全反应）——无活的癌细胞残留；1（中度反应）——单个或小簇癌细胞残留；2（轻度反应）——残留癌灶，间质纤维化；3（反应不良）——仅少数或未见癌细胞消退[4]。

（5）免疫组化：对年龄70岁以下或70岁以上但符合改良 Bethesda 筛查标准的结直肠癌患者应行错配修复蛋白（MMR）免疫组化检测，包括 MLH1、MSH2、MSH6、PMS2。

（6）基因检测：转移性结直肠癌治疗前应行肿瘤标本的 *KRAS* 和 *NRAS* 第2、3、4外显子检测，以及 *BRAF* 基因状态检测，以指导预后判断和临床决策。

3. 分期诊断

（1）TNM 分期（AJCC，2017年第8版）：美国癌症联合会（AJCC）提出的 TNM 分期系统对结直肠癌的预后判断有更好的指导意义。详见表4-1和表4-2。

表 4-1 结直肠癌的 TNM 分期

T——原发瘤分期

T_x 原发肿瘤不能评估

T_0 无原发肿瘤证据

T_{is} 原位癌:局限于上皮内或侵犯黏膜固有层

T_1 肿瘤侵犯黏膜下层

T_2 肿瘤侵犯固有肌层

T_3 肿瘤穿透固有肌层到达浆膜下层,或侵犯无腹膜覆盖的结
直肠旁组织

T_{4a} 肿瘤穿透腹膜脏层

T_{4b} 肿瘤直接侵犯或粘连于其他器官或结构

N——区域淋巴结分期

N_x 区域淋巴结无法评价

N_0 无区域淋巴结转移

N_1 有 1~3 枚区域淋巴结转移

 N_{1a} 有 1 枚区域淋巴结转移

 N_{1b} 有 2~3 枚区域淋巴结转移

 N_{1c} 浆膜下、肠系膜、无腹膜覆盖结肠 / 直肠周围组织内有
 肿瘤种植,无区域淋巴结转移

N_2 有 4 枚以上区域淋巴结转移

 N_{2a} 有 4~6 枚区域淋巴结转移

 N_{2b} 有 7 枚及更多区域淋巴结转移

M——远处转移分期

M_x 远处转移无法评价

M_0 无远处转移

M_1 有远处转移

 M_{1a} 远处转移局限于单个器官或部位,但没有腹膜转移

 M_{1b} 远处转移分布于 1 个以上的器官或部位,无腹膜转移

 M_{1c} 有腹膜转移,伴或不伴其他器官或部位转移

表 4-2 结直肠癌的分期

期别	T	N	M	Dukes 分期	MAC 分期（Modified Astier-Coller）
0	T_{is}	N_0	M_0	–	–
I	T_1	N_0	M_0	A	A
	T_2	N_0	M_0	A	B_1
II A	T_3	N_0	M_0	B	B_2
II B	T_{4a}	N_0	M_0	B	B_2
II C	T_{4b}	N_0	M_0	B	B_3
III A	T_{1-2}	N_1/N_{1c}	M_0	C	C_1
	T_1	N_{2a}	M_0	C	C_1
III B	T_{3-4a}	N_1/N_{1c}	M_0	C	C_2
	T_{2-3}	N_{2a}	M_0	C	C_1/C_2
	T_{1-2}	N_{2b}	M_0	C	C_1
III C	T_{4a}	N_{2a}	M_0	C	C_2
	T_{3-4a}	N_{2b}	M_0	C	C_2
	T_{4b}	N_{1-2}	M_0	C	C_3
IV A	任何 T	任何 N	M_{1a}	–	–
IV B	任何 T	任何 N	M_{1b}	–	–
IV C	任何 T	任何 N	M_{1c}	–	–

（2）Dukes 分期：结直肠癌的 Dukes 分期简单易行，对预后的判断有一定的指导意义。

Dukes A 期：肿瘤局限于肠壁内；Dukes B 期：肿瘤侵犯至肠壁外；Dukes C 期：有区域淋巴结转移，无论侵犯深度；Dukes D 期：伴有远处转移。

二、治疗原则

（一）总体治疗原则

结直肠癌不同分期的治疗决策不同，因此治疗前评估非常重要,应力争通过影像学及相关实验室检查进行准确分期和患者状况评估,为选择合理的方法,包括手术方式和手术时机提供依据。

对无远处转移且可 R0 切除的结肠癌,术前新辅助化疗不作常规推荐,根据术后分期决定是否行辅助化疗。对局部晚期直肠癌,根据临床分期决定是否需行术前新辅助放化疗,根据术后分期决定是否行辅助化疗。

对转移性结直肠癌,主要采用全身性化疗联合分子靶向药物治疗,但在治疗过程中,可能需手术、放疗或射频等其他局部治疗手段的介入。因此,强烈建议在开始治疗前进行多学科协作组(MDT)讨论,根据具体情况将患者分成不同的治疗组,并设定治疗目标,制订治疗决策。治疗过程中及治疗后要及时充分评估疗效,以指导后续治疗方案的选择。对合并肝转移,且原发灶和转移灶均可 R0 切除的结直肠癌,可以直接手术切除,也可行围手术期化疗,取决于肝转移灶的部位和大小,兼顾对术后化疗方案疗效的预测价值。对于有根治意向的潜在可切除患者,应采用最有效的诱导化疗作为初始治疗手段,以期将病灶转化为可以进行手术切除的状态。对于无法进行根治性治疗的患者,原发灶是否切除需要通过 MDT 慎重讨论,关注原发灶可能的出血、穿孔、梗阻风险以及对后续治疗的影响,根据患者的具体情况决定姑息性手术与否和具体干预时机。

(二)初始治疗前评估及剂量调整原则

1. 治疗前评估原则　目前国际上通用的体能状态评估体系包括 ECOG 和评分 KPS 评分 2 种,在治疗开始前应充分评估患者的体能状况,以制订能耐受的治疗方案。对体能状况良好、能耐受高强度化疗者,目前不主张在治疗初始阶段即减低药物剂量;如无明显的不良反应,则不应随意缩短治疗周期,应给予足剂量的全疗程治疗,否则影响疗效。如体能状况差或治疗过程中出现不可耐受的不良反应时,可参照如下原则调整药物剂量、降低治疗强度或改为单药治疗。

2. 剂量调整原则 应积极处理化疗过程中出现的不良反应,根据不良反应分级(参考 CTCAE v4.0)和相应的症状/体征调整给药时间和剂量。总体而言,1~2 级不良反应经对症治疗好转后仍维持原药物剂量;3 级以上不良反应(脱发、色素沉着或恶心、呕吐等不影响后续治疗的除外)首次出现可减低药物剂量的25%,再次出现可考虑再次减量或停药。

需要指出的是,当奥沙利铂使用过程中出现大于 2 级的神经毒性时,应考虑停用奥沙利铂。目前仍无证据支持常规使用钙/镁注射来预防奥沙利铂的相关神经毒性[5]。剂量一旦调整后,一般不允许恢复到初始剂量。在开始新一周期的治疗前,所有不良反应需恢复到 1 级或 1 级以下,否则需延迟用药。

第二节 结直肠癌围手术期 化疗和合理用药

一、概况和基本治疗原则

(一)结直肠癌围手术期治疗概况

手术治疗一直是结直肠癌的最有效的治疗方法,但单纯手术并不能使所有患者治愈,围手术期化疗的目的是提高 R0 切除率并且降低复发风险。结直肠癌围手术期治疗策略主要取决于分期。Ⅰ期结直肠癌患者的术后 5 年生存率在 95% 以上,不需要任何辅助化疗,因辅助化疗不能带来额外的生存获益。而Ⅱ期结肠癌患者根据亚分期及是否具有高危因素、微卫星状态等综合分析,部分高危的Ⅱ期患者可从辅助化疗中获益。Ⅲ期结肠癌患者术后复发的风险相对较高,辅助化疗可延长无病生存时间(DFS)和总生存时间(OS),如无禁忌证均应接受辅助化疗。

直肠癌与结肠癌在围手术期治疗的区别在于,直肠癌具有很高的局部复发风险,特别是中、低位直肠癌,术前放化疗可改善直肠癌的 R0 切除率,降低局部复发率。因此,临床分期为Ⅱ和Ⅲ期(T_3 或 N+ 以上)的中、低位直肠癌建议在手术前行新辅助放化疗,术后根据分期辅以辅助化疗。

总体而言,无论是新辅助化疗还是辅助化疗,围手术期的总治疗时间一般为 6 个月,且术后一旦体能恢复,应尽早开始治疗。

(二)结肠癌围手术期治疗原则

1. **Ⅱ期结肠癌辅助化疗原则** Ⅱ期结肠癌患者是一组高异质性群体,预后迥异,是否需辅助化疗一直存在争议[6]。总体而言,辅助化疗的总体获益不超过 5%,因此应严格把握对Ⅱ期结肠癌患者进行辅助化疗的适应证[7]。目前共识为存在以下高危因素者需行辅助化疗:T_4、组织学分化差(3 或 4 级,不包括 MSI-H 者)、脉管浸润、神经浸润、肠梗阻、肿瘤部位穿孔、切缘阳性或情况不明、切缘安全距离不足、送检淋巴结不足 12 枚[8]。

决定Ⅱ期结肠癌是否需辅助化疗的另一重要因素是微卫星不稳定性(MSI)。错配修复(MMR)基因突变或甲基化导致 MMR 蛋白缺失（dMMR），可引起微卫星高度不稳定（MSI-H），占全部 II 期结肠癌的 15%~20%，否则为微卫星轻度不稳定（MSI-L）或微卫星稳定型（MSS）。现有数据显示，MSI-H 的 II 期结肠癌患者预后良好，且不能从氟尿嘧啶类单药辅助化疗中获益，因此应对所有 II 期结肠癌患者常规进行 MMR 检测[9]。简单易行的方法为进行 4 个常见 MMR 蛋白（MLH1、MSH2、MSH6、PMS2）的免疫组化检测。

II 期结肠癌患者根据是否具有高危因素和 MSI 状态，推荐如下辅助化疗方案：无高危因素且 MSI-H，这组患者的预后最好，首选观察；无高危因素且 MSS，可观察或单药氟尿嘧啶化疗。对有高危因素且 MSS 型，可考虑氟尿嘧啶联合奥沙利铂化疗，而单药氟尿嘧啶也是一种选择；有高危因素且 MSI-H 型，可选择氟尿嘧啶联合奥沙利铂方案化疗，但不宜采用氟尿嘧啶单药治疗，此组患者的比例不足 5%。

2. III 期结肠癌辅助化疗原则　大多数 III 期结肠癌患者可从辅助化疗中获益，降低死亡风险。与单药氟尿嘧啶相比，氟尿嘧啶类药物联合奥沙利铂能更好地延长无病生存时间（DFS）和总生存时间（OS），因此推荐联合化疗方案，包括 FOLFOX 或 CapeOX。对不能耐受奥沙利铂的患者可选氟尿嘧啶类单药。需指出的是，迄今为止的数据表明，伊立替康及分子靶向药物（包括贝伐珠单抗和西妥昔单抗）不能延长结直肠癌术后患者的 DFS 或 OS，因此不推荐用于结直肠癌的辅助化疗[10-12]。对于低风险的 $T_{1-3}N_1$ 的 III 期患者可以接受 3 个月的 CapeOX 或 3~6 个月的 FOLFOX，而高风险的 T_4N_{1-2} 或者 N_2 的 III 期患者接受 3~6 个月的 CapeOX 或 6 个月的 FOLFOX。对于仅使用氟嘧啶类药物进行辅助化疗的患者,标准方法仍然是治疗 6 个月[13]。

(三)直肠癌围手术期治疗原则

1. 早期及局部进展期直肠癌的治疗原则 早期直肠癌是指术前分期为 $T_{1-2}N_0M_0$ 的直肠癌,由于分期较早,无须新辅助或辅助化疗。局部进展期直肠癌是指术前临床分期为 T_3 以上或 N+ 者。对肿物下缘距离肛门 12cm 以内的局部进展期直肠癌患者(尤其是直肠肿瘤位于腹膜反折以下),推荐先进行新辅助放化疗,随后手术,根据术后的病理情况制订术后的治疗方案。距肛门 12cm 以上的直肠癌的治疗可参照结肠癌。

2. 新辅助放化疗(CRT)原则 局部进展期直肠癌因局部复发风险较高,术前新辅助放化疗的目的除降低肿瘤局部复发风险外,还包括化疗对放疗增敏、根除微小转移灶、增加病理完全缓解率(pCR)和保肛率等。推荐以氟尿嘧啶为基础的术前同步放化疗和术后辅助化疗。奥沙利铂、伊立替康或靶向药物用于局部进展期直肠癌新辅助 CRT 的临床获益目前尚不明确,暂不推荐。

3. 术后辅助化疗原则 接受术前新辅助放化疗的 Ⅱ/Ⅲ 期直肠癌患者术后辅助化疗是否获益尚有争议。但根据结肠癌术后治疗的经验,推荐 Ⅱ、Ⅲ 期直肠癌患者接受术后辅助化疗,即使显示完全缓解。辅助化疗方案参照结肠癌,Ⅱ期可采用单药氟尿嘧啶,Ⅲ期推荐氟尿嘧啶和奥沙利铂联合。辅助化疗应在术后第 4 周后尽早开始,最晚不得超过术后 8~12 周。

术后 CRT 推荐用于术前分期为 Ⅰ 期,未行新辅助 CRT,但经术后病理标本检查确定分期为 Ⅱ/Ⅲ 期的直肠癌。术后 CRT 方案通常采用"三明治"式的治疗模式:辅助化疗—氟尿嘧啶同步 CRT—辅助化疗,总计 6 个月。

二、治疗药物选择

(一)结肠癌辅助化疗方案

1. 联合方案　以奥沙利铂为基础,虽然目前 NCCN 指南仅推荐 mFOLFOX6 方案和 CapeOx 方案,但根据 ESMO 指南推荐,也可选其他 FOLFOX 方案。

(1) mFOLFOX6 方案[14]:奥沙利铂 85mg/m²,静脉输注 2 小时,第 1 天;亚叶酸钙 400mg/m²,静脉输注 2 小时,第 1 天;氟尿嘧啶 400mg/m²,静脉推注,第 1 天,然后 2 400mg/m²,46~48 小时持续静脉输注。每 2 周重复,共 24 周。

(2) CapeOx 方案[15]:奥沙利铂 130mg/m²,静脉输注 2 小时,第 1 天;卡培他滨 1 000mg/m²,每日 2 次口服,第 1~14 天。每 3 周重复,共 24 周。

2. 单药方案

(1) 卡培他滨[16]:卡培他滨 1 000mg/m²,每日口服 2 次,第 1~14 天。每 3 周重复,共 24 周。

(2) 简化的双周氟尿嘧啶输注 / 亚叶酸钙方案 (sLV5FU2)[17]:亚叶酸钙 400mg/m²,静脉滴注 2 小时,第 1 天;氟尿嘧啶 400mg/m²,静脉推注,第 1 天,然后总量 2 400mg/m²,46~48 小时持续静脉输注。每 2 周重复,共 24 周。

(二)直肠癌围手术期治疗方案

1. 新辅助化疗方案

(1) 放疗 + 氟尿嘧啶持续静脉输注[18]:每天 225mg/m²,放疗期间每天 24 小时,每周 5 或 7 天维持。

(2) 放疗 + 氟尿嘧啶 / 亚叶酸钙[19]:放疗第 1 和

第 5 周给予氟尿嘧啶 400mg/(m²·d)＋亚叶酸钙 20mg/(m²·d)静脉推注,第 1~4 天,共 4 天。

（3）放疗＋卡培他滨[20]:放疗 5 周,卡培他滨 825mg/m²,每天 2 次口服,每周 5 天。

2. 辅助化疗方案 包括 mFOLFOX6、CapeOx、sLV5FU2 或卡培他滨,具体见结肠癌辅助化疗方案。

3. "三明治"式的术后 CRT 治疗模式 氟尿嘧啶 ± 亚叶酸钙或 FOLFOX 或卡培他滨 ± 奥沙利铂,然后氟尿嘧啶输注/放疗或卡培他滨/放疗,然后氟尿嘧啶 ± 亚叶酸钙或 FOLFOX 或卡培他滨 ± 奥沙利铂。

三、评估与调整

（一）老年患者的评估和治疗原则

1. 老年患者有以下病理生理特点 脏器储备功能差,易合并严重不良反应,且从不良反应中恢复所需的时间较长;常合并糖尿病、心肺疾病等多种慢性疾病;实际年龄和生理年龄可能不一致。因此,在开始治疗前应充分评估老年患者的体能状况及伴随疾病等,在治疗过程中需密切监测。

2. 体能状况评估 目前国际上通用的体能状况评估系统包括 ECOG 评分或 KPS 评分系统,但两者均难以充分反映老年患者对治疗的耐受性。目前尚无通用的针对老年人的评估量表。对老年患者需综合考虑多个方面的因素,一般包括日常活动能力（ADL 量表）、营养状态、伴随疾病、认知功能、情绪状态等。

3. 老年患者辅助化疗的推荐 既往研究表明,对年龄≥70 岁的老年患者,Ⅱ期结肠癌辅助化疗的生存获益明显减少,Ⅲ期结肠癌含奥沙利铂的辅助化疗的生存获益较小[21]。因此,对≥70 岁者应全面评估复发转移风险,全面考量辅助化疗的不良反应和可能的获益,同时化疗时严密监测,及时调整剂量或方案。ESMO 指南[22]对老年患者辅助化疗的推荐为Ⅱ期高危:<70 岁,推荐氟尿嘧啶类 ± 奥沙利铂;≥70 岁,推荐氟尿嘧啶类 ± 奥沙利铂(生物学年龄较年轻者)。Ⅲ 期:<70 岁,推荐氟尿嘧啶类 + 奥沙利铂;≥70 岁,推荐氟尿嘧啶类(+ 奥沙利铂,生物学年龄较年轻者)。对直肠癌,只要合并疾病的情况允许,治疗没有年龄限制。但高龄及虚弱患者,应斟酌降低化疗药物的初始剂量。

(二)直肠癌新辅助化疗后的疗效评估

目前采用直肠内超声(ERUS)、MRI 和 CT 这 3 种影像学方法来评估肿瘤消退。MRI 能精确地将 ypT_{0-2} 和 ypT_3 肿瘤区分开,推荐在放化疗后的 4~6 周应用 MRI 对肿瘤进行再分期。ERUS 对判断临床完全缓解(cCR)有重要价值。新辅助化疗后手术者,病理报告中建议评估肿瘤消退分级(TRG),并要求报告是否为病理完全缓解(pCR)。

(三)随访

1. 病史和体检,并评估长期毒性反应(如奥沙利铂的相关神经毒性),前 3 年每 3 个月 1 次,后 2 年每 6 个月 1 次,共 5 年,5 年后每年 1 次。

2. 监测 CEA,前 2 年每 3~6 个月 1 次,然后每 6 个月 1 次,共 5 年。

3. 胸 / 腹 + 盆腔增强 CT 或腹 + 盆腔增强 MRI 检查,前 2 年每 3~6 个月 1 次,然后每 6 个月 1 次,共 5 年。

4. 结肠镜检查,术后 1 年内检查,如术前因肿瘤梗阻无法行全结肠镜检查,则在术后 3~6 个月检查。一旦肠镜发现进展期腺瘤(绒毛状息肉、息肉 >1cm 或高级别上皮内瘤变),则应 1 年内重复肠镜检查。若未发现进展期腺瘤,则 3 年内重复肠镜检查,然后每 5 年检查 1 次。

5. 低位前切除或经肛局切者,每 6 个月 1 次行直肠镜检查,共 5 年。

6. 不推荐将 PET-CT 作为常规随访监测。

第三节　结直肠癌姑息性化疗和合理用药

一、概况和基本治疗原则

(一)姑息性化疗概况

晚期结直肠癌的治疗策略是以化疗为基础的综合治疗,与最佳支持治疗相比,能显著延长生存时间,并改善生活质量。目前用于治疗晚期结直肠癌的化疗药物包括氟尿嘧啶(包括口服制剂卡培他滨)、奥沙利铂、伊立替康和雷替曲塞。荟萃分析显示总生存时间长短与是否接受这些化疗药物治疗呈正相关,而与选用哪个方案作为一线治疗无关。近年来单克隆抗体与化疗联合方案的应用,使部分患者的中位生存期延长到 30 个月以上。当前更推荐根据不同患者的类型和治疗目标不同而制订个体化的综合治疗策略。

(二)治疗前评估

在治疗开始前应充分评估肿瘤情况和患者情况,并据此进行分类。目前 ESMO 指南[22]推荐,根据年龄、体力状态、器官功能及合并症等情况将晚期结直肠癌分为临床适合和不适合 2 类。临床适合类别的患者需要全面评估肿瘤部位、肿瘤负荷、肿瘤生物学行为以及全 RAS 和 BRAF 等基因检测结果,同时考虑药物不良反应、生活质量、治疗可及性和社会经济因素等进行治疗,包括一线治疗、维持治疗、二线治疗以及三线治疗等。临床不适合的患者不需要进行高强度的抗肿瘤治疗,一般以相对较弱的方案或最佳支持治疗为主。

(三)治疗目标和策略

1. 以细胞减灭为一线治疗目标的临床适合患者 该组患者常常疾病进展迅速,可能发生器官功能障碍或严重的疾病相关症状,治疗目标是尽量减灭肿瘤细胞,改善症状,避免快速进展和延长生存时间。一线治疗的常用方案包括两药方案如 FOLFOX、CapeOx、FOLFIRI,三药方案如 FOLFOXIRI 等。单克隆抗体药物已被证明可以改善晚期结直肠癌患者的临床结果,可联合化疗方案作为一线治疗。贝伐珠单抗可用于 *RAS* 突变型或野生型患者,而西妥昔单抗仅用于 *RAS* 野生型患者。由于奥沙利铂的神经毒性,接受 FOLFOX、CAPapeOx 或 FOLFOXIRI 加贝伐珠单抗治疗作为诱导治疗的患者应在 6 个周期的 CAPapeOx 或 8 个周期的 FOLFOX 或 FOLFOXIRI 后考虑进行维持治疗。最佳维持治疗是氟尿嘧啶加贝伐单抗的组合。不推荐贝伐单抗作为单药维持治疗。对于接受 FOLFIRI 一线治疗的患者,诱导治疗的最佳持续时间尚不清楚,建议至少在肿瘤缩小持续或维持疾病稳定并且治疗仍可耐受的情况下继续进行 FOLFIRI 诱导治疗。进入维持治疗的患者必须在影像学或症状进展后重新引入初始诱导治疗或进入二线治疗。部分合适的患者可进行局部病灶消融术如射频、微波、冷冻等,进行减瘤可以生存获益。

2. 以疾病控制为一线治疗目标的临床适合患者 该组患者的治疗目标是尽可能地延长生存时间,

并保证生活质量。首先推荐两药化疗联合靶向治疗，尽快降低肿瘤负荷，改善症状。应每 2~3 个月对患者的疾病状况进行重新评估，诱导治疗后获 CR/PR/SD 者可考虑维持治疗。氟尿嘧啶/卡培他滨或 + 贝伐单抗（推荐）应维持治疗直到疾病进展。维持治疗全过程中，均可以考虑初始诱导化疗的再引入，如果有疾病进展的证据，患者应继续进行二线治疗。

3. 临床不适合强烈一线治疗的患者　对于不适合标准联合化疗（加或不加靶向药物）的患者，包括卡培他滨加贝伐单抗的方案可以作为适当的一线治疗选择。同时给予积极的姑息性治疗可以延长患者的生存时间。

4. 二线治疗　二线治疗通常用于具有一般状况较好和足够器官功能的患者，其方案依赖于一线治疗选择。如一线接受 FOLFIRI 治疗的患者应接受 FOLFOX/CAPEapeOx，一线先接受 FOLFOX 治疗的患者二线应接受含伊立替康的治疗方案如 FOLFIRI。贝伐珠单抗治疗的一线患者可以在二线治疗中继续应用而受益。

5. 对于在接受化疗过程中出现心律失常等心脏毒性，或者化疗前存在心脏疾病，但仍需要进行化疗，且不能耐受氟尿嘧啶者，可以考虑用雷替曲塞替换氟尿嘧啶类药物。

二、治疗药物选择

1. 三药方案　如 FOLFOXIRI[23]。伊立替康 165mg/m^2，静脉输注，第 1 天；奥沙利铂 85mg/m^2，静脉输注，第 1 天；亚叶酸钙 400mg/m^2，静脉输注，第 1 天；氟尿嘧啶 16 200mg/（m^2·d）×2 天持续静脉输注（总量为 322 400mg/m², 输注 48 小时), 第 1 天开始。每 2 周重复。

2. 两药方案

（1）以奥沙利铂为基础的方案, 如 FOLFOX、CapeOx, 具体见结肠癌辅助化疗。

（2）以伊立替康为基础的方案: 如 FOLFIRI[24,26]。伊立替康 180mg/m², 静脉输注 2 小时, 第 1 天; 亚叶酸钙 400mg/m², 静脉输注 2 小时, 第 1 天; 氟尿嘧啶 400mg/m², 静脉推注, 第 1 天, 然后 2 400mg/m², 46~48 小时持续静脉输注。每 2 周重复。

（3）雷替曲塞 3mg/m², 静脉滴注, 第 1 天; 奥沙利铂 80~130mg/m², 第 1 天。每 3 周重复。

3. 单药方案　如患者不能耐受强烈的初始治疗, 可使用输注氟尿嘧啶 / 亚叶酸钙或卡培他滨（具体见结直肠癌辅助化疗）, 或单药伊立替康（125mg/m², 静脉输注 30~90 分钟, 第 1、8 天, 每 3 周重复; 或 300~350mg/m², 静脉输注 30~90 分钟, 第 1 天, 每 3 周重复[25]; 或 180mg/m², 静脉输注 2 小时, 第 1 天, 每 2 周重复）。

经上述治疗后如患者的一般状况未获改善, 应予最佳支持治疗。

三、评估与调整

（一）评估方法

转移性结直肠癌患者在治疗过程中需定期进行不良反应和疗效评估。评估手段包括体检、全血细胞计数、血生化检查、血清肿瘤标志物（CEA 和 CA19-9 等）测定、胸 / 腹 / 盆腔 CT 或 MRI 等。根据 RECIST 标准进行疗效评价。血清肿瘤标志物变化仅供参考, 不能单纯依据血清肿瘤标志物变化判断疗效, 应结合临床症状及影像学评估综合判断。不推荐 PET-CT 作为评估和随访监测的常规检查。

（二）评估时间

对Ⅳ期结肠癌,接受过有根治意向的手术及辅助化疗后达到无肿瘤残留(NED)者,治疗后监测与早期肿瘤相同。具体来说,在结束辅助化疗的前 2 年内每 3~6 个月行胸 / 腹 / 盆腔 CT 增强扫描,然后每 6~12 个月 1 次,共 5 年;术后前 2 年内应每 3 月复查 1 次 CEA,然后每 6 个月复查 1 次直至满 5 年。

对转移灶不可切除者,诱导治疗期间可每 1.5~2 个月评估疗效,以指导后续治疗方案;维持治疗阶段可每 3 个月评估 1 次,直至疾病进展。

（三）方案调整原则及方法

与辅助化疗不同,现有数据表明,老年患者如体能状况良好,与接受单药氟尿嘧啶治疗相比,接受联合化疗可以带来额外的生存获益。因此,对充分评估的老年患者可于初始选择联合治疗方案,但应密切监测治疗过程中的不良反应和症状 / 体征变化,及时发现问题并予以相应处理,必要时调整治疗方案。

如治疗过程中疾病进展,提示对当前治疗耐药,需更改治疗方案。如初始治疗有效,在诱导治疗后的维持治疗或停药阶段疾病进展,可再次应用原诱导治疗方案,直至疾病进展或更换二线治疗方案。对接受辅助化疗后复发者,如辅助化疗停药后 1 年以上疾病进展,则提示辅助化疗方案有效,可再次启用原方案治疗。需注意奥沙利铂的神经毒性可存在很长时间,如疾病进展时神经毒性仍未消失,即使停药时间超过 1 年,也应谨慎使用。

第四节　结直肠癌靶向治疗

一、结直肠癌靶向药物

（一）种类

1. 血管生成抑制剂

（1）单克隆抗体类：贝伐珠单抗、阿柏西普。

（2）酪氨酸激酶抑制剂：瑞戈非尼、呋喹替尼。

2. 以 EGFR 介导的信号通路为靶点　均为单克隆抗体类，包括西妥昔单抗及帕尼单抗。

目前在国内上市的靶向药物有 4 个：贝伐珠单抗、西妥昔单抗、瑞戈非尼和呋喹替尼，以下内容将针对这4 个药物进行阐述。

（二）作用机制

1. 贝伐珠单抗　贝伐珠单抗的作用机制是通过特异性地结合并阻断 VEGF（血管内皮生长因子受体），发挥对肿瘤血管的多种作用：使现有的肿瘤血管退化，切断肿瘤细胞生长所需的氧气及其他营养物质；使存活的肿瘤血管正常化，降低肿瘤组织间压，改善化疗药物向肿瘤组织内的传送，提高化疗效果；抑制肿瘤的新生血管生成，持续抑制肿瘤细胞生长和转移。贝伐珠单抗单药的有效率较低，通常推荐与化疗联合使用。

2. 西妥昔单抗　西妥昔单抗是针对 EGFR（表皮生长因子受体）的 IgG1 型单克隆抗体，可与表达于正常细胞和多种癌细胞表面的 EGFR 特异性结合，阻断细胞内信号转导途径，从而抑制癌细胞增殖，诱导癌细胞凋亡。*RAS* 基因突变是西妥昔单抗耐药的预测因子，目前仅推荐使用于 *RAS* 基因野生型的晚期结直肠癌患者。西妥昔单抗单药的有效率只有 20% 左右，通常推荐与化疗联合使用。

3. 瑞戈非尼　瑞戈非尼是小分子多激酶抑制剂，可在细胞内同时作用于多个关键靶点，包括与血管（淋巴管）生成相关的 VEGFR1~3、TIE2，与肿瘤微环境相关的 PDGFR-β、FGFR 和 KIT、RET、BRAF 等，从多个信号通路抑制肿瘤生长和侵袭。目前于用于治疗既往接受过以氟尿嘧啶/奥沙利铂和伊立替康为基础的化疗，以及既往接受过或不合适接受抗 VEGF 治疗、抗 EGFR 治疗（RAS 野生型）的转移性结直肠癌患者。

4. 呋喹替尼　呋喹替尼（fruquintinib，HMPL-013）是喹唑啉类小分子血管生成抑制剂，主要作用靶点是 VEGFR 激酶家族（VEGFR1、2 和 3）。通过抑制血管内皮细胞增殖、迁移和管腔形成，从而抑制肿瘤的新生血管形成，最终发挥肿瘤生长抑制效应。目前用于既往接受过以氟尿嘧啶类、奥沙利铂和伊立替康为基础的化疗，以及既往接受过或不适合接受抗血管内皮生长因子受体（VEGF）治疗、抗表皮生长因子受体（EGFR）治疗（RAS 野生型）的转移性结直肠癌患者。

二、靶向药物的优势人群

尽管贝伐珠单抗的确切分子靶标为 VEGF，但目前针对贝伐珠单抗药物的使用尚没有确切的疗效预测指标，研究显示[29]，对右半结肠癌 RAS 基因野生型患者，贝伐珠单抗联合化疗的获益明显。

西妥昔单抗的靶分子是 EGFR，但其疗效与 EGFR 表达程度无明显的相关性。研究表明[29]，RAS 基因突变导致 EGFR 信号通路下游的通路活化，进而引起西妥昔单抗耐药。约 50% 的结直肠癌患者存在 KRAS 或

NRAS 基因第 2、3、4 外显子突变,研究还表明 *BRAF*^{V600E} 突变患者也几乎不能从 EGFR 单抗的治疗中获益。因此,在使用西妥昔单抗治疗前推荐行 *RAS* 和 *BRAF* 基因检测,全野生型患者推荐使用西妥昔单抗。其他信号通路的变异包括 *PIK3CA* 突变也与抗 EGFR 治疗的敏感性降低相关,但不作为筛选指标。

近几年的研究表明[29],对左半结直肠癌,西妥昔单抗联合化疗对 OS 的获益明显优于贝伐珠单抗。*RAS* 野生型右半结肠癌的一线治疗中,EGFR 单抗联合化疗对 OS 的获益不如贝伐珠单抗,但二线治疗部分患者仍可获益。

三、靶向药物的适应证

(一)姑息一线治疗及方案

目前对晚期肠癌有效的 2 个靶向药物分别是抗血管生成的贝伐珠单抗及抗 EGFR 的西妥昔单抗。

1. 贝伐珠单抗 联合化疗方案如 IFL、FOLFIRI、FOLFOX 及 CapeOx,使用剂量为 5mg/kg(2 周方案)及 7.5mg/kg(3 周方案)。

IFL 方案联合贝伐珠单抗治疗晚期结直肠癌,将 OS 由 15.6 个月提高至 20.3 个月(AVF2107 研究)。

以贝伐珠单抗联合奥沙利铂为主的化疗方案(FOLFOX/CapeOx)较单纯化疗显著延长 PFS(NO16966 研究)。

贝伐珠单抗联合 FOLFIRI 方案作为一线治疗,其有效率为 58.7%,PFS 为 10.3 个月(FIRE3 研究)。贝伐珠单抗分别联合 FOLFOX 或 FOLFIRI 作为一线治疗,PFS 达到 11.3 个月,OS 达到 31.2 个月(CALGB80405 研究)。

2. 西妥昔单抗　联合化疗方案如 FOLFIRI 及 FOLFOX,使用剂量为 400mg/m² 首剂后每周 250mg/m²。

在 *RAS* 野生型患者,西妥昔单抗联合 FOLFIRI 方案或 FOLFOX 方案均比单纯化疗带来明显的 PFS 和 OS 延长。由于西妥昔单抗联合化疗的客观有效率高,对于潜在可切除的左半结直肠癌患者的转化治疗推荐积极选用化疗 +EGFR 抗体治疗。目前不推荐以西妥昔单抗联合以卡培他滨为基础的化疗方案(CapeOx 方案)。

(二)维持治疗

关于靶向药物维持治疗 mCRC(转移性结直肠癌)的数据较少,现有证据显示,化疗联合贝伐珠单抗诱导治疗有效的患者序贯使用贝伐珠单抗联合单药卡培他滨维持可以减轻不良反应、延长生存时间(CAIRO3研究[12])。关于西妥昔单抗的维持治疗研究正在进行中,目前尚无数据。

(三)二线与跨线治疗

关于靶向药物的二线与跨线治疗治疗证据较少。贝伐珠单抗联合 FOLFOX 对比 FOLFOX 方案,总缓解率(overall response rate,ORR)和 PFS 均有获益,但 OS 的获益并不明显(E3200 研究[30])。在亚洲人群的研究中,改良的 mXELIRI ± 贝伐珠单抗与 FOLFIRI ± 贝伐珠单抗有相似的 OS,且用药方便,虽然 3/4 级腹泻的发生率有增加(7.1% *vs.*3.2%),但总的 3/4 度不良反应发生率更低。

一线使用贝伐珠单抗疾病进展后,二线继续使用贝伐珠单抗更换化疗方案较单纯化疗有更多的生存获益,中位生存期从 9.8 个月延长至 11.2 个月(TML 研究[31])。

西妥昔单抗在 *KRAS* 野生型患者中联合伊立替康在二线治疗中可延长生存时间。西妥昔单抗的跨线治疗研究还在进行中,目前跨线治疗的证据尚不充分。

(四)二线以上治疗

西妥昔单抗在一线西妥昔单抗治疗疾病进展后,三线单药再次使用仍有生存获益,但后线的治疗选择受前期治疗方案的影响很大。如有可能应再测 RAS 基因状态,野生型患者可以再选 EGFR 单抗或联合化疗使用。在标准治疗失败后,可以采用瑞戈非尼、呋喹替尼小分子抗血管生成药物,或参加临床研究。

四、靶向药物的使用注意事项

(一)不良反应

1. 贝伐珠单抗 贝伐珠单抗的特殊不良事件包括以下情况:胃肠道穿孔(包括胃肠道穿孔或胃肠道瘘形成、腹腔脓肿),涉及内脏瘘形成,需要干预治疗的伤口裂开及伤口愈合并发症,出血,动、静脉血栓事件,高血压,蛋白尿及可逆性后部白质脑病综合征(RPLS)。

2. 西妥昔单抗 西妥昔单抗的特殊不良反应为皮肤毒性,包括皮疹、皮肤干燥、脱屑和甲沟炎,皮疹多见痤疮样皮疹。也有 3% 的严重输液反应,致死率低于 0.1%,其中 90% 发生于第 1 次使用时,以突发性气道梗阻、荨麻疹和低血压为特征。其他不良反应包括腹泻、肺间质改变和低镁血症等。

(二)禁忌证

1. 贝伐珠单抗 贝伐珠单抗禁用于已知对下列物质过敏的患者:中国仓鼠卵巢细胞产物或者其他重组人类或人源化抗体。已知 IgG 可以穿过胎盘屏障,而且贝伐珠单抗可能抑制胎儿的血管生成,因此在妊娠期间不应使用贝伐珠单抗。出于药动学考虑,建议在最后一次贝伐珠单抗治疗后的至少 6 个月内都要采取避孕措施。因为母体 IgG 可以通过乳汁排泄,而且贝伐珠单抗可能危害婴儿的生长和发育,因此建议妇女在采用贝伐珠单抗治疗期间停止哺乳,并且在最后一次贝伐珠单抗治疗后的至少 6 个月内不采取母乳喂养。

贝伐珠单抗相对禁用于以下情况:伤口愈合不良者;28 天内择期手术者;严重不可控制的高血压;有严重出血倾向或凝血功能障碍者;既往有过心脑血管梗死或出血者;心肺肝肾等脏器功能不全者。

2. 西妥昔单抗　孕妇及未采取避孕措施的育龄妇女慎用。因可通过乳汁分泌,故哺乳期妇女慎用。在本品对儿童患者的安全性尚未得到确认前,儿童禁用。

相对禁忌证包括有严重的皮肤疾病者,以及心肺肝肾等脏器功能不全者。

(三)停药指征

1. 贝伐珠单抗

(1)出现以下情况时停止使用贝伐珠单抗:①胃肠道穿孔(胃肠道穿孔、胃肠道瘘形成、腹腔脓肿),涉及内脏瘘形成;②需要干预治疗的伤口裂开以及伤口愈合并发症;③严重出血(例如需要干预治疗);④严重的动脉血栓事件;⑤高血压危象或高血压脑病;⑥可逆性后部白质脑病综合征(RPLS);⑦肾病综合征。

(2)出现以下状况时需暂停使用贝伐珠单抗:①择期手术前 4~6 周;②药物控制不良的严重高血压;③中至重度蛋白尿需要进一步评估;④严重的输液反应。

2. 西妥昔单抗　发生轻至中度输液反应时,可减慢输液速度或服用抗组胺药;若发生严重的输液反应需立即停止输液,静脉注射肾上腺素、糖皮质激素、抗组胺药并给予支气管扩张药及吸氧等治疗。出现严重过敏反应的患者应禁止再次使用。此外,在使用本品期间如发生急性发作的肺部症状,应立即停用,查明原因,若确系肺间质疾病,则停用并进行相应的治疗。

第五节 结直肠癌肝转移的综合治疗和合理用药

肝脏是结直肠癌最常见的血行转移部位,初诊时10%~20% 的患者已有肝转移,而 15%~25% 的患者在结直肠癌切除术后会最终出现肝转移。在诊断时仅10%~25% 的患者的肝转移灶可手术切除,80% 以上的患者的肝转移灶不可手术切除。伴肝转移未经治疗患者的中位生存期只有 6 个月左右,经综合治疗并获得肝转移灶手术切除患者的中位生存期达 35~40 个月,5 年生存率可达 30%~50%。部分初始肝转移灶无法手术切除的患者经过有效治疗可获得手术切除机会。而对于初始即可手术切除的患者,术前或术后辅助化疗可进一步提高 PFS。

对于结直肠癌肝转移,应首先通过多学科诊治团队对病情进行全面评估,确定治疗目标,并制订相应的整体治疗策略。多学科团队包括结直肠外科、肝胆外科、肿瘤内科、放疗科、放射影像科、病理科等,这些团队之间的密切合作对治疗的成功至关重要。化疗是结直肠癌肝转移的重要治疗手段之一,但要充分评估化疗对机体的整体状况、肝功能、术后并发症的影响,及时评估,把握转移灶切除的合适时机。

一、结直肠癌肝转移的分类和综合治疗原则

按结直肠癌肝转移患者的全身情况和转移灶情况分为 2 类,每类患者的治疗目标和策略各不相同。

1. 患者的全身状况较差,不适合进行高强度治疗时,建议单药(或联合靶向药物)、减量的两药方案或最佳支持治疗,以提高生活质量并尽量延长生存。如全身情况好转,可以再进行强烈的治疗。

2. 适合高强度治疗的患者,还应依据肝转移的具体情况和是否伴有其他转移等制订不同的治疗目标,给予个体化的治疗方案。

(1)肝转移灶初始即可以 R0 切除,且手术难度不大、肿瘤生物学行为良好的患者,其治疗目的是获得治愈。应该围绕手术治疗进行相应的新辅助和 / 或辅助化疗,以降低手术后复发的风险。肝转移灶是否可 R0 切除的判断应由肝外科、肿瘤外科、影像科专家联合进行。

肝转移灶可以 R0 切除,但手术难度较大时也应积极联合其他肿瘤局部毁损手段(如射频消融或立体定向放疗等),以达到 NED 状态。

(2)肝转移初始无法切除,但经过一定的治疗有望转为 NED 状态,且全身情况能够接受包括转移灶切除手术在内的局部治疗手段和高强度治疗的患者。这类患者的治疗目的主要是最大限度地缩小瘤体或增加残肝体积,应采用最积极的综合治疗。

(3)还有一部分患者其肝转移灶可能始终无法切除或达到 NED 状态,但全身情况允许接受较高强度的治疗。对于这类患者以控制疾病进展为目的进行治疗,应该采用较为积极的联合治疗。

二、结直肠癌肝转移的合理用药

结直肠癌肝转移的治疗根据治疗的时机和目的可以分为辅助化疗、转化性治疗和姑息性治疗 3 类。辅助化疗又有 2 种形式:肝转移灶切除后的术后辅助化疗和可手术直接切除肝转移灶患者的新辅助化疗,接受新辅助化疗的患者往往在术后还要继续接受辅助化疗。

(一) 达到无肿瘤残留的结直肠癌肝转移的术后辅助化疗

理论上术后辅助化疗可以杀灭肝内和肝外的微小转移灶,但有关结直肠癌肝转移术后辅助化疗的随机对照临床研究并不多,已有的阳性结果主要来自于氟尿嘧啶单药。

国外研究结果提示,原发灶和转移灶均已 R0 切除、转移灶数目不超过 4 个的结直肠癌肝转移患者与单纯手术比较,术后氟尿嘧啶/CF 辅助化疗半年显著提高 DFS 和 5 年无复发生存率及总生存率(FFCD9002 研究)[32]。

现有的Ⅲ期随机对照临床研究结果显示,结直肠癌肝转移切除术后采用伊立替康联合氟尿嘧啶/CF 的辅助化疗并不较氟尿嘧啶/CF 进一步提高疗效,反而增加不良反应。除非在术前已证实有效,否则不常规推荐对结直肠癌肝转移术后采用含伊立替康的方案辅助化疗。

目前尚无随机对照研究评估在氟尿嘧啶的基础上联合奥沙利铂是否能够进一步提高生存率。但鉴于奥沙利铂在Ⅲ期结肠癌辅助化疗中的作用,国内外专家一致推荐对于术前未接受过化疗的结直肠癌肝转移如一般状况良好,术后推荐奥沙利铂联合氟尿嘧啶类药物作为辅助化疗方案如 CapeOx 或 FOLFOX 的联合方案,而高龄或一般状况较弱的患者可采用氟尿嘧啶或卡培他滨单药。

辅助化疗的时间为半年,即 FOLFOX(双周方案) 12 个周期或 CapeOx(3 周方案)8 个周期。如术前已 经接受了新辅助化疗术后化疗的时间可相应缩短,但 术前和术后的总化疗周期数不变。

鉴于西妥昔单抗和贝伐珠单抗在 Ⅲ 期结肠癌的术 后辅助化疗中均为阴性结果,一般不常规推荐对于可 手术切除的结直肠癌肝转移术后给予靶向药物辅助 化疗。

(二)达到无肿瘤残留的结直肠癌肝转移的术前 新辅助化疗

术前新辅助化疗在理论上具有以下优势:早期杀 灭影像学不能发现的微小转移灶,以防这些微小转移 灶在术后快速生长;缩小肿瘤,进一步提高 R0 切除率; 从影像学和病理上对新辅助化疗药物进行双重疗效评 价,即体内药敏试验,指导术后用药;可甄别出快速进 展的患者,这类患者的预后差,即使进行手术切除也往 往很快复发。部分回顾性和前瞻性随机对照的临床研 究均证实术前新辅助化疗可以提高可手术切除结直肠 癌肝转移患者的生存率。

1. 术前新辅助化疗的适用对象　回顾性研究结 果表明,对于转移灶数目超过 5 个的结直肠癌肝转移 给予新辅助化疗可显著降低复发、提高生存率。鉴于 肝转移灶数目超过 5 个本身就是显著的预后不良因 素,且实际分期有可能被低估,因此这类即使初诊时肝 转移灶技术上可切除,也应先行新辅助化疗,有助于减 小肝切除的体积,提高手术安全性,进而提高生存率。

对于肝转移灶数目为 1~4 个、可切除的结直 肠癌肝转移,术前新辅助化疗可提高无进展生存率 (EORTC40983 研究[33]),因此术前新辅助化疗也是此类患者的推荐治疗模式。欧洲专家委员会共识推荐对单发且直径 <2cm 的肝转移灶可先行手术切除,以避免在新辅助化疗过程中可能出现临床完全缓解(CR)而导致肿瘤无法定位切除。新辅助化疗的肝脏毒性可能会影响手术安全性和增加术后并发症,这也是决定新辅助化疗之前必须考虑的因素。

2. 新辅助化疗的方案和疗程　新辅助化疗以奥沙利铂或伊立替康联合氟尿嘧啶类药物的两药方案为主,如 FOLFOX、CapeOx 和 FOLFIRI。靶向药物在这一类人群的新辅助化疗中的作用目前尚存在争议,不作为常规推荐。

临床上应根据肥胖、伴随的肝脏疾病如脂肪肝和肝硬化、有无神经病变、行为状态评分等因素综合考虑决定化疗方案。如脂肪肝明显的患者选择含奥沙利铂的方案发生脂肪性肝炎的风险相对较小,而伴有明显的外周神经病变的患者则应尽量避免选择奥沙利铂。

新辅助化疗超过 6 个周期可能增加肝脂肪变性和窦状隙扩张的风险,增加术后的并发症,因此推荐对于可手术结直肠癌术前新辅助化疗的时间一般为 2~3 个月,即 FOLFOX/FOLFIRI 方案不超过 6 个周期或 CapeOx 方案不超过 4 个周期。对于肥胖、有糖尿病或伴基础肝病如脂肪肝、病毒性肝炎等高危因素的患者,应密切监测肝功能并及时评估肝损害程度,合理决定化疗的周期数。对于有直径 <2cm 的肝转移灶的患者,新辅助化疗过程中应每 2~3 个周期评估疗效,在病灶消失前终止化疗,及时施行手术。

3. 新辅助化疗的肝毒性　对于结直肠癌肝转移的患者,肝脏不仅是化疗的毒性靶器官,也是手术切除的对象,因此关注化疗带来的肝毒性尤为重要。用于结直肠癌的化疗药物均可引起肝脂肪变性,其中以氟尿嘧啶和伊立替康的发生率较高。6~12个周期的氟尿嘧啶化疗引起的肝脂肪变性的发生率可高达47%,伊立替康引起的脂肪性肝炎的发生率达4%~28%。脂肪性肝炎增加术后严重并发症的发生率,甚至死亡率。奥沙利铂引起的窦状隙扩张的发生率可高达52.8%~78%,其中2、3度窦状隙扩张的发生率为9.7%~23%,但未增加术后死亡率。

研究表明[34],肝脂肪变性(>20%的细胞)的发生率与化疗周期数明显相关,化疗周期数≥6个和1~5个的患者肝脂肪性变性(>20%的细胞)的发生率分别为53%和28%,$P=0.02$。含奥沙利铂的化疗周期数≥6个也是发生窦状隙扩张的高危因素。未化疗者术后的并发症发生率为13.6%,化疗周期≤5个周期的发生率为19%,6~9个周期的发生率为45.4%,而≥10个周期的发生率为61.5%。

(三)潜在可达到无肿瘤残留的结直肠癌肝转移的转化治疗

对于潜在可达到无肿瘤残留的结直肠癌肝转移,原则上应给予强烈的治疗,以获得手术切除的机会。常用的化疗方案包括奥沙利铂或伊立替康联合氟尿嘧啶的两药联合方案(FOLFOX、CapeOx或FOLFIRI),有效率可达40%~50%;三药方案(FOLFOXIRI),有效率为65%~70%;以及化疗联合靶向药物(西妥昔单抗或贝伐珠单抗),有效率为60%~70%。

与可NED结直肠癌的术前新辅助化疗不同,不可切除结直肠癌肝转移的治疗周期数取决于何时转化为可切除,治疗过程中及时评估,一旦转化为可切除,应尽快手术,以避免小病灶的临床影像学CR和过多的化疗带来肝损伤而增加术后并发症。转化成功获得手术切除的患者,一般建议术后继续化疗(两药方案至12个周期,三药方案至8个周期)。如术前联合靶向药物有效,术后是否继续应用靶向药物目前尚无循证医学证据。较大样本的回顾性研究显示,化疗后获得手术切除的患者的3、5和10年生存率分别为52%、33%和23%,无复发生存率分别为30%、22%和17%。

氟尿嘧啶、奥沙利铂和伊立替康三药联合方案对晚期结肠癌的疗效和切除率均好于两药方案,5年总生存率和无复发生存率更高。但毒性大,肝脏窦状隙扩张、肝脏脂肪变性、脂肪性肝炎、外周神经毒性、中性粒细胞减少、腹泻及呕吐等的发生率高。三药方案只适合于一般状况良好、治疗意愿强烈的年轻患者。国内缺少对FOLFOXIRI方案的最适剂量的深入研究。对于三药治疗后成功行R0根治手术的患者,一般建议术后改为两药的辅助化疗。日本学者开展的Ⅰ期临床研究中,对于 *UGT1A1*1/*1*、**1/*6* 或 **1/*28* 基因型(**1* 指 **6* 和 **28* 位点均为野生型)的患者,推荐FOLFOXIRI方案的剂量为伊立替康 $150mg/m^2$、奥沙利铂 $85mg/m^2$、亚叶酸钙 $200mg/m^2$、氟尿嘧啶只给予静脉持续滴注 $2\,400mg/m^2$。剂量限制性毒性为中性粒细胞减少。

国内外研究表明,西妥昔单抗或贝伐珠单抗联合化疗均可取得更好的客观缓解率和切除率。尤其对于 *RAS* 野生型的不可切除的结直肠癌肝转移患者,化疗联合西妥昔单抗是一个更有效的转化治疗方案[27-28]。

(四)不可达到无肿瘤残留的结直肠肝转移的姑息性化疗

对于肝转移灶始终无法达到无肿瘤残留的患者,

以化疗为主的综合治疗也可明显延长中位生存期,控制疾病快速进展,明显改善生活质量。化疗开始前应充分评估患者的身体状况和肿瘤分期,事先规划好患者的后续治疗及预计有严重的化疗毒性反应时剂量和方案的调整。开始治疗时必须考虑患者的分类、化疗的安全性以及将来手术和/或局部病灶毁损治疗的可能性。

1. 一线诱导治疗 氟尿嘧啶/亚叶酸钙(或卡培他滨)联合奥沙利铂或伊立替康的化疗方案是首选,也可以联合分子靶向药物治疗。FOLFOXIRI 尽管有较高的反应率,但毒性也较大,是否应在此类患者中应用需进一步研究。

2. 维持治疗 诱导化疗后病情缓解或稳定,但肝转移灶仍无法 R0 切除时可考虑进入维持治疗(如采用毒性较低的氟尿嘧啶/亚叶酸钙或卡培他滨单药,均可联合贝伐珠单抗)或暂停化疗,以降低持续高强度联合化疗的毒性反应。

3. 二线治疗

(1)FOLFOX(或 CapeOxOX)方案 ± 分子靶向治疗,如果病情进展后可以考虑改用 FOLFIRI(或 mXELIRI)方案;FOLFIRI 方案 ± 分子靶向治疗,如果病情进展可考虑改用 FOLFOX(或 CapeOx)方案,仍可考虑与分子靶向药物联合。

(2)氟尿嘧啶/亚叶酸钙联合分子靶向治疗后如果病情进展,应改用 FOLFOX、FOLFIRI 或 CapeOx(均可联合分子靶向治疗)。

4. 二线以后治疗 如果二线治疗后再次进展,可以使用瑞戈非尼、呋喹替尼、西妥昔单抗(未用过此类药者,仅限 RAS 野生型,可联合伊立替康)或最佳支持治疗。对于 MSI-H 患者也可应用 PD-1/PD-L1 治疗。

（五）结直肠癌肝转移常用的联合化疗方案

1. mFOLFOX6 ± 贝伐珠单抗　奥沙利铂（L-OHP）85mg/m^2 i.v. 2 小时 d1；亚叶酸钙 200mg/m^2 i.v. 2 小时 d1；氟尿嘧啶 400mg/m^2 静脉推注 d1；氟尿嘧啶 2 400mg/m^2 civ 46~48 小时；± 贝伐珠单抗 5mg/kg i.v. d1。14 天为 1 个周期。

2. CapeOx ± 贝伐珠单抗　奥沙利铂 130mg/m^2 i.v. 2 小时 d1；卡培他滨 1 000mg/m^2 p.o bid d1~14；± 贝伐珠单抗 7.5mg/kg i.v. d1。21 天为 1 个周期。

3. FOLFIRI ± 贝伐珠单抗　伊立替康 180mg/m^2 i.v. 90 分钟 d1；亚叶酸钙 200mg/m^2 i.v. 2 小时 d1；氟尿嘧啶 400mg/m^2 静脉推注 d1；氟尿嘧啶 2 400mg/m^2 civ 46~48 小时；± 贝伐珠单抗 5mg/kg i.v. d1。14 天为 1 个周期。

4. FOLFIRI ± 西妥昔单抗（西妥昔单抗只推荐用于 *RAS* 基因野生型患者）　伊立替康 180mg/m^2 i.v. 90 分钟 d1；亚叶酸钙 200mg/m^2 i.v. 2 小时 d1；氟尿嘧啶 400mg/m^2 静脉推注 d1；氟尿嘧啶 2 400mg/m^2 civ 46~48 小时；± 西妥昔单抗 400mg/m^2 i.v. 2 小时，以后每周 250mg/m^2 i.v. 1 小时，或每 2 周 500mg/m^2 i.v. 2 小时。14 天为 1 个周期。

5. mFOLFOX6 ± 西妥昔单抗（西妥昔单抗只推荐用于 *RAS* 基因野生型患者）　奥沙利铂 85mg/m^2 i.v. 90 分钟 d1；亚叶酸钙 200mg/m^2 i.v. 2 小时 d1；氟尿嘧啶 400mg/m^2 静脉推注 d1；氟尿嘧啶 2 400mg/m^2 civ 46~48 小时；± 西妥昔单抗 400mg/m^2 i.v. 2 小时，以后每周 250mg/m^2 i.v. 1 小时，或每 2 周 500mg/m^2 i.v. 2 小时。14 天为 1 个周期。

6. FOLFOXIRI 伊立替康 150~165mg/m^2 i.v. d1;奥沙利铂 85mg/m^2 i.v. d1;亚叶酸钙 200mg/m^2 i.v. d1;氟尿嘧啶 2 400mg/m^2 civ 46~48 小时(总量为 2 400mg/m^2)。14 天为 1 个周期。

7. mXELIRI 伊立替康 200mg/m^2 i.v. 90 分钟 d1;卡培他滨 1 600mg/m^2 p.o.bid d1~14;± 贝伐珠单抗 7.5mg/kg i.v. d1。21 天为 1 个周期。

8. 瑞戈非尼 160mg 口服,每日 1 次,第 1~21 天,每 28 天重复。

9. 呋喹替尼 5mg 口服,每日 1 次,第 1~21 天,每 28 天重复。

参考文献

[1] BALMAÑA J,BALAGUER F,CERVANTES A,et al. Familial risk-colorectal cancer:ESMO Clinical Practice Guidelines[J]. Ann Oncol,2013,24(Suppl 6):vi73-80.

[2] MOREIRA L,BALAGUER F,LINDOR N,et al. Identification of Lynch syndrome among patients with colorectal cancer[J]. JAMA,2012,308(15):1555-1565.

[3] WASHINGTON M K,BERLIN J,BRANTON P,et al. Protocol for the examination of specimens from patients with primary carcinoma of the colon and rectum[J]. Arch Pathol Lab Med, 2009,133(10):1539-1551.

[4] EDGE S B,BYRD D R,COMPTON C C,et al. AJCC Cancer Staging Manual[M]. 7th ed. New York:Springer,2010.

[5] LOPRINZI C L,QIN R,DAKHIL S R,et al. Phase Ⅲ randomized,placebo-controlled,double-blind study of intravenous calcium and magnesium to prevent oxaliplatin-induced sensory neurotoxicity(N08CB/Alliance)[J]. J Clin Oncol,2014,32(10):997-1005.

[6] GILL S, LOPRINZI C L, SARGENT D J, et al. Pooled analysis of fluorouracil-based adjuvant therapy for stage Ⅱ and Ⅲ colon cancer: who benefits and by how much? [J]. J Clin Oncol, 2004, 22 (10): 1797-1806.

[7] MEROPOL N J. Ongoing challenge of stage Ⅱ colon cancer [J]. J Clin Oncol, 2011, 29 (25): 3346-3348.

[8] O'CONNOR E S, GREENBLATT D Y, LOCONTE N K, et al. Adjuvant chemotherapy for stage Ⅱ colon cancer with poor prognostic features [J]. J Clin Oncol, 2011, 29 (25): 3381-3388.

[9] SARGENT D J, MARSONI S, MONGES G, et al. Defective mismatch repair as a predictive marker for lack of efficacy of fluorouracil-based adjuvant therapy in colon cancer [J]. J Clin Oncol, 2010, 28 (20): 3219-3226.

[10] VAN CUTSEM E, LABIANCA R, BODOKY G, et al. Randomized phase Ⅲ trial comparing biweekly infusional fluorouracil/leucovorin alone or with irinotecan in the adjuvant treatment of stage Ⅲ colon cancer: PETACC-3 [J]. J Clin Oncol, 2009, 27 (19): 3117-3125.

[11] ALLEGRA C J, YOTHERS G, O'CONNELL M J, et al. Phase Ⅲ trial assessing bevacizumab in stages Ⅱ and Ⅲ carcinoma of the colon: results of NSABP protocol C-08 [J]. J Clin Oncol, 2011, 29 (1): 11-16.

[12] ALBERTS S R, SARGENT D J, NAIR S, et al. Effect of oxaliplatin, fluorouracil, and leucovorin with or without cetuximab on survival among patients with resected stage Ⅲ colon cancer: a randomized trial [J]. JAMA, 2012, 307 (13): 1383-1393.

[13] GROTHEY A, SOBRERO A F, SHIELDS A F, et al. Duration of adjuvant chemotherapy for stage Ⅲ colon cancer [J]. N Engl J Med, 2018, 378 (13): 1177-1188.

[14] CHEESEMANT S L, JOEL S P, CHESTER J D, et al. A 'mdified de Gramont' regimen of fluorouracil, alone and

with oxaliplatin,for advanced colorectal cancer[J]. Br J Cancer,2002,87(4):393-399.

[15] HALLER D G,TABERNERO J,MAROUN J,et al. Capecitabine plus oxaliplatin compared with fluorouracil and folinic acid as adjuvant therapy for stage Ⅲ colon cancer[J]. J Clin Oncol,2011,29(11):1465-1471.

[16] TWELVES C,WONG A,NOWACKI M P,et al. Capecitabine as adjuvant treatment for stage Ⅲ colon cancer[J]. N Engl J Med,2005,352(26):2696-2704.

[17] HALLER D G,CATALANO P J,MACDONALD J S,et al. Phase Ⅲ study of fluorouracil,leucovorin and levamisole in high risk stage Ⅱ and Ⅲ colon cancer:final report of Intergroup 0089 [J]. J Clin Oncol,2005,23(34):8671- 8678.

[18] O'CONNELL M J,MARTENSON J A,WIEAND H S,et al. Improving adjuvant therapy for rectal cancer by combining protracted-infusion fluorouracil with radiation therapy after curative surgery[J]. N Engl J Med,1994,331(8):502-507.

[19] TEPPER J E,O'CONNELL M,NIEDZWIECKI D,et al. Adjuvant therapy in rectal cancer:analysis of stage,sex,and local control—final report of Intergroup 0114 [J]. J Clin Oncol,2002,20(7):1744-1750.

[20] HOFHEINZ R,WENZ F K,POST S,et al. Capecitabine (Cape)versus 5-fluorouracil(5-FU)-based(neo-)adjuvant chemoradiotherapy(CRT)for locally advanced rectal cancer (LARC):Long-term results of a randomized,phase Ⅲ trial[J]. J Clin Oncol,2011,29(15_suppl):3504.

[21] MCCLEARY N J,MEYERHARDT J A,GREEN E,et al. Impact of age on the efficacy of newer adjuvant therapies in patients with stage Ⅱ/Ⅲ colon cancer:findings from the ACCENT database[J]. J Clin Oncol,2013,31(20):2600- 2606.

[22] VAN CUTSEM E,CERVANTES A,NORDLINGER B,

et al. Metastatic colorectal cancer:ESMO Clinical Practice Guidelines for diagnosis,treatment and follow-up[J]. Ann Oncol,2014,25(Suppl 3):iii1-9.

[23] NORDLINGER B,SORBYE H,GLIMELIUS B,et al. Perioperative FOLFOX4 chemotherapy and surgery versus surgery alone for resectable liver metastases from colorectal cancer(EORTC 40983):long-term results of a randomised, controlled,phase 3 trial[J]. Lancet Oncol,2013,14(12): 1208-1215.

[24] FALCONE A,RICCI S,BRUNETTI I,et al. Phase Ⅲ trial of infusional fluorouracil,leucovorin,oxaliplatin,and irinotecan (FOLFOXIRI)compared with infusional fluorouracil, leucovorin,and irinotecan(FOLFIRI)as first-line treatment for metastatic colorectal cancer:the gruppo oncologico nord ovest[J]. J Clin Oncol,2007,25(13):1670-1676.

[25] ANDRE T,LOUVET C,MAINDRAULT-GOEBEL F,et al. CPT-11(irinotecan)addition to bimonthly,high-dose leucovorin and bolus and continous-infusion 5-fluorouracil (FOLFIRI)for pretreated metastatic colorectal cancer[J]. Eur J Cancer,1999,35(9):1343-1347.

[26] FUCHS C S,MOORE M R,HARKER G,et al. Phase Ⅲ comparison of two irinotecan dosing regimens in second-line therapy of metastatic colorectal cancer[J]. J Clin Oncol, 2003,21(5):807-814.

[27] TOUNIGAND C,CERVANTES A,FIGER A,et al. OPTIMOX-1:a randomised study of FOLFOX4 or FOLFOX7 with oxaliplatin in a stop-and-go fashion in advanced colorectal cancer-a GERCOR study[J]. J Clin Oncol,2006,24(3):394- 400.

[28] YE L C,LIU T S,REN L,et al. Randomized controlled trial of cetuximab plus chemotherapy for patients with KRAS wild-type unresectable colorectal liver-limited metastases[J]. J Clin Oncol,2013,31(16):1931-1938.

［29］TEJPAR S,STINTZING S,CIARDIELLO F,et al. Prognostic and Predictive Relevance of Primary Tumor Location in Patients With RAS Wild-Type Metastatic Colorectal Cancer: Retrospective Analyses of the CRYSTAL and FIRE-3 Trials ［J］. JAMA Oncol,2017,3（2）:194-201.

［30］GIANTONIO BJ,CATALANO PJ,MEROPOL NJ,et al. Bevacizumab in combination with oxaliplatin,fluorouracil, and leucovorin（FOLFOX4）for previously treated metastatic colorectal cancer:results from the Eastern Cooperative Oncology Group Study E3200 ［J］. J Clin Oncol,2007,25 （12）:1539-1544.

［31］BENNOUNA J,SASTRE J,ARNOLD D,et al. Continuation of bevacizumab after first progression in metastatic colorectal cancer（ML18147）:a randomised phase 3 trial［J］. Lancet Oncol,2013,14（1）:29-37.

［32］PORTIER G,ELIAS D,BOUCHE O,et al. Multicenter randomized trial of adjuvant fluorouracil and folinic acid compared with surgery alone after resection of colorectal liver metastases:FFCD ACHBTH AURC 9002 trial［J］. J Clin Oncol,2006,24（31）:4976-4982.

［33］NORDLINGER B,SORBYE H,GLIMELIUS B,et al. Perioperative FOLFOX4 chemotherapy and surgery versus surgery alone for resectable liver metastases from colorectal cancer（EORTC 40983）:long-term results of a randomised, controlled,phase 3 trial［J］. Lancet Oncol,2013,14（12）: 1208-1215.

［34］PESSAUX P,CHENARD MP,BACHELLIER P,et al. Consequences of chemotherapy on resection of colorectal liver metastases［J］. J Visc Surg,2010,147（4）:e193-201.

第五章

原发性肝癌

第一节　概　述

一、发病情况

通常情况下原发性肝癌包括起源于肝细胞和肝内胆管上皮细胞的恶性肿瘤,其中以肝细胞癌最为常见,还有少数为肝内胆管癌和混合型。鉴于肝内胆管癌与肝细胞癌有显著的临床病理学差异,在本章只讨论肝细胞癌(以下简称肝癌)。

在全世界范围内,肝癌在所有恶性肿瘤中排名第6位,同时是癌症相关死亡的第四大原因[1]。据世界卫生组织估计,2030年将有超过100万患者死于肝癌。2000—2016年美国的肝癌死亡率增加43%[(7.2~10.3)/10万人];5年生存率约为18%,是仅次于胰腺癌的第二大致死性肿瘤。2019年中国国家癌症中心新公布的数据显示[2],2015年原发性肝癌是中国第4位常见的恶性肿瘤和第2位的肿瘤致死病因,2015年的发病人数为37万人,死亡人数是32.6万人。

大多数肝细胞癌发生于既往有基础肝病的患者,主要是乙型肝炎病毒(hepatitis B virus,HBV)或丙型肝炎病毒(hepatitis C virus,HCV)感染,还有酒精性或者非酒精性脂肪性肝病(NAFLD)等。通过接种HBV疫苗和广泛实施针对HCV的直接作用的抗病毒药可能会改变肝细胞癌的病因谱。随着 NAFLD 的日益增多，与代谢综合征和肥胖一起，增加肝癌的发病风险，这些已经成为西方国家肝癌的重要原因；而我国的肝癌患者仍然以 HBV 感染相关为主，占 80%~85%[3]。

二、诊断和分期

（一）诊断

对肝癌高危人群进行积极筛查，有助于早期发现、早期诊断和早期治疗，是提高肝癌疗效的关键。在我国，肝癌的高危人群主要包括 HBV 和 / 或 HCV 感染、长期酗酒、NAFLD、食用黄曲霉毒素污染的食物、多种原因引起的肝硬化，以及有肝癌家族史等人群，尤其是年龄 40 岁以上的男性风险较大[4]。糖尿病、肥胖以及吸烟者也是肝癌的高危人群，应给予关注。

血清甲胎蛋白（alpha-fetoprotein，AFP）和肝脏 B 型超声波检查是早期筛查的主要手段。AFP≥400μg/L 的患者，结合病史和影像学检查，应该考虑肝癌的诊断和鉴别诊断。对于肝脏内具有直径≤1cm 的结节的肝硬化患者，推荐每 3~4 个月进行 1 次超声波监测；如果结节在 12 个月后仍然大小稳定，才可考虑常规每 6 个月监测。

对于肝硬化患者，可以通过影像学检查来诊断肝癌，因为肝脏良性病变由门静脉系统供血，而恶性结节则由肝动脉供血，这种转变表现为动脉期过度增强的影像模式。如果结节的直径 >1cm，动态增强 CT 或 MRI 诊断肝细胞癌的敏感性为 66%~82%，特异性高于 90%。超声波检查的价值在于检测高危人群，方便和无创；而超声血管造影有助于描述肝结节的特征。

对于影像学检查不能定性的结节或没有肝硬化的

患者,诊断应依靠活检病理学检查。对于小结节患者,进行病理组织学诊断可能具有挑战性,但是相关的免疫染色标记可以提高诊断的准确性,包括 GP3、热休克蛋白 70 和谷氨酰胺合成酶等。

(二)分期

1. 巴塞罗那肝癌分期　见表 5-1。

表 5-1　巴塞罗那肝癌分期

期别	PS评分/分	肿瘤状态		肝功能状态
		肿瘤数目	肿瘤大小	
0 期:极早期	0	单个	<2cm	没有门静脉高压
A 期:早期	0	单个	任何	Child-Pugh A~B
		3 个以内	<3cm	Child-Pugh A~B
B 期:中期	0	多结节肿瘤	任何	Child-Pugh A~B
C 期:进展期	1~2	门静脉侵犯或 N_1、M_1	任何	Child-Pugh A~B
D 期:终末期	3~4	任何	任何	Child-Pugh C

2. CSCO 肝癌指南分期(2018 版)　见表 5-2。

表 5-2　CSCO 肝癌指南分期

分期	单个肿瘤的最大径	病灶个数	血管侵犯	肝外转移	C-P分级	PS 评分/分
Ⅰa	≤5cm	1	无	无	A/B	0~2
Ⅰb①	>5cm	1	无	无	A/B	0~2
Ⅰb②	≤3cm	2~3	无	无	A/B	0~2
Ⅱa	>3cm	2~3	无	无	A/B	0~2
Ⅱb	无论	≥4	无	无	A/B	0~2

续表

分期	单个肿瘤的 最大径	病灶 个数	血管 侵犯	肝外 转移	C-P 分级	PS 评分 / 分
Ⅲa	无论	无论	有	无	A/B	0~2
Ⅲb	无论	无论	无论	有	A/B	0~2
Ⅳ①	无论	无论	无论	无论	C	0~2
Ⅳ②	无论	无论	无论	无论	无论	3~4

三、总体治疗原则

肝癌的治疗手段包括外科手术（切除术 / 肝移植术）、局部消融、放射介入治疗、全身药物治疗以及放疗等。切除术适用于一般情况良好，肝脏病灶可以切除，预留肝体积 / 肝功能充分，且没有肝外转移的患者；而肝移植由于其特殊性，应该在具有资质和经验丰富的移植中心开展。

局部消融治疗包括对于病灶进行物理消融（射频、微波等）和化学消融（无水乙醇、冰醋酸等），具有微创、安全、简便和易于多次施行的特点，适用于不适合手术的部分患者。通常选择标准为单发肿瘤，最大径≤5cm；或肿瘤数目≤3 个，且最大径≤3cm；无血管、胆管和邻近器官侵犯以及远处转移；肝功能分级为 Child-Pugh A 或 B 级。

放射介入治疗［包括肝动脉灌注化疗（HAIC）、经动脉化疗栓塞（TACE）等］，适用于不能手术切除的中、晚期肝癌患者；或者可以手术切除，但由于其他原因（如高龄、严重的肝硬化等）不能或不愿接受手术的患者。对于上述患者，介入治疗可以作为非手术治疗中的优选方法。部分经介入治疗后肿瘤显著缩小的患者,可能再次获得手术机会。

以立体定向体部放疗(stereotactic body radiation therapy,SBRT)为代表的现代精确放疗技术适用于肿瘤局限,因肝功能差不能进行手术切除;或肿瘤位于重要解剖结构(如肝门部)无法切除;或患者拒绝手术。另外,对于已发生远处转移的患者有时可行姑息性放疗,以控制疼痛或缓解压迫等。

系统治疗(systemic therapy,全身治疗)主要适用于已经发生肝外转移的晚期患者,或者虽为局部病变,但不适合手术切除、射频或微波消融和 TACE 治疗,或者局部治疗失败进展者;弥漫型肝癌;发生门静脉主干癌栓和 / 或下腔静脉癌栓的患者。

由于肝癌的特殊性,即多发生于有慢性肝病或者肝硬化的基础上,高度恶性和复杂难治,特别强调多学科讨论,实施规范化的综合治疗;并且提倡针对不同的患者或者同一患者的不同阶段实施个体化治疗。

第二节　肝癌术后辅助化疗和合理用药

一、肝癌切除术后辅助化疗概况

肝癌的治疗主要根据肿瘤的分期、肝功能的一般状态以及患者的意愿而定。巴塞罗那肝癌分期(Barcelona clinic liver cancer,BCLC)0/A 期是肝切除术的主要适应证[4];对于部分 BCLC B/C 期患者,手术切除也能获得较好的长期生存,术后 5 年生存率可达50%,但是 60%~70% 的患者可能在 5 年内发生复发。降低术后复发率是提高肝癌患者的整体疗效的关键。目前认为肝癌的术后辅助化疗可能在一定程度上有助于降低复发,减少转移,提高远期疗效。但是缺乏高级别的证据,尚无公认的标准辅助化疗方案,国际上的肝癌临床实践指南也并未明确提出需要进行术后辅助化疗,以及具体的治疗方案、药物及时间。因此在临床实践中,辅助化疗往往需要结合患者复发的危险因素的具体情况个体化实施。目前,术后辅助化疗主要包括介入治疗、分子靶向治疗、免疫治疗以及现代中药制剂治疗等;对于 HBV 相关的肝癌需要抗病毒治疗。

二、治疗药物选择

（一）介入治疗

TACE 是目前广泛应用的一种肝脏局部介入治疗手段。术前 TACE 不能改善可切除肝癌患者的预后,但是对于肿瘤较大、预计残肝体积不足的不可切除的肝癌患者可行术前 TACE,待患者的肿瘤缩小后再行二期手术[5]。对于存在高危复发因素的患者,推荐术后进行预防性 TACE 或肝动脉灌注来降低肝癌的复发率。术后辅助介入治疗要求切除术后,在患者身体康复后及早进行,一般在术后 1 个月开始。多项国际、国内研究表明,对于有残余病灶和早期复发风险、多结节、肿瘤直径 >5cm 以及有血管侵犯的 HCC 患者,在规范化抗病毒、保肝的基础上进行 TACE 辅助化疗,可以降低术后复发率,具有生存获益[6-11]。

具体用药详见本章第三节。

（二）干扰素 α

由于我国的肝癌患者多数存在明确的 HBV 或者少数有 HCV 感染背景,术后复发也与病毒持续感染有关,而干扰素 α 对 HBV 和 HCV 以及肿瘤细胞均具有抑制作用,因此在肝癌的抗复发治疗中可能具有一定意义。单中心研究表明,HBV/HCV 相关性肝细胞癌切除术后采用干扰素 α 辅助化疗具有提高长期生存率的趋势,尤其是对于 pTNM Ⅲ/ⅣA 期患者,但尚需大规模的随机对照、多中心临床试验证实,并且针对不同分期的患者进行分层研究[12-15]。

（三）胸腺肽 α₁

多项研究[11,16-17]提示,胸腺肽 α₁ 用于防治 HCC 切除术后的复发转移,具有一定的有益作用。在《中国临床肿瘤学会（CSCO）原发性肝癌诊疗指南》中,胸腺肽 α₁ 为 2B 类 Ⅱ 级专家推荐。

（四）中药治疗

国内陈孝平等[18]报道一项多中心、随机对照Ⅳ期临床试验,纳入的 1 044 例肝癌切除术后患者按 2∶1 随机分为试验组（服用槐耳颗粒治疗）与对照组（无辅助化疗）,主要研究终点为无复发生存时间（RFS）,次要研究终点包括总生存时间（OS）和肿瘤肝外复发率（ERR）。结果表明肝癌根治性切除术,采用槐耳颗粒作为辅助化疗可以延长 RFS,并且减少肝外复发。其他药物如康莱特、华蟾素、肝复乐等虽然在临床上显示出一定疗效,但缺乏高质量的临床研究和高级别的循证医学证据支持。

（五）免疫检查点抑制剂

尽管美国 FDA 已经有条件批准免疫检查点抑制剂纳武利尤单抗和帕博利珠单抗用于晚期肝癌的二线治疗,但相关药物用于肝癌辅助化疗的临床研究（CheckMate9DX、KeyNote-937 和 EMERALD-2）正在开展之中,目前尚无证据支持。

三、随访

1. 病史和体检,术后前 2 年内每 3 个月 1 次,术后

3~5 年每 6 个月 1 次,5 年后每年 1 次。

2. 监测血清 AFP,术后前 2 年内每 3~6 个月 1 次,此后每 6~12 个月 1 次。

3. 病毒血清学定量和肝肾功能检测,术后每 3~6 个月 1 次。

4. 医学影像学检查,包括动态、增强胸腹部和盆腔 CT 或 MRI,胸部 CT 视病情而定,术后前 2 年内每 3~6 个月 1 次,然后每 6~12 个月 1 次。

第三节　肝癌介入治疗的合理用药

一、概况和基本治疗原则

(一)概况

放射介入治疗通常指经肿瘤动脉灌注药物及栓塞,主要包括经动脉化疗栓塞(transarterial chemoemboliza-tion,TACE)、经动脉栓塞(transarterial embolization,TAE)、肝动脉灌注化疗(hepatic arterial infusion chemotherapy,HAIC)和经动脉放疗栓塞(transarterial radioembolization,TARE)等治疗模式。目前公认介入治疗可以作为肝癌非手术治疗的最常用的方法之一。肝细胞癌的血供有 95%~99% 来自于肝动脉,这为肝癌的介入治疗提供了解剖学基础。经肝动脉灌注化疗时肝脏局部的药物浓度明显高于经静脉途径给药,且肝脏的药物浓度高于全身 100~400 倍,因此可提高治疗效果并且减轻全身不良反应。

有文献报道,单独行 TACE 治疗中、晚期肝癌的 mOS 可达 26.1 个月[19]。TACE 目前被定位为一种肝癌的姑息性治疗方法,应合理地选择治疗适应证,并与其他治疗方法合理配合以提高肝癌治疗效果。另外，多项临床研究证实 HAIC 治疗亦有良效[20-22]。

根据栓塞剂不同，TACE 可分为①常规 TACE（conventional-TACE，cTACE）：通常指经皮将导管超选择插管至肝癌的供血动脉内，先采用带有化疗药物的碘化油乳剂对肝癌的供血动脉末梢进行栓塞，然后选择吸收性明胶海绵、空白微球或聚乙烯醇（polyvinyl alcohol，vinylalcohol polymer，PVA）等颗粒栓塞剂加强栓塞效果；②药物洗脱微球 TACE（drug eluting beads-TACE，DEB-TACE）：通常指采用化疗药物洗脱微球栓塞肝癌的供血动脉。TARE 是指将放射性核素经供血动脉注入肿瘤内对肿瘤进行放射性治疗，由于价格昂贵，国内尚未广泛开展。

（二）治疗前评估

在治疗前应对患者的全身情况、肿瘤情况及肝功能进行全面评价。通常采用 ECOG 评分、PS 评分评价患者的全身情况，可以结合 BCLC 分期、中国《原发性肝癌诊疗规范（2017 年版）》，采用 Child-Pugh 分级等评价肝功能。根据评估结果判定是否符合 TACE 治疗的适应证，参照《中国肝细胞癌经动脉化疗栓塞治疗临床实践指南》，制订具体的治疗方案。

（三）基本治疗原则

1. 严格掌握临床适应证。

2. 强调超选择插管至肿瘤的供养血管内治疗。

3. 强调保护患者的肝功能。

4. 强调治疗的规范化和个体化。

5. 如果经过反复的 TACE 治疗后肿瘤病灶仍然继续进展，应该考虑换用或联合其他治疗方法，如外科手术、局部消融和系统治疗以及放疗等。

二、介入治疗药物选择

（一）化疗药物

单药方案常用表柔比星、多柔比星或顺铂,两药或三药方案往往采用铂类、氟尿嘧啶(5-FU)、羟喜树碱(HCPT)等。欧洲肝脏研究学会和欧洲癌症治疗研究组织《肝细胞癌临床管理指南》(EASL-EORTC 指南)推荐 TACE 的用量为多柔比星或顺铂 $50\sim75mg/m^2$,也有指南推荐用量为多柔比星 30~100mg、顺铂 50~100mg。近年来的研究表明[21],采用 FOLFOX 方案用于 HAIC 治疗进展期肝癌,取得优于索拉非尼的疗效(PFS 7.1 个月 *vs.* 3.3 个月,OS 14.5 个月 *vs.* 7.0 个月,*P*<0.001)。尚无标准的用药或联合用药方案以及周期,建议根据患者的体质状况、体表面积、肿瘤负荷、肝肾功能状况、既往用药情况和是否联合应用等选择药物、配伍、用量及治疗时间。

（二）栓塞剂

碘化油可作为化疗药物的载体,使化疗药物在肿瘤内缓慢释放,延长化疗药物与肿瘤细胞接触并发挥作用的时间。通常碘化油与化疗药物溶液的体积比为 2∶1,推荐使用非离子型对比剂溶解药物制备化疗药物溶液。碘化油与化疗药物应充分混合成乳剂,从而提高其稳定性。碘化油乳剂应在术中配制后立即使用。碘化油的用量可以根据肿瘤的血供情况而定:富血供肿瘤为 2~3ml/cm 直径,乏血供肿瘤为 1ml/cm 直径,总量建议不超过 20ml。对于体积较大的肿瘤,建议在碘化油乳剂栓塞的基础上加用颗粒栓塞剂,如吸收性明胶海绵。

药物性洗脱微球是一种可携带化疗药物的栓塞

剂,在肝癌的治疗中应用越来越广泛。目前治疗肝癌的 DEB-TACE 常载用蒽环类药物。

(三)放射性核素

将可发射射线的放射性核素载于栓塞微球或其他载体上,通过高剂量的射线对肿瘤进行放射治疗[23]。目前所用的药物有 ^{131}I 美妥昔单抗注射液、^{90}钇栓塞微球)等。多项研究的 meta 分析[50]表明,采用 ^{90}钇栓塞微球的 TARE 对于伴有门静脉癌栓的肝癌治疗安全、有效。

三、评估与调整

对于肝癌介入治疗的患者需进行不良反应和疗效评估。术中的不良反应主要包括对造影剂和化疗药物过敏、胆心反射、疼痛以及恶心、呕吐等,术后的不良反应及并发症主要包括肝肾功能异常、骨髓抑制、消化道出血、异位栓塞、肝脓肿及胆汁瘤等,一般经过对症治疗后以上不良反应多可完全恢复,但如出现严重的并发症则需考虑调整治疗方案。疗效评估方法包括血清肿瘤标志物(AFP 等)测定、肝脏和胸部 CT 或 MRI 等。血清肿瘤标志物变化仅供参考,不能单纯依据血清肿瘤标志物变化判断疗效,应结合临床症状及影像学评估综合判断。

影像学检查是介入治疗疗效评价的必要手段,一般于患者介入治疗后的 4~6 周进行。随访肝脏增强 CT/MRI,根据 RECIST1.1 和 mRECIST 标准判定疗效。若影像学结果显示肝癌病灶碘化油沉积浓密或肿瘤组织坏死,且病灶无增大和没有新发病灶,暂时不再行 TACE 治疗。如果需要进行再次或多次 TACE 治疗时,应根据患者的疗效、既往用药的不良反应情况以及当前患者的肝功能储备、体力评分等调整药物配伍和用量。

值得指出的是,肝癌的 TACE 治疗应强调个体化,即根据患者的疾病分期、一般状态、肿瘤负荷等综合因素采取相应的综合治疗方案,如 TACE 联合二期手术、消融、局部放疗、靶向药物或免疫治疗等。

第四节　晚期肝癌治疗的合理用药

一、晚期肝癌的系统化疗

(一)概况

既往的观念认为,晚期肝癌的系统化疗总体疗效欠佳,传统药物包括多柔比星、顺铂、丝裂霉素等的疗效比较差,客观有效率低,晚期患者经常面临无药可用的困境。近年来,随着以奥沙利铂为主的一系列高效低毒的新型细胞毒性药物在临床的广泛应用及临床研究的不断完善和进步,肝癌不适合系统化疗的传统观念已经受到质疑和挑战,一系列的临床研究业已证实奥沙利铂单药或联合其他药物(包括化疗药物或分子靶向药物)治疗晚期肝癌能够带来病情控制和一定的生存获益。

(二)治疗评估及用药原则

肝癌患者的体质较差,且常合并基础肝病存在,因此在治疗过程中应定期对患者的全身情况、肿瘤情况及肝功能、不良反应和疗效进行全面评价。常采用 KPS 评分或 ECOG 评分评价患者的全身情况,采用 BCLC 分期系统进行分期,采用 Child-Pugh 分级评价肝功能,其他评估手段包括体检、全血细胞计数、血生化检查、血清肿瘤标志物 AFP 测定、胸/腹/盆腔 CT 或 MRI 等。对于 ECOG 评分≤2 或 KPS 评分≥70 分、肝功能 Child-Pugh A 级或较好的 B 级（≤7 分）患者，可以选择以奥沙利铂全身性化疗为主的综合治疗，治疗后根据 RECIST1.1 标准评价疗效和 NCI CTC AE 4.03 标准评价不良反应。对于身体条件较差无法化疗的患者，应给予最佳支持治疗。

（三）治疗目标和策略

晚期肝癌的治疗目标主要是减轻症状，提高生活质量，尽可能地延长患者的带瘤生存时间。由于目前化疗方案的疗效有限，并且具有一定的毒副作用，同时患者大多数合并有基础肝病、肝功能储备可能不足，因此治疗前必须充分评估患者的身体状态、经济条件以及治疗意愿等，制订个体化的治疗方案。

（四）治疗药物选择

在 EACH 研究发表之前，晚期肝癌的系统化疗缺乏高水平的、基于循证医学的证据支持，因此并没有标准药物或方案。EACH 研究[24] 是一项开放、随机对照的国际多中心Ⅲ期临床研究，该研究共纳入 371 例不适于手术或局部治疗的晚期 HCC 患者，其中中国患者占 75%。结果表明，与单药多柔比星相比，FOLFOX4 方案治疗显著延长中位无进展生存期（mPFS）（1.77 个月 $vs.$ 2.93 个月，$P<0.001$）、ORR（2.67% $vs.$ 8.15%，$P=0.02$）和 DCR（31.55% $vs.$ 52.17%，$P<0.000\ 1$）；进一步随访 7 个月后的分析显示，FOLFOX4 组的 OS 持续有获益（6.47 个月 $vs.$ 4.90 个月，$P=0.04$）。其主要目标人群即中国患者群中，FOLFOX4 组的 mOS 显著延长（5.9 个月 $vs.$ 4.3 个月，$P=0.028\ 1$），同时 mPFS、ORR 和 DCR 也继续显示出明显的优势。在毒性方面，FOLFOX4 组的中性粒细胞减少和神经毒性发生率略高于对照组，但两组患者的 3/4 级不良反应发生率并

无明显差异。因此,2013 年 3 月 12 日国家药品监督管理局已正式批准含奥沙利铂的 FOLFOX4 方案用于治疗晚期肝癌的新适应证。自 2015 年起,美国 NCCN 指南已经连续 5 年收录和推荐,将包含奥沙利铂的系统化疗列为可选治疗方案。另外一项研究发现[25],对于索拉非尼耐药的晚期原发性肝癌患者,FOLFOX4 或 XELOX 方案二线治疗具有一定的疗效,不良反应可以耐受,因此含奥沙利铂的系统化疗在原发性肝癌中作为一、二线治疗的选择。

此外,含奥沙利铂的系统化疗联合索拉非尼已有多项Ⅱ期临床研究报告[26],包括法国的 GOTEXT 研究和中国香港、新加坡肝癌协作组的多中心Ⅱ期临床研究等,联合治疗可使 ORR 有所提高,且 TTP、PFS 和 OS 都得到延长,并且安全性良好,结果提示含奥沙利铂的系统化疗与索拉非尼具有协同作用。对于体力状态和肝功能良好的患者可以考虑采用此联合治疗方案,但目前此方案尚缺乏随机对照试验研究提供高级别的证据。

（五）晚期肝癌常用的联合化疗方案

1. FOLFOX 4 方案　奥沙利铂 85mg/m²,静脉滴注 2 小时,d1;亚叶酸钙 200mg/m²,静脉滴注 2 小时,d1~2;氟尿嘧啶 400mg/m²,静脉推注,d1,然后 600mg/m²,持续静脉滴注 22 小时,d1~2。q2w。

2. XELOX 方案　奥沙利铂 130mg/m²,静脉滴注 2 小时,d1;卡培他滨每日总量为 625~1 250mg/m²,口服,2 次/d,d1~14。q3w。

二、晚期肝癌分子靶向治疗

（一）分类

1. 多靶点酪氨酸激酶抑制剂　索拉非尼、瑞戈非尼、仑伐替尼和卡博替尼等。

2. 单克隆抗体类　雷莫芦单抗等。

（二）作用机制

1. 索拉非尼（sorafenib）　是一种多激酶抑制剂，可抑制 RAF/MEK/ERK 信号通路活性而抗肿瘤细胞增殖，还可抑制血管表皮生长因子受体（vascular endothelial growth factor receptor，VEGFR）和血小板衍生因子受体（platelet-derived growth factor receptor，PDGFR）下游信号通路而发挥抗血管生成作用。

2. 瑞戈非尼（regorafenib）　是一种多靶点受体酪氨酸激酶抑制剂，其靶点包括 VEGFR1~3、PDGFR-β、成纤维细胞生长因子受体（fibroblast growth factor receptor，FGFR）1、c-Raf 等，具有抗血管生成、抗肿瘤细胞增殖、抑制肿瘤细胞迁移以及免疫调节等作用，其靶点较多，药理活性较强。

3. 仑伐替尼（lenvatinib）　是一种多靶点受体酪氨酸激酶抑制剂，可抑制 VEGFR1~3 和其他与病理性新生血管、肿瘤生长及癌症进展相关的受体酪氨酸激酶（RTK），包括 FGFR1~4、PDGFR-α、KIT 和 RET。

4. 卡博替尼（cabozantinib）　是一种多靶点的小分子酪氨酸激酶抑制剂，主要靶点为 MET、VEGFR1、VEGFR2、VEGFR3、ROS1、RET、AXL、NTRK 及 KIT。

5. 雷莫芦单抗（ramucirumab）　是一种 VEGFR2 拮抗剂，通过特异性地结合该位点，阻止 VEGFR 的配体 VEGF-A、VEGF-C 和 VEGF-D 的结合，从而阻止 VEGFR2 激活，发挥抗血管生成作用。

（三）分子靶向药物的治疗方案

分子靶向治疗适用于肝功能 Child-Pugh A 级或较好的 B 级（≤7 分）。

1. 一线治疗及方案

（1）索拉非尼：单药或联合 TACE。400mg，口服，bid，持续服用。

1）索拉非尼治疗晚期 HCC 的第一个全球多中心、随机安慰剂对照Ⅲ期临床研究（SHARP 研究）显示[27]，索拉非尼可显著延长患者的总生存时间（mOS 10.7 个月 *vs.* 7.9 个月），且安全性较好。基于此，2008 年 FDA 批准索拉非尼一线治疗晚期 HCC 的适应证。

2）Oriental[28]研究中索拉非尼组也较安慰剂组显示出 mOS 延长（6.5 个月 *vs.* 4.2 个月），这两项研究使得索拉非尼成为晚期肝细胞癌的标准一线治疗，2009 年国家食品药品监督管理局正式批准其在中国上市。

3）GIDEON 真实世界研究[51]提示，肝功能 Child-Pugh B/C 级的肝癌患者使用索拉非尼的安全性与 Child-Pugh A 级的患者类似，但疗效明显降低，对部分患者（较好的 B 级，≤7 分）可酌情使用索拉非尼治疗。因此，索拉非尼已获得包括我国在内的全球 180 多个国家/地区的药监部门批准，用于一线治疗无法手术或远处转移的 HCC 患者，并且列入多国的肝癌临床实践指南和推荐。

不良反应以皮肤表现（手足皮肤反应和皮疹/脱屑）最多，血压升高、蛋白尿、腹泻、肝功异常也是常见不良反应，其他表现包括出血、乏力、纳差、恶心、呕吐、食欲减退、体重减轻、声音嘶哑以及脱发等。

（2）仑伐替尼：8mg（体重 <60kg）或 12mg（体重 ≥60kg），口服，qd，持续服用。

REFLECT 研究（*n*=954）是仑伐替尼对比索拉非尼一线治疗不可切除 HCC 的国际多中心、随机、Ⅲ期临床研究[29]。结果显示，仑伐替尼与索拉非尼相比在 OS

上达到非劣效性终点,mOS 为 13.6 个月 *vs.*12.3 个月,无统计学差异;仑伐替尼的 mPFS(7.4 个月 *vs.* 3.7 个月)、mTTP(8.9 个月 *vs.* 3.7 个月)、ORR(24% *vs.* 9%)均优于索拉非尼;其中中国患者亚群的仑伐替尼组 mOS 达到优效,且延长 4.8 个月;同时,对于 HBV 相关性 HCC,仑伐替尼具有生存获益的优势;在安全性方面,仑伐替尼与索拉非尼无明显差异。2018 年 9 月,国家药品监督管理局已经批准仑伐替尼用于晚期肝癌的一线治疗。

常见不良反应包括高血压、疲乏、腹泻、食欲下降、体重降低、关节痛/肌痛、腹痛、掌趾红肿综合征、蛋白尿、出血事件、发声困难、甲状腺功能减退症和恶心;少见不良反应包括可逆性后部脑病综合征(PRES)/可逆性后部白质脑病综合征(RPLS)、胃肠穿孔或胃肠瘘、Q-T 间期延长等。

2. 二线治疗及方案

(1)瑞戈非尼:160mg,口服,qd,d1~21,休息 7 天,q4w。

2016 年瑞戈非尼二线治疗晚期 HCC 的 RESOURSE 研究取得成功[30],结果显示瑞戈非尼可较安慰剂显著延长 mOS(10.6 个月 *vs.* 7.8 个月,*P*<0.000 1)和 mPFS(3.1 个月 *vs.* 1.5 个月,*P*<0.000 1),瑞戈非尼的 ORR 达 11%。其中,索拉非尼序贯瑞戈非尼患者的 mOS 可达到 26 个月。美国 FDA 和我国 NMPA 已经相继批准瑞戈非尼适用于索拉非尼耐药或不能耐受的晚期肝癌患者。

最常见的不良反应包括乏力/疲乏、食欲降低、手足皮肤反应(掌足红肿、PPE)、腹泻、口腔黏膜炎、体重减轻、感染、高血压和发声困难等。

(2)卡博替尼:60mg,口服,qd,持续服用。

2019年,美国FDA已经批准卡博替尼用于晚期肝癌患者的二线治疗。本次获批基于CELESTIAL研究[31],与安慰剂相比,使用卡博替尼治疗的mOS(10.2个月 *vs.* 8.0个月)提高2.2个月,死亡风险降低24%;mPFS为5.2个月 *vs.* 1.9个月,疾病进展或死亡风险降低56%。在先前仅接受过索拉非尼治疗的晚期HCC患者中,mOS(11.3个月 *vs.*7.2个月)和mPFS(5.5个月 *vs.* 1.9个月)的获益更为明显,但在我国尚未获批肝癌的适应证。

（3）雷莫芦单抗:8mg/kg,静脉滴注,d1,q2w。

REACH-2研究结果显示[32],与对照组相比,雷莫芦单抗显著提高患者(AFP≥400ng/ml的HCC)的mOS(8.5个月 *vs.* 7.3个月)和mPFS(2.8个月 *vs.* 1.6个月)。REACH-2是肝癌领域第一个基于生物标志物选择患者的阳性临床研究,证实血清AFP可以作为一种潜在的生物标志物用于筛查可从雷莫卢单抗治疗中受益的晚期HCC患者。2018年《中国临床肿瘤学会(CSCO)原发性肝癌诊疗指南》将雷莫芦单抗写入晚期肝癌二线治疗的ⅠA类Ⅱ级专家推荐。2019年5月21日,FDA批准雷莫芦单抗用于经索拉非尼治疗后且AFP≥400ng/ml的肝细胞癌患者,但在我国尚未批准该适应证。

三、晚期肝癌免疫治疗

近年来,以免疫检查点抑制剂(抗CTLA-4、PD-1/PD-L1单抗)为代表的新型肿瘤免疫治疗多种肿瘤获得突破性进展。基于CheckMate-040[34]和KEYNOTE-224[35]两项Ⅱ期临床研究结果,美国FDA分别有条件地批准纳武利尤单抗和帕博利珠单抗用于晚期肝癌的二线治疗。我国自主生产的PD-1单抗也进行了一系列临床研究,近期将可能获批肝癌的适应证。

(一)肝癌免疫治疗药物

目前的免疫治疗只有帕博利珠单抗和纳武利尤单抗获批 HCC 二线治疗的适应证,相比较于 HCC 二线治疗的其他选择如瑞戈非尼、卡博替尼、雷莫芦单抗等,帕博利珠单抗和纳武利尤单抗在临床研究中获得更高的 ORR 率(约 20%)和较长的 OS,安全性良好。在一些早期研究中,免疫治疗与抗血管生成治疗、化疗联合更是带来 ORR 的进一步提高。

1. 纳武利尤单抗　3mg/kg,静脉滴注,d1,q2w。

(1)纳武利尤单抗是全人源化的 IgG4 单克隆抗体[33],可以特异性地阻断 PD-1 通路介导的免疫检查点信号,从而恢复受抑制的 T 细胞抗肿瘤活性。在多种实体肿瘤中都展现出明确的抗肿瘤活性。

(2)在 CheckMate-040 研究中[34],总体 ORR 为 16.8%;其中,索拉非尼未治的患者其 mOS 达到 28.6 个月,而索拉非尼治疗失败后的患者其 mOS 在剂量爬坡队列和剂量扩展队列分别为 15.0 和 15.6 个月。该研究中,亚洲患者约占 50%,其 mOS 为 14.9 个月。研究中还检测肿瘤组织 PD-L1 的表达,无论 PD-L1 表达阳性或阴性,均观察到肿瘤的缓解。在安全性方面,纳武利尤单抗治疗晚期 HCC 与其他肿瘤相似,未出现新的安全警示。2017 年 9 月 23 日,纳武利尤单抗率先被 FDA 批准用于索拉非尼治疗后进展的晚期 HCC 的二线治疗。

2. 帕博利珠单抗　每次 200mg,静脉滴注,d1,q3w。

2018 年 11 月 9 日,帕博利珠单抗也被 FDA 批准用于接受过索拉非尼治疗后进展的 HCC 患者,这是继纳武利尤单抗之后第二个获批肝癌适应证的 PD-1 单抗。其主要依据来自于 KEYNOTE-224[35] 研究, 103 例患者的 ORR 为 17%, PFS 为 4.9 个月, OS 为 12.9 个月。患者的耐受性良好, 最常见的 3 级不良反应为谷草转氨酶升高（7%）、谷丙转氨酶升高（4%）和乏力（4%）, 1 例出现治疗相关的 4 级高胆红素血症, 1 例因治疗相关的溃疡性食管炎死亡。

（二）国内治疗选择

但应该注意到, KEYNOTE-224 和 CheckMate-040 都是单臂 Ⅱ 期临床研究, 证据级别略低; 特别是新近帕博利珠单抗二线治疗 HCC 的 Ⅲ 期临床研究（KEYNOTE-240）和纳武利尤单抗对比索拉非尼一线治疗 HCC 的 Ⅲ 期临床研究（CheckMate-459）均未能达到预设的主要研究终点指标, 宣告失败[36-37]。因此, 这 2 种药物治疗 HCC 的确切疗效还需要积累更多的数据来支持。NCCN 已经将帕博利珠单抗改列为 2B 类推荐, ESMO 将帕博利珠单抗和纳武利尤单抗都列为 ⅢB 类推荐, 国内尚未获批肝癌的适应证。

此外, 目前尚缺乏明确的可以预测 PD-1 单抗疗效的生物标志物。在 KEYNOTE-224 中, 亚组分析显示肿瘤细胞和免疫细胞 PD-L1 联合评分（CPS）似乎可以预测更高的客观缓解率, 而在 CheckMate-040 中则没有发现此种现象。除此之外, 未发现肝炎背景、AFP 水平等因素与 PD-1 单抗疗效相关。因此, 选择治疗时应慎重考虑, 并且要与患者和家属进行充分沟通, 取得知情同意。

（三）免疫治疗药物的使用注意事项

1. 疗效评估　在上述 PD-1 单抗治疗 HCC 的临床研究中都以 RECIST 1.1 为主要终点评价标准, 此外 CheckMate-040 还将 mRECIST 作为探索性终点, 而

KEYNOTE-224 中 RECIST 1.1 首次判断进展后需要经 irRECIST 标准确认[38]。后来，为了统一临床研究中评估免疫治疗疗效的评价标准，RECIST 工作小组出台全新的标准《实体瘤免疫疗效评价标准（iRECIST）》。目前 PD-1 单抗治疗 HCC 的疗效评价主要还是以 RECIST 1.1 标准为主，但是考虑到 PD-1 单抗特殊的作用机制，对于首次影像学进展的患者，如果患者存在临床获益、症状稳定且药物耐受性良好，应经 iRECIST 标准再次确认进展。另外，需要警惕的是接受 PD-1 治疗的部分患者在治疗初期会出现超进展现象，尤其是超过 65 岁的老年患者。

2. 不良反应管理 必须重视免疫治疗相关不良事件（irAEs）的管理。由于作用机制不同，免疫治疗具有完全不同于既往化疗和靶向治疗的不良反应谱，即使是与传统治疗相似的不良反应也可能具有不同的机制。

总体而言，irAEs 最常出现皮肤、胃肠道、内分泌系统、肝脏损害，但是任何器官和系统都可能受累。大部分 irAEs 是轻至中度的，但也可能出现危及生命的严重 irAEs。irAEs 通常在治疗开始后数周出现，也可能在治疗结束后 1 年方才出现。加深对 irAEs 的认识，早期发现，早期干预是免疫治疗相关不良事件管理的关键。在我国大多数肝癌为 HBV 相关性肝癌，虽然在 KEYNOTE-224 和 CheckMate-040 研究中未发现 PD-1 单抗治疗过程中肝炎病毒的激活，但仍需严密监控肝炎病毒的活跃程度和进行抗 HBV 治疗。KEYNOTE-224 和 CheckMate-040 研究中，通过抗病毒治疗，使 HBV 病毒载量低于 100IU/ml 的患者可以很好地耐受 PD-1 单抗治疗（可参照本章第五节）。

3. 中医药治疗 国家药品监督管理局已经批准

若干种现代中药制剂[39-45]，多年来，这些药物在临床上广泛应用，积累了许多实践经验，但是大多数缺乏严格设计的高质量的随机对照、多中心临床试验资料。

第五节 基础肝病的治疗

在我国，大多数 HCC 患者都存在肝炎、肝硬化和肝功能异常等基础肝病。即在同一患者、同一时间和同一脏器也存在 2 类截然不同的疾病，基础肝病与 HCC 常常互相影响，形成恶性循环。而在临床实践中，基础肝病带来的负面影响往往被忽视。一些晚期 HCC 患者的直接死因往往不是肿瘤本身，而是伴随的基础肝病及其并发症。因此，必须高度重视基础肝病，在进行诊断、治疗和临床研究时必须全面考虑、统筹兼顾和全程管理。基础肝病的治疗包括抗病毒治疗、保护肝功能、利胆和其他支持对症治疗等。

病毒性肝炎是我国肝癌的主要病因，主要是 HBV 感染引起的乙型肝炎和 HCV 感染引起的丙型肝炎[46]，对于具有 HBV/HCV 感染背景的肝癌患者，抗病毒治疗非常重要，同时应特别注意检查和监测病毒定量（HBV-DNA 和 HCV-RNA）。

1. HBV 相关性肝癌　发现 HBV 复制活跃（HBV-DNA≥1 000copies/ml），必须先行抗病毒治疗，待 HBV 滴度下降后再行抗肿瘤治疗（包括局部治疗以及全身系统治疗）；即使 HBV-DNA 定量不高，如果 HBsAg(+) 和 / 或 HBcAb(+)，也推荐在抗肿瘤治疗前加用抗病毒治疗；对于 HBsAg 阴性但抗-HBC 阳性者，应密切监测 ALT、HBV-DNA 和 HBsAg；抗 HBV 治疗优先应优先选用耐药屏障高的核苷（酸）类似物[恩替卡韦、替诺福韦（TDF）

或丙酚替诺福韦（TAF）]，并长期服用。由于替比夫定、阿德福韦酯和拉米夫定存在明显的劣势，有关应用存在争议。对于仅接受监测但未进行预防性抗 HBV 治疗的患者，应每隔 1~3 个月检测 HBV-DNA 水平。预防性抗 HBV 治疗结束后，仍应监测至 12 个月[47-48]。

2. HCV 相关性肝癌　在肝功能允许的情况下，可以参考《丙型肝炎防治指南（2019 年更新版）》[49]，慢性 HCV 感染的抗病毒治疗已经进入直接抗病毒药物（DAA）的泛基因型时代，是否在抗肿瘤治疗的同时应用 DAAs 需进行个体化方案制定。

参考文献

［1］BRAY F, FERLAY J, SOERJOMATARAM I, et al. Global cancer statistics 2018: GLOBOCAN estimates of incidence and mortality worldwide for 36 cancers in 185 countries[J]. CA Cancer J Clin, 2018, 68（6）: 394-424.

［2］郑荣寿, 孙可欣, 张思维, 等. 2015 年中国恶性肿瘤流行情况分析[J]. 中华肿瘤杂志, 2019, 41（1）: 19-28.

［3］中国临床肿瘤学会指南工作委员会. 中国临床肿瘤学会（CSCO）原发性肝癌诊疗指南（2018. V1）[M]. 北京: 人民卫生出版社, 2018.

［4］European Association for the Study of the Liver. EASL clinical practice guidelines: management of hepatocellular carcinoma [J]. J Hepatol, 2018, 69（1）: 182-236.

［5］TANG Z Y, UY Y Q, ZHOU X D, et al. Cytoreduction and sequential resection for surgically verified unresectable hepatocellular carcinoma: evaluation with analysis of 72 patients [J]. World J Surg, 1995, 19（6）: 784-789.

［6］陈晓泓, 张博恒, 邱双健, 等. 肝细胞癌根治术后辅助性肝动脉化疗栓塞对远期复发的影响[J]. 中华肝脏病杂志,

2010,18(8):599-603.

[7] ZHONG J H,LI H,LI L Q,et al. Adjuvant therapy options following curative treatment of hepatocellular carcinoma:a systematic review of randomized trials[J]. Eur J Surg Oncol, 2012,38(4):286-295.

[8] KE-WEI L,TIAN-FU W,XI L,et al. The effect of postoperative TACE on prognosis of HCC with microscopic venous inva sion [J]. Hepatogastroenterology,2012,59(118):1944-1946.

[9] PENG B G,HE Q,LI J P,et al. Adjuvant transcatheter arterial chemoembolization improves efficacy of hepatectomy for patients with hepatocellular carcinoma and portal vein tumor thrombus[J]. Am J Surg,2009,198(3):313-318.

[10] ZHONG J H,LI L Q. Postoperative adjuvant transarterial chemoembolization for participants with hepatocellular carcinoma:a meta-analysis[J]. Hepatol Res,2010,40(10): 943-953.

[11] 程树群,吴孟超,陈汉,等. 肝癌患者术后肝动脉化疗栓塞联合胸腺肽治疗预防复发的随机对照研究[J]. 中华肿瘤杂志,2004,26(5):305-307.

[12] KUBO S,NISHIGUCHI S,HIROHASHI K,et al. Effects of long-term postoperative interferon α-2b therapy on intrahepatic recurrence after resection of hepatitis c virus-related hepatocellular carcinoma:a randomized,controlled trial[J]. Ann Intern Med,2001,134(10):963-967.

[13] LO C M,LIU C L,CHAN S C,et al. A randomized,controlled trial of postoperative adjuvant interferon therapy after resection of hepatocellular carcinoma[J]. Ann Surg,2007,245(6): 831-842.

[14] 徐建波,祁付珍,许刚,等. 干扰素辅助化疗乙肝相关性肝癌术后患者的 Meta 分析[J]. 中华肝胆外科杂志,2014,20 (2):81-84.

[15] JI J,SHI J,BUDHU A,et al. MicroRNA expression,survival, and response to interferon in liver cancer[J]. N Engl J Med,

2009,361(15):1437-1447.

[16] QIU S J,ZHOU Z G,SHEN F,et al. A multicenter, randomized,observation controlled clinical trial to evaluate the efficacy and safety of thymalfasin adjuvant therapy in patients with HBV-related HCC after curative resection-first announcement of the protocol[J]. Expert Opinion on Biological Therapy,2015,15(suppl 1):133-137.

[17] LIANG Y R,GUO Z,JIANG J H,et al. Thymosin α_1 therapy subsequent to radical hepatectomy in patients with hepatitis B virus-associated hepatocellular carcinoma:a retrospective controlled study[J]. Oncology Letters,2016,12(5):3513-3518.

[18] CHEN Q,SHU C,LAURENCE A D,et al. Effect of Huaier granule on recurrence after curative resection of HCC:a multicentre,randomised clinical trial[J]. Gut,2018,67(11):2006-2016.

[19] KUDO M,HAN G,FINN R S,et al. Brivanib as adjuvant therapy to transarterial chemoembolization in patients with hepatocellular carcinoma:a randomized phase Ⅲ trial[J]. Hepatology,2014,60(5):1697-1707.

[20] HE M K,LE Y,LI Q J,et al. Hepatic artery infusion chemotherapy using mFOLFOX versus transarterial chemoembolization for massive unresectable hepatocellular carcinoma:a prospective non-randomized study[J]. Chin J Cancer,2017,36(1):83.

[21] LYU N,KONG Y,MU L,et al. Hepatic arterial infusion of oxaliplatin plus fluorouracil/leucovorin versus sorafenib for advanced hepatocellular carcinoma[J]. J Hepatol,2018,69(1):60-69.

[22] LYU N,LIN Y,KONG Y,et al. FOXAI:a phase Ⅱ trial evaluating the efficacy and safety of hepatic arterial infusion of oxaliplatin plus fluorouracil/leucovorin for advanced hepatocellular carcinoma[J]. Gut,2018,67(2):395-396.

[23] LIAPI E,GESCHWIND J-FH. Intra-arterial therapies for hepatocellular carcinoma:where do we stand? [J]. Ann Surg Oncol,2010,17(5):1234-1246.

[24] QIN S,BAI Y,LIM H Y,et al. Randomized,multicenter, open-label study of oxaliplatin plus fluorouracil/leucovorin versus doxorubicin as palliative chemotherapy in patients with advanced hepatocellular carcinoma from Asia[J]. J Clin Oncol,2013,31(28):3501-3508.

[25] 王锋,秦叔逵,华海清,等. 含奥沙利铂化疗方案治疗对索拉非尼耐药的晚期原发性肝癌的临床观察[J]. 临床肿瘤学杂志,2014,19(3):226-230.

[26] SHAO Y Y,SHAU W Y,CHAN S Y,et al. Treatment efficacy differences of sorafenib for advanced hepatocellular carcinoma:a meta-analysis of randomized clinical trials[J]. Oncology,2015,88(6):345-352.

[27] LLOVET J M,RICCI S,MAZZAFERRO V,et al. Sorafenib in advanced hepatocellular carcinoma[J]. N Engl J Med,2008, 359(4):378-390.

[28] CHENG A L,KANG Y K,CHEN Z,et al. Efficacy and safety of sorafenib in patients in the Asia-Pacific region with advanced hepatocellular carcinoma:a phase Ⅲ randomised, double-blind,placebo-controlled trial[J]. Lancet Oncol, 2009,10(1):25-34.

[29] KUDO M,FINN R S,QIN S,et al. Lenvatinib versus sorafenib in first-line treatment of patients with unresectable hepatocellular carcinoma:a randomised phase 3 non-inferiority trial[J]. Lancet,2018,391(10126):1163-1173.

[30] BRUIX J,QIN S,MERLE P,et al. RESORCE inve stigators. Regorafenib for patients with hepatocellular carcinoma who progressed on sorafenib treatmen(RESORCE):a randomised, double-blind,placebo-controlled,phase 3 trial[J]. Lancet, 2017,389(10064):56-66.

[31] ABOU-ALFA G K,MEYER T,CHENG A L,et al.

Cabozantinib in patients with advanced and progressing hepatocellular carcinoma[J]. N Engl J Med,2018,379(1):54-63.

[32] ZHU A X,KANG Y K,YEN C J,et al. Ramucirumab after sorafenib in patients with advanced hepatocellular carcinoma and increased α-fetoprotein concentrations(REACH-2):a randomised,double-blind,placebo-controlled,phase 3 trial [J]. Lancet Oncol,2019,20(2):282-296.

[33] BRAHMER J R,HAMMERS H,LIPSON E J. Nivolumab: targeting PD-1 to bolster antitumor immunity[J]. Future Oncol,2015,11(9):1307-1326.

[34] EI-KHOUEIRY A B,SANGRO B,YAU T,et al. Nivolumab in patients with advanced hepatocellular carcinoma(CheckMate 040):an open-label,non-comparative,phase 1/2 dose escalation and expansion trial[J]. Lancet,2017,389(10088): 2492-2502.

[35] Zhu AX,et al. Pembrolizumab in patients with advanced hepatocellular carcinoma previously treated with sorafenib (KEYNOTE-224):a non-randomised,open-label phase 2 trial. Lancet Oncol,2018,19(7):940-952.

[36] FINN R S,RYOO B Y,MERLE P,et al. Results of KEYNOTE-240:phase 3 study of pembrolizumab(Pembro)vs best supportive care(BSC)for second line therapy in advanced hepatocellular carcinoma(HCC)[J]. J Clin Oncol,2019,37 (15_suppl):4004.

[37] Sangro B,Park J-W,Cruz CMD,et al. A randomized, multicenter,phase 3 study of nivolumab vs sorafenib as first-line treatment in patients(pts)with advanced hepatocellular carcinoma(HCC):CheckMate-459 [J]. J Clin Oncol,2016, 34(15_suppl):LBA 101.

[38] NISHINO M,GIOBBIE-HURDER A,GARGANO M,et al. Developing a common language for tumor response to immunotherapy:immune-related response criteria using

unidimensional measurements[J]. Clin Cancer Res,2013,19
(14):3936-3943.

[39] 成远,华海清.榄香烯治疗原发性肝癌的研究进展[J].临
床肿瘤学杂志,2017,22(10):950-953.

[40] 路大鹏,王玉强,赵卫林,等.康莱特联合肝动脉化疗栓塞
术治疗肝癌的临床研究[J].世界临床医学,2017,11(5):
70-72.

[41] 田怀平,高蕙敏,杨萍,等.华蟾素联合肝动脉化疗栓塞治
疗原发性肝癌的疗效与安全性 Meta 分析[J].世界中医
院,2016,11(10):2151-2155.

[42] 陈乃杰,吴丹红,赖义勤,等.消癌平联合化疗治疗中晚期
肝癌的临床分析[J].光明中医,2009,24(6):1111-1112.

[43] 刘冬梅.肝复乐胶囊联合肝动脉栓塞化疗治疗晚期肝癌
的疗效观察[J].临床医药文献杂志,2016,3(2):235-236.

[44] 马文华,李娜,邹长鹏,等.金龙胶囊联合 TACE 治疗肝癌
随机对照试验的系统评价[J].世界科学技术-中医药现代
化,2016,18(4):692-698.

[45] 杨玉雪,何璇,文建霞,等.艾迪注射液与肝动脉栓塞化疗
联合治疗原发性肝癌的系统评价[J].中国医院用药评价
与分析,2016,16(12):1588-1593.

[46] ARZUMANYAN A,REIS H M,FEITELSON M A. Pathogenic
mechanisms in HBV-and HCV-associated hepatocellular
carcinoma[J]. Nat Rev Cancer,2013,13(2):123-135.

[47] 肝细胞癌抗病毒治疗专家组,中华医学会肝病学分会.
HBV/HCV 相关性肝细胞癌抗病毒治疗专家共识[J].临
床肿瘤学杂志,2014,19(5):452-459.

[48] 中华医学会肝病学分会,中华医学会感染病学分会.中国
慢性乙型肝炎防治指南(2015 年版)[J].中国肝脏病杂志
(电子版),2015,7(3):1-18.

[49] 中华医学会肝病学分会,中华医学会感染病学分会.丙
型肝炎防治指南(2019 年版)[J].中国临床感染病杂志,
2019,13(1):1-18.

[50] ZHANG Y,LI Y,JI H,et al. Transarterial Y90 radioembolization

versus chemoembolization for patients with hepatocellular carcinoma:A meta-analysis[J]. Biosci Trends,2015,9(5): 289-98.

[51] MARRERO JA,KUDO M,VENOOK AP,et al. Observational registry of sorafenib use in clinical practice across Child-Pugh subgroups:The GIDEON study[J]. J Hepatol,2016,65(6): 1140-1147.

第六章

胆 道 癌

第一节 概 述

一、发病情况

胆道癌(biliary tract cancer)是起源于胆囊胆管上皮细胞的恶性肿瘤。根据病灶的位置不同,胆道癌可以划分为胆囊癌和胆管癌(cholangiocarcinoma)。胆管癌再进一步细分,可以分为肝内胆管癌(intrahepatic cholangiocarcinoma,ICC)和肝外胆管癌(extrahepatic cholangiocarcinoma,ECC),ICC占胆管癌的10%。肝外胆管癌可进一步细分为肝门部胆管癌(perihilar cholangiocarcinoma,PCC)和远端胆管癌(distal cholangiocarcinoma,DCC)2种,其中肝门部胆管癌占胆管癌的40%~67%。根据WHO分类,混合肝细胞型胆管癌(也称胆管癌合并肝癌)是最近才被认识的一种肝内胆管癌亚型,在所有类型肝癌中占不到1%。

胆道癌占全身各种恶性肿瘤不到2%,然而其发病率在全球有上升趋势。胆管癌发病率在西班牙裔和亚洲人群中最高,在非西班牙裔白色人种和黑色人种中最低。我国上海地区和启东地区的比例都比较高,分别为7.55/10万和7.45/10万;香港地区和广州地区的比例比较低,分别为2.25/10万和0.97/10万;这4个地区的肝内胆管癌的病例均大于肝外胆管癌。胆管癌发病率在我国消化道恶性肿瘤中居第 5 位,发病年龄多在 50~70 岁,男性略多于女性。总体而言,胆管癌在我国并不是罕见癌种,发病情况处于上升趋势。

二、诊断和分期

(一)诊断

1. **实验室检查** 血清 CA19-9 对诊断有一定帮助,特别是由原发性硬化性胆管炎演变的肝内胆管癌。绝大多数肝外胆管癌患者血中的总胆红素(TBIL)、直接胆红素(DBIL)、碱性磷酸酶(ALP)和 γ-谷氨酰转移酶(γ-GT)均显著升高,是最重要的实验室表现,而氨基转移酶 GPT 和 GOT 一般只出现轻度异常,这种胆红素、氨基转移酶升高不平衡的现象有助于与病毒性肝炎相鉴别。凝血酶原时间延长。

2. **影像学检查** 主要目的是明确胆管癌的诊断,了解有无转移灶及评估肿瘤的可切除性。近年来,随着影像学技术的发展,胆管癌的术前诊断准确性有了明显提高。

(1)超声显像(B-US):是简便、快捷、准确、花费少的检查,通过超声检查可获得:①肝内胆管是否扩张,来证明胆道是否梗阻;②梗阻的部位是否在胆管(少数病例在胆总管远端的病变,由于受肥胖、肠气或过去做过其他手术的干扰,显示会有困难);③胆管梗阻病变的性质。因此,超声检查是梗阻性黄疸患者的首选检查方法。超声显像除肝内胆管癌可以直接检出肿瘤外,一般肝外胆管癌较难直接检出肿瘤,但可以根据肝内外胆管树扩张情况来推断肿瘤的部位。如果超声显像显示肝内胆管扩张而肝外胆管正常、胆囊不大,说明梗阻部位在肝门部,提示肝门部胆管癌的可能性;若肝内外胆管扩张伴胆囊增大,则说明梗阻部位在胆管中、下段,提示胆管中、下段癌的诊断。此外,彩色多普勒超声检查尚可提供有关门静脉及肝动脉有无受侵犯的信息,有助于对肿瘤的可切除性作出评估。

(2)内镜超声(E-US):内镜超声是近年来发展起来的一项技术,由于它避免肠气的干扰,所采用的超声探头频率高,因而可以更清晰、更准确地显示肝外胆管肿瘤。它对中、下段胆管癌和肝门部胆管癌的浸润深度判别的准确性可分别达到82.8%和85%。另外,它还有助于判别区域淋巴结有无发生转移。在超声导引下还可以进行梗阻部位胆汁的脱落细胞检查和直接穿刺病变组织的组织学检查,但前者的阳性率只有58%,而后者可达74%。

(3)磁共振胆胰管成像(MRCP):T2加权使胆、胰呈明显的高信号,再经过重建,即可得到类似于直接胆道造影的胆胰管图像。此图像不受梗阻部位的限制,是一种无创伤性的胆道显像技术。它可以详尽地显示肝内胆管树的全貌、肿瘤阻塞的部位和范围、有无肝实质的侵犯或肝转移,是目前肝门部胆管癌的理想的影像学检查手段。MRCP比经皮肝穿刺胆道造影更清晰,也可通过三维胆道成像(3D MRC)进行多方位、不同角度的扫描观察,弥补平面图上由于组织影像重叠遮盖所造成的不足,对梗阻部位的确诊率达100%,对梗阻原因的确诊率达95.8%,有助于与十二指肠乳头肿瘤、胰头癌相鉴别。

(4)电子计算机断层扫描(CT):提供与超声相似的效果和更为清晰的立体断层图像,能较准确地显示胆管扩张和梗阻部位、范围,对确定病变的性质比以上检查的准确性都高。近年已开发出三维的螺旋CT胆道成像(SCTC),有代替经皮肝穿刺胆道造影、内镜逆行胆胰管造影检查的趋势。临床上通常将超声显像作为一线检查方法,对需要进一步检查的病例再选用 CT扫描。另外,腹部血管双源 CT 血管成像不仅可以直接检出肿瘤,同时对于胆管癌术前可切除性的评估和手术方式选择都有重要意义。

(5)内镜逆行胆胰管造影(ERCP):相对于 MRCP检查是一种相对有创的检查,可以了解整个胆道情况,目前除可直接收集胆汁胆管癌脱落细胞外,其他诊断上的作用可基本被 MRCP 替代。ERCP 在胆管癌治疗上的作用更显重要,对晚期肿瘤的黄疸患者、一般情况差难以耐受手术或者需要行术前减黄的患者,ERCP 在通畅胆道引流、延长患者的生存时间及改善生活质量上有重要价值。

(6)经皮肝穿刺胆道造影(PTC):这是传统的诊断胆管癌的主要方法,可清晰地显示肝内外胆管树的形态、分布和阻塞部位。虽然是侵袭性的检查,但仍然是诊断胆管癌的较准确的方法。由于肝内外胆管扩张,施行此种检查非常方便,成功率达 100%。术后出血和胆汁从穿刺部位漏出是较常见和严重的并发症。

(7)PET-CT:尽管目前 PET-CT 尚未像上述检查一样普及,而且价钱昂贵,但是它在淋巴结转移、远处转移的判断上是目前最具权威的检查,特别是对部分临界切除的患者,PET-CT 往往决定治疗方案的选择。

3. 活体组织检查 组织病理学和 / 或细胞学检查是确诊胆管癌的唯一依据和金标准。获得组织病理学或细胞学标本的方法包括直视下手术活检、胆汁中脱落细胞学检查以及穿刺活检术等。ERCP 下刷检脱落细胞检查是胆管癌首选的病理诊断方法,然而活检和刷片的敏感性低,当结果为阴性或者不能明确时,可以考虑 ERCP 引导的活检或超声内镜引导的细针穿刺。

（二）分期

分期采用 UICC/AJCC TNM 分期系统(2017 年第 8 版),肝门部胆管癌可根据 Bismuth-Corlette 标准进一步划分。

1. 肝内胆管癌（ICC）

（1）T、N、M 的定义

原发肿瘤（T）

T_x 原发肿瘤不可评估

T_0 无原发肿瘤证据

T_{is} 原位癌

T_1 肝内单发肿瘤,无血管侵犯

　　T_{1a} 肿瘤≤5cm,无血管侵犯

　　T_{1b} 肿瘤 >5cm,无血管侵犯

T_2 单发病灶伴血管侵犯或多发病灶,伴或不伴血管侵犯

T_3 肿瘤穿透腹膜脏层

T_4 肿瘤直接侵犯区域肝外结构

区域淋巴结（N）

N_x 区域淋巴结不能评估

N_0 无区域淋巴结转移

N_1 有区域淋巴结转移

远处转移（M）

M_0 无远处转移

M_1 有远处转移

（2）解剖分期和预后组别:见表 6-1。

表 6-1　肝内胆管癌的解剖分期和预后组别

期别	T	N	M
0	T_{is}	N_0	M_0
I A	T_{1a}	N_0	M_0
I B	T_{1b}	N_0	M_0
II	T_2	N_0	M_0
III A	T_3	N_0	M_0
III B	T_4	N_0	M_0
	任何 T	N_1	M_0
IV	任何 T	任何 N	M_1

2. 肝门部胆管癌（PCC）

（1）T、N、M 的定义

原发肿瘤（T）

T_x　原发肿瘤不可评估

T_0　无原发肿瘤证据

T_{is}　原位癌 / 高级别发育异常

T_1　肿瘤限于胆管内,侵及肌层或纤维组织

T_{2a}　肿瘤穿透胆管壁,侵及胆管周围脂肪组织

T_{2b}　肿瘤侵及邻近肝实质

T_3　肿瘤侵犯单侧门静脉 / 肝动脉分支

T_4　肿瘤侵犯门静脉主干或双侧分支;或肝固有动脉;或双侧 II 级胆管;或单侧 II 级胆管和对侧门静脉或肝固有动脉

区域淋巴结（N）

N_x　区域淋巴结不能评估

N_0　无区域淋巴结转移

N_1　1~3 枚局部淋巴结转移（肝门、胆囊管、胆总管、胰十二指肠后方、门静脉周围）

N_2 4枚或4枚以上淋巴结转移(N_1描述的相应区域)

远处转移（M）

M_0 无远处转移

M_1 有远处转移

（2）解剖分期和预后组别：见表6-2。

表6-2 肝门部胆管癌的解剖分期和预后组别

期别	T	N	M
0	T_{is}	N_0	M_0
I	T_1	N_0	M_0
II	$T_{2a\sim b}$	N_0	M_0
IIIA	T_3	N_0	M_0
IIIB	T_4	N_0	M_0
IIIC	任何 T	N_1	M_0
IVA	任何 T	N_2	M_0
IVB	任何 T	任何 N	M_1

3. 远端胆管癌（DCC）

（1）T、N、M 的定义

原发肿瘤（T）

T_x 原发肿瘤不可评估

T_0 无原发肿瘤证据

T_{is} 原位癌 / 高级别发育异常

T_1 肿瘤侵犯胆管壁深度≤5mm

T_2 肿瘤侵犯胆管壁深度为 5~12mm

T_3 肿瘤侵犯胆管壁深度 >12mm

T_4 肿瘤侵犯腹腔干、肠系膜上动脉和 / 或肝总动脉

区域淋巴结（N）

N_x 区域淋巴结不能评估

N_0　无区域淋巴结转移

N_1　1~3 枚区域淋巴结转移

N_2　4 枚或 4 枚以上区域淋巴结转移

远处转移（M）

M_0　无远处转移

M_1　有远处转移

（2）解剖分期和预后组别：见表 6-3。

表 6-3　远端胆管癌的解剖分期和预后组别

期别	T	N	M
0	T_{is}	N_0	M_0
I	T_1	N_0	M_0
II A	T_1	N_1	M_0
	T_2	N_0	M_0
II B	T_2	N_1	M_0
	T_3	$N_{0\sim1}$	M_0
III A	$T_{1\sim3}$	N_2	M_0
III B	T_4	$N_{0\sim2}$	M_0
IV	任何 T	任何 N	M_1

4. 肝门部胆管癌（pCCA）的 Bismuth-Corlette 分型标准　见表 6-4。

表 6-4　肝门部胆管癌的 Bismuth-Corlette 分型标准

分型肿瘤位置

I 型　肿瘤位于胆总管

II 型　肿瘤侵犯左右肝管汇合处

IIIa 型　肿瘤位于左右肝管汇合处,并侵犯右胆管

IIIb 型　肿瘤位于左右肝管汇合处,并侵犯左胆管

IV 型　肿瘤侵犯双侧肝管

三、总体治疗原则

手术根治性切除是胆道癌获得长期生存的唯一机会。胆道癌的治疗原则是可切除病例以手术切除为主,术后配合放疗及化疗,以巩固和提高手术治疗效果;对于不能切除的晚期病例应施行胆道引流手术,以解除胆管阻塞,控制胆道感染,改善肝脏功能,减少合并症,延长生命,改善生活质量。胆道癌手术复杂多样,难度高,手术方式主要取决于发生的部位。

对不能切除的胆道恶性梗阻疾病患者行胆道引流术是缓解症状、提高生活质量、延长患者生命的重要手段。胆道引流术包括胆汁的内引流和外引流2种方法。

胆道癌对辅助性放射治疗及化学治疗不敏感,只能改善患者的生存率。对于不可切除和局部转移的胆管癌经有效的胆道引流后,放疗和化疗可以改善患者的症状与延长生命。

第二节　胆道癌围手术期化疗和合理用药

一、概况和基本治疗原则

(一)胆道癌围手术期治疗概况

完整的手术切除仍是胆道癌患者可能获得长期生存的唯一有效的治疗方法,但仅有13%~55%的患者有手术机会[1]。即使在根治性切除后,胆道癌的复发率仍然很高,术后的5年生存率为25%~35%[2],这为胆道癌的术后辅助化疗提供了理论依据。但是由于缺乏前瞻性的随机对照的大样本Ⅲ期临床研究,目前仍无胆道癌围手术期的最佳治疗策略和标准治疗方案。胆道癌的术后治疗策略主要依据是病理切缘情况(R0、R1、R2)和是否合并局部淋巴结转移。切缘阴性(R0)且无淋巴结转移的患者可选择定期复查、参加临床试验或者辅助化疗。回顾性分析显示,肿瘤 T_2 以上、淋巴结阳性或 $T_{3\sim4}$ 镜下切缘阳性(R1)的患者能从术后辅助化疗中获益[3-7],推荐辅助化疗或者化放疗。存在残留病灶(R2)的患者需在充分评估下考虑能否再次手术完整切除,术后再根据病理切缘和淋巴结转移情况决定是否接受辅助化疗,R1 和 R2 患者的治疗应该进行多学科协作组(MDT)讨论决定治疗方案。总之,具有高复发风险的胆道癌患者(如 T_2 以上、淋巴结阳性、R1 切缘)推荐接受围手术期辅助化疗。

(二)胆道癌新辅助化疗原则

1. 胆囊癌 局部进展期的胆囊癌(肿块大、侵犯肝脏和 / 或淋巴结病变,包括胆囊管结节阳性)可考虑新辅助化疗,主要目的是降低分期、排除病灶快速进展而避免无意义的手术。一项包含 74 例局部晚期或者淋巴结阳性接受全身治疗的患者的回顾性研究显示[8],22例(30%)患者获得手术机会,其中 10 例(14%)患者接受精细手术,进行精细手术的这部分患者的 OS 有明显获益。治疗方案主要包括吉西他滨单药、吉西他滨联合顺铂、氟尿嘧啶联合亚叶酸。另一项研究显示[9],对不可切除的胆囊癌采用顺铂和氟尿嘧啶联合新辅助放化疗,或者吉西他滨联合顺铂新辅助化疗,有 15% 的患者获得手术机会,40.5% 的肝脏病灶获得降期,67.5% 的淋巴结病变获得降期。

2. 肝内胆管癌和肝外胆管癌 支持胆管癌新辅助化疗的临床试验数据非常有限。但对不可手术的局部晚期胆管癌,可能通过新辅助化疗达到降期和 R0 切除的目的[10-11],是可以选择的治疗模式。新辅助化疗可选择的方案有氟尿嘧啶类药物的放化疗和化疗(参考晚期胆管癌治疗方案:以吉西他滨和以氟尿嘧啶类药为基础的方案)。

(三)胆道癌辅助化疗原则

胆道癌辅助化疗的依据来自于回顾性研究分析,这些分析包含胆囊癌、肝内胆管癌和肝外胆管癌。

1. 切缘阴性(R0)患者辅助化疗原则　回顾性分析显示,肿瘤 T_2 以上和淋巴结阳性患者能从术后辅助化疗中获益,推荐术后辅助化疗。方案可选择:①氟尿嘧啶类药物的放化疗;②以吉西他滨为基础的化疗方案;③以氟尿嘧啶类药物为基础的化疗方案。

2. 镜下见残留(R1)患者辅助化疗原则　推荐术后辅助化疗。方案可选择:①氟尿嘧啶类药物的放化疗;②以吉西他滨为基础的化疗方案;③以氟尿嘧啶类药物为基础的化疗方案;④氟尿嘧啶类药物的放化疗后进行以吉西他滨为基础或以氟尿嘧啶类药物为基础的方案化疗;⑤以吉西他滨为基础或以氟尿嘧啶类药为基础的方案化疗后进行氟尿嘧啶类药物的放化疗。

3. 肉眼见残留(R2)患者辅助化疗原则　建议进行多学科协作组(MDT)讨论决定治疗方案,考虑能否再次手术完整切除,术后再根据病理切缘和淋巴结转移情况决定是否接受辅助化疗。如不能再次完整切除,按照不可切除或者转移性胆囊癌治疗。

二、治疗药物选择

由于缺乏高级别的循证医学依据,目前没有标准的胆道癌围手术期治疗方案。治疗药物选择依据主要来自于回顾性研究分析。可选择的治疗方案有吉西他滨/卡培他滨、卡培他滨/顺铂、卡培他滨/奥沙利铂、氟尿嘧啶/顺铂、氟尿嘧啶/奥沙利铂,以及单药吉西他滨、卡培他滨和氟尿嘧啶等。

1. 氟尿嘧啶类药物的放化疗　①外照射 45Gy,每周同步顺铂 35mg/m² i.v. 和氟尿嘧啶 500mg i.v. 化疗;②同时使用卡培他滨[1 330mg/(m²·d),p.o. 分 2 次服用]和放射治疗(区域淋巴结 45Gy,瘤床 54~59.4Gy)。

2. 吉西他滨/卡培他滨　吉西他滨(1 000mg/m², i.v. 第 1 和第 8 天)和卡培他滨[1 500mg/(m²·d),p.o. 第 1~14 天,分 2 次服用],每 3 周重复,共 8 个周期。

3. 卡培他滨/顺铂　卡培他滨[1 500mg/(m²·d), p.o. 第 1~14 天,分 2 次服用]或吉西他滨(1 000mg/m², 第 1 和第 8 天)和顺铂[25mg/(m²·d),i.v. 第 1 和第 8 天],每 3 周重复,共 8 个周期。

4. 卡培他滨/奥沙利铂　奥沙利铂(130mg/m², i.v. 第 1 天)和卡培他滨(1 000mg/m²,p.o. 一天 2 次, d1~14)。

5. 氟尿嘧啶/顺铂　氟尿嘧啶[1 000mg/(m²·d), i.v. 第 1~5 天]和顺铂(60~80mg/m²,i.v. 第 1 天),每 3 周重复。

6. 氟尿嘧啶/奥沙利铂　氟尿嘧啶 400mg/m² 推注 d1,2 400mg/m² civ 46 小时;亚叶酸钙 400mg/m²,i.v. 2 小时 d1;奥沙利铂 85~100mg/m² i.v. d1。每 2 周重复,持续 6 个月。

7. 单药吉西他滨、卡培他滨和氟尿嘧啶　①吉西他滨 1 000mg/m²,i.v. 第 1、第 8 和第 15 天,每 4 周重复,共 6 个周期;对于肝脏大部分切除的患者,吉西他滨可减少为 800mg/m²,每 2 周 1 次,持续 6 个月。②卡培他滨 1 250mg/m²,p.o. 一天 2 次,第 1~14 天,每 3 周重复,共 8 个周期。③亚叶酸($25mg/m^2$,i.v. 第 1~5 天)联合氟尿嘧啶($425mg/m^2$,i.v. 第 1~5 天),每 4 周重复,共 6 个周期。

三、评估与调整

1. 进行新辅助化疗的患者,治疗 2 个周期后进行疗效评估,对于适合手术的患者间歇 3~6 周即可行手术治疗。新辅助放化疗结束 4 周内评估疗效,6 周后适合的病例进行手术。术后化疗一般进行 4~6 个周期,后进行胸/腹+盆腔增强 CT 或腹+盆腔增强 MRI 检查随访。前 2 年每 6 个月 1 次,然后每年复查 1 次,共 5 年。

2. 需要注意的是,局部进展期胆道癌没有标准的治疗模式,但是合理的综合治疗能使患者最大获益,因此推荐治疗前进行多学科讨论。治疗中及时评估,及时采取干预措施;治疗中再次评估及伴随多学科讨论,及时调整治疗方案。

第三节　胆道癌姑息性化疗和合理用药

一、概况

由于早期缺乏特异性的临床表现,胆道癌症的早诊率低,我国 80% 的患者就诊时已是局部进展期或者晚期,失去根治性手术的机会。无法手术的胆道癌在最佳支持治疗下的自然病程仅 4~5 个月,姑息性治疗是此类患者的标准治疗。姑息性治疗的主要目的是延长生存时间,改善生活质量。

现阶段姑息性治疗的主要策略是以化疗为主的综

合治疗。由于在我国没有任何化疗药物获批胆道癌的适应证,我们须借鉴欧美和同为亚洲人种的日本、韩国的临床研究证据。

鉴于极度不良的预后和现有药物治疗的疗效欠佳,胆道癌患者在任何治疗阶段接受临床试验都是合理的选择。

二、系统化疗

系统化疗相比最佳支持治疗可以延长无法手术的胆道癌患者的生存时间。1996 年 Glimelius 等发表首个随机对照研究证实化疗在改善胆道癌患者预后方面的作用优于最佳支持治疗,在该试验中胰腺癌和胆道癌患者接受最佳支持治疗和化疗相比较(氟尿嘧啶/醛氢叶酸,依据一般状况 ± 依托泊苷),化疗显著改善总生存时间(6 个月 *vs.* 2.5 个月),并延长生活质量的恶化时间(4 个月 *vs.* 1.5 个月)。该研究的缺陷是包含胰腺癌患者且胆道癌患者仅有 37 例。

(一)标准一线方案 GemCis

2010 年 Valle 等在《新英格兰医学杂志》发表Ⅲ期临床试验 ABC-02 研究结果,证实吉西他滨和顺铂联合化疗作为一线治疗方案优于吉西他滨单药[12]。该研究随机入组 410 例局部晚期或转移性胆管癌、胆囊癌或壶腹癌患者,分别接受吉西他滨联合顺铂的 3 周方案 8 个周期(GemCis:顺铂 25mg/m² d1、8,吉西他滨 1 000mg/m² d1、8,q3w),或者单药吉西他滨 6 个周期(Gem:1 000mg d1、8、15,q4w)。研究结果显示联合组的 OS 和 PFS 分别为 11.7 和 8.0 个月,显著长于单药组的 8.1 和 5.0 个月。该研究中的 GemCis 3 周方案和 Gem 单药方案后来都成为晚期胆道癌的标准给药方案。在同一年，日本的 Okusaka 等发表桥接 ABC-02 研究在日本人群中的随机Ⅱ期临床试验[13]，结果显示 GemCis 组患者的 OS（11.2 个月 *vs*.7.7 个月）、PFS（5.8 个月 *vs.* 3.7 个月）都和 ABC-02 一样显著获益，因此提示亚洲人群同样可以从 GemCis 联合方案中得到生存获益。由于后续的一项 meta 分析提示大剂量顺铂 $60\sim80mg/m^2$ 和小剂量 $20\sim30mg/m^2$ 相比并没有生存优势，因此在胆管癌的化疗中不考虑含标准大剂量顺铂的方案[14]。

（二）其他一线替代方案

同样在 2010 年 Sharma 等在 *JCO*（*Journal of Clinical Oncology*）上发表Ⅱ期临床研究[17]，提示吉西他滨联合奥沙利铂的 GEMOX 方案。50 例不可切除的胆囊癌患者随机接受化疗与 GEMOX、氟尿嘧啶或最佳支持治疗，结果证实 3 组患者的中位总生存时间分别为 9.1、4.9 和 4.5 个月（*P*=0.039），GEMOX 组的化疗有效率为 20%。同期及后续的多项Ⅱ期临床试验和 meta 分析显示，吉西他滨联合铂类（包括顺铂和奥沙利铂）可以给患者带来生存获益。在上述 2014 年的 meta 分析中，GEMOX 化疗方案显现出与 GEM+DDP 相似的总生存时间。由于缺乏Ⅲ期临床试验数据，奥沙利铂的使用建议应用于不适合使用顺铂的患者。

其他一线化疗组合包括吉西他滨联合氟尿嘧啶类（GemCap、Gem5FU、GS）和氟尿嘧啶类联合铂类（FOLFOX、XP、XELOX）。GS 方案在日本完成亚洲人群的Ⅲ期临床研究。2016 年日本学者发表 JCOG1113 的临床试验设计[15]，该研究 GS 方案联合吉西他滨和替吉奥，对照标准 GemCis 方案。2018 年 ASCO-GI 报告该研究结果显示，354 例患者随机入组，GS/GC 组的 ORR、

PFS 及 OS 分别为 29.8%/32.4%、6.8/5.8 个月、15.1/13.4 个月（$P<0.05$，非劣效），由此 GS 方案可能替换 GemCis 方案成为日本胆道癌的一线治疗标准方案。XELOX 方案在韩国完成Ⅲ期临床试验[16]，试验组 XELOX 与对照组 Gemox 组的有效率分别为 15.7% 和 24.6%，PFS 分别为 5.8 和 5.3 个月，OS 分别为 10.6 和 10.3 个月。该结果于 2019 年 2 月发表，作者认为 XELOX 与 Gemox 的疗效相当。

（三）三药联合化疗方案

一线标准 GemCis 方案的疗效无法令人满意，2010 年至今仍未见更优的化疗方案出现。吉西他滨+顺铂+白蛋白结合型紫杉醇三药联合的单臂Ⅱ期临床试验结果在 2018 年由 ASCO-GI 公布，2019 年 4 月 18 日在 *JAMA Oncology* 发表。60 例胆道肿瘤患者的客观有效率及疾病控制率达 39% 和 84.3%，中位生存期为 19.2 个月，1 年生存率为 67.6%；12 例患者经三药化疗后由不可切除转化为可切除，其中 1 例达病理缓解，生存获益明显高于传统两药化疗，但此结果仍需随机对照试验验证（NCT02392637）。吉西他滨+顺铂+替吉奥（GCS）三药联合方案在Ⅱ期试验中也获得可观的结果（中位生存期为 16.2 个月，1 年生存率为 59.9%）。后续的Ⅲ期临床试验 UMIN000014371 入组 246 例日本胆道癌患者，2018 年 ESMO 结果报告 GCS 对比 GC，总生存时间分别为 13.5/12.6 个月。FOLFIRINOX 对比 GC 的Ⅲ期随机对照试验正在进行（NCT02591030）。目前强烈的三药联合方案仅在一般状况好且有转化可能性的患者中考虑。

（四）二线化疗

关于二线化疗，胆管癌没有推荐的标准方案。2019ASCO 报告Ⅲ期临床试验（ABC-06）的研究结果[18]，将二线化疗 FOLFOX 与积极症状控制（active symptoms control）进行比较（NCT026236）。结果显示，与 ASC 相比，mFOLFOX 化疗的死亡风险降低 31%，但是试验组 5% 的总有效率也确实不高。因此，对顺铂失败后的二线化疗是否应该继续奥沙利铂的化疗仍有争论。二线全身性化疗的其他选择可包括（如果不在一线使用）吉西他滨 / 氟尿嘧啶单药，以及联合方案 GEMCAP、FOLFOX、FOLFIRI、GEMOX。

（五）局部治疗的联合用药

1. 局部进展期胆道癌的同步放化疗　局部晚期胆管癌的治疗标准尚未确定，肝门胆管癌可能从同步放化疗中获得 OS 延长。Kim 等[5]回顾性评价局部晚期肝内胆管癌的同步放化疗，92 名患者接受卡培他滨和顺铂治疗，或与放疗同步，PFS 为 4.3 个月 *vs.* 1.9 个月（*P*=0.001），OS 为 9.3 个月 *vs.* 6.2 个月（*P*=0.048），但是这样的结果支持同步放化疗成为治疗标准。

2. 介入治疗中的化疗用药　对不能手术的肝内胆管癌，Ⅰ 和 Ⅱ 期临床研究显示，无论是 TACE 还是经动脉化疗，都可能得到 20% 左右的有效率和 60% 的疾病控制率，介入同期采用的化疗药物最常见的仍然是吉西他滨和顺铂。

3. 治疗药物选择

（1）两药联合方案

1）GemCis：吉西他滨 1 000mg/m^2 i.v. d1、8，q3w；顺铂 25mg/m^2 i.v. d1、8，q3w。

2）GemOx（85）：吉西他滨 1 000mg/m^2 i.v. d1，q2w；奥沙利铂 100（85）mg/m^2 i.v. d1，q2w。

3）GS：吉西他滨 1 000mg/m^2 i.v. d1、8，q3w；替吉奥体表面积 <1.25m^2 者 60mg/d，1.25≤体表面积 <1.50m^2

者 80mg/d,体表面积≥1.50m² 者 100mg/d p.o.d1~14。

4）GemCap:吉西他滨 1 000mg/m² i.v. d1、8,q3w;卡培他滨 p.o.650mg/m² d1~14。

5）FOLFOX:左亚叶酸 175mg i.v. q14d;氟尿嘧啶 400mg/m²（推注）,2 400mg/m² civ 46 小时 q14d;奥沙利铂 85mg/m² i.v. q14d,最多 12 个周期。

6）CAPOX/XELOX:奥沙利铂 130mg/m² i.v. d1,q3w;卡培他滨 p.o.bid 1 000mg/m² d1~14。

（2）三药联合方案

1）GCS:吉西他滨 1 000mg/m² i.v. d1,q2w;顺铂 25mg/m² i.v. d1,q2w;替吉奥 80mg/m² p.o.d1~7,q2w。

2）吉西他滨 + 白蛋白紫杉醇 + 顺铂:吉西他滨 800mg/m² i.v.,白蛋白紫杉醇 100mg/m² i.v. d1、8,q3w,顺铂 i.v. 25mg/m²。

（3）单药方案

1）吉西他滨:1 000mg/m² i.v. d1、8,q3w;或 d1、8、15,q4w。

2）替吉奥:80mg/m² p.o.d1~14,q3w。

3）卡培他滨:1 000mg/m² p.o.bid d1~14,q3w。

三、评估与调整

（一）一般情况评估

姑息性化疗的主要限制与患者的临床情况有关,因为晚期胆道癌通常与肝功能损害有关,如黄疸、体重减轻、疼痛和表现不佳,禁忌化疗。因此,上述联合化疗方案通常都应用于 ECOG 评分为 0~1 分、具有良好的肝肾功能和骨髓储备的患者。

此外,很大比例的患者在晚年（>70 岁）患有胆道癌诊断,这可能是化疗的另一个限制因素。最近的一项研究表明[19]，与年龄较小的患者相比，年龄较大与未接受姑息性化疗有关（40% *vs.* 26%，*P*=0.000 7）。但是有研究显示[20]，在年龄较大的患者和年轻的患者中，联合治疗获得类似的生存获益[70岁以上患者的中位生存期为21.1个月（95% CI 19.0~27.9），年轻患者为21.1个月]。

因此，联合化疗的应用可能更多地考虑患者的体能状况而不是年龄。对于ECOG评分为2分的患者，应考虑吉西他滨或氟尿嘧啶类药物单药治疗。

（二）不良反应评估

以顺铂为基础的方案其发生率较高的副作用主要为乏力、腹泻、肝肾毒性和血液学毒性。此外，在GemCis治疗的患者中，伴随着中性粒细胞减少率增加，而中性粒细胞减少性发热并不增多。以奥沙利铂为基础的方案与更多的周围神经病变有关，这可能比骨髓毒性对患者的生活质量有更大的影响。

四、晚期胆道癌的精准/免疫药物

（一）免疫治疗

2015年ESMO报道Ⅰb期篮式研究KEYNOTE-028的中期结果，PD-L1表达阳性（>1%）的24例进展期胆道肿瘤患者（20例胆管癌、4例胆囊癌）接受抗PD-1单抗pembrolizumab治疗的客观缓解率为17%，4例（17%，3例胆管癌、1例胆囊癌）部分缓解，4例（17%）疾病稳定，显示出良好的抗肿瘤活性和耐受性（NCT02054806）。2017年，Le DT等报道pembrolizumab在dMMR实体瘤中的疗效，研究纳入12个瘤种的86例患者，客观有效率达53%；其中胆管癌4例，1例完全缓解，3例疾病稳定，疾病控制率为100%。同年5

月,FDA 加速批准 pembrolizumab 用于 MSI-H 或 dMMR 的难治性不可切除或转移性实体瘤患者的治疗。

（二）FGFR 抑制剂与 IDH 抑制剂

FGFR 可激活下游 RAS/RAF/MEK/ERK、PI$_3$K/AKT/mTOR 等多个通路。其中,FGFR2 作为 FGFR 家族成员,与肿瘤迁移、增殖、血管生成及分化相关。13%~17% 的肝内胆管癌存在 FGFR 融合、易位,多见于年轻、女性患者,此类患者的预后更好。近期,FGFR 抑制剂 BGJ398 在 FGFR 融合、突变、扩增的进展期胆管癌中获得极佳的 II 期临床试验结果,客观缓解率、疾病控制率在 FGFR 融合患者中分别达 18.8% 和 83.3%。一系列在临床前研究获得证据的 FGFR 抑制剂正在开展早期临床试验,包括 ARQ087（NCT03230318）、TAS-120（NCT02052778）、INCB54828（NCT02924376、NCT02393248）,期待结果。

IDH 参与三羧酸循环,*IDH1/2* 突变可引起细胞内 DNA 甲基化与缺氧,促进肿瘤形成。既往报道中,7%~36% 的肝内胆管癌可见 *IDH1* 突变。*IDH1* 突变抑制剂 AG-120 用于 *IDH1* 突变胆管癌的治疗在早期研究中表现不俗:6% 达疾病缓解,56% 疾病稳定,6 个月无进展生存率为 40%;其安慰剂随机对照的 III 期试验正在进行（NCT02989857）。*IDH2* 突变抑制剂、*IDH1/2* 突变抑制剂的试验同时在开展（NCT02273739、NCT02428855）,期待有令人满意的结果。值得注意的是,FGFR2 融合、*IDH* 突变几乎仅见于肝内胆管癌。

———— 参考文献 ————

[1] SKIPWORTH J R,OLDE DAMINK S W,IMBER C,et al.

Review article: surgical, neo-adjuvant and adjuvant management strategies in biliary tract cancer[J]. Aliment Pharmacol Ther, 2011,34(9):1063-1078.

[2] ADEVA J, SANGRO B, SALATI M, et al. Medical treatment for cholangiocarcinoma[J]. Liver Int, 2019, 39(Suppl 1):123-142.

[3] HORGAN A M, AMIR E, WALTER T, et al. Adjuvant therapy in the treatment of biliary tract cancer: a systematic review and metaanalysis[J]. J Clin Oncol, 2012, 30(16):1934-1940.

[4] GLAZER E S, LIU P, ABDALLA EK, et al. Neither neoadjuvant nor adjuvant therapy increases survival after biliary tract cancer resection with wide negative margins[J]. J Gastrointest Surg, 2012, 16(9):1666-1671.

[5] KIM T H, HAN S S, PARK S J, et al. Role of adjuvant chemoradiotherapy for resected extrahepatic biliary tract cancer [J]. Int J Radiat Oncol Biol Phys, 2011, 81(5):e853-859.

[6] BEN-JOSEF E, GUTHRIE K A, EL-KHOUEIRY A B, et al. SWOG S0809: a phase Ⅱ intergroup trial of adjuvant capecitabine and gemcitabine followed by radiotherapy and concurrent capecitabine in extrahepatic cholangiocarcinoma and gallbladder carcinoma[J]. J Clin Oncol, 2015, 33(24):2617-2622.

[7] DOVER L L, OSTER R A, MCDONALD A M, et al. Impact of adjuvant chemoradiation on survival in patients with resectable cholangiocarcinoma[J]. HPB(Oxford), 2016, 18(10):843-850.

[8] CREASY J M, GOLDMAN D A, DUDEJA V, et al. Systemic chemotherapy combined with resection for locally advanced gallbladder carcinoma: surgical and survival outcomes[J]. J Am Coll Surg, 2017, 224(5):906-916.

[9] AGRAWAL S, MOHAN L, MOURYA C, et al. Radiological downstaging with neoadjuvant therapy in unresectable gall bladder cancer cases[J]. Asian Pac J Cancer Prev, 2016, 17

(4):2137-2140.

[10] TOURNIGAND C,MALKA D,DESRAME J. 45th Congress of the American Society of Clinical Oncology(ASCO)Orlando, May 30th-June 2nd 2009 [J]. J Chir(Paris),2009,146(3): 311-315.

[11] HIGASHIGUCHI M,YAMADA D,AKITA H,et al. Successful R0 resection of Hilar cholangiocarcinoma by extrahepatic Bile duct resection due to accompanying liver dysfunction after neoadjuvant gemcitabine/cisplatin/S-1 combination chemotherapy-a case report[J]. Gan To Kagaku Ryoho, 2019,46(2):342-344.

[12] VALLE J,WASAN H,PALMER D H,et al. Cisplatin plus gemcitabine versus gemcitabine for biliary tract cancer[J]. N Engl J Med,2010,362(14):1273-1281.

[13] OKUSAKA T,NAKACHI K,FUKUTOMI A,et al. Gemcitabine alone or in combination with cisplatin in patients with biliary tract cancer:a comparative multicentre study in Japan[J]. Br J Cancer,2010,103(4):469-474.

[14] FITENI F,NGUYEN T,VERNEREY D,et al. Cisplatin/ gemcitabine or oxaliplatin/gemcitabine in the treatment of advanced biliary tract cancer:a systematic review[J]. Cancer Med,2014,3(6):1502-1511.

[15] MIZUSAWA J,MORIZANE C,OKUSAKA T,et al. Randomized phase III study of gemcitabine plus S-1 versus gemcitabine plus cisplatin in advanced biliary tract cancer: Japan Clinical Oncology Group Study(JCOG1113,FUGA-BT) [J]. Jpn J Clin Oncol,2016,46(4):385-388.

[16] KIM S T,KANG J H,LEE J,et al. Capecitabine plus oxaliplatin versus gemcitabine plus oxaliplatin as first-line therapy for advanced biliary tract cancers:a multicenter, open-label,randomized,phase III noninferiority trial[J]. Ann Oncol,2019,30(5):788-795.

[17] SHARMA A,DWARY A D,MOHANTI B K,et al. Best

supportive care compared with chemotherapy for unresectable gall bladder cancer:a randomized controlled study[J]. J Clin Oncol. 2010 Oct 20;28(30):4581-4586.

[18] LARMACA A,PALMER D H,WASAN H S,et al. ABC-06 I A randomised phase Ⅲ,multi-centre,open-label study of active symptom control(ASC)alone or ASC with oxaliplatin/5-FU chemotherapy(ASC+mFOLFOX)for patients(pts)with locally advanced/metastatic biliary tract cancers(ABC)previously-treated with cisplatin/gemcitabine(CisGem)chemotherapy [J]. J Clin Oncol 37,2019(suppl;abstr 4003).

[19] MCNAMARA M G,BRIDGEWATER J,LOPES A,et al. Systemic therapy in younger and elderly patients with advanced biliary cancer:sub-analysis of ABC-02 and twelve other prospective trials[J]. BMC Cancer,2017,17(1):262.

[20] HORGAN A,KNOX J,ANEJA P,et al. Patterns of care and treatment outcomes in older patients with biliary tract cancer. Oncotarget[J],2015,6(42):44995-5004.

胰　腺　癌

第一节　概　　述

一、患者一般情况评估和诊断分期

（一）一般情况评估

1. 发病情况　胰腺癌是消化系统恶性程度最高的肿瘤,其发病率呈逐年上升的趋势,是我国癌症死亡的第五大原因。该疾病的发病高峰年龄为 40~65 岁,男、女的发病率相似。

2. 遗传学筛查　大约 10% 的胰腺癌明确和遗传因素相关[1],与遗传性胰腺癌相关的遗传综合征包括遗传性乳腺癌-卵巢癌综合征、林奇综合征、Peutz-Jeghers 综合征、黑色素瘤-胰腺炎综合征及家族性胰腺癌等。目前 NCCN 指南推荐所有胰腺癌患者行遗传性肿瘤基因筛查,特别是 *BRCA1/2*、*PALB2*、*CDKN2A*、*MLH-1*、*MSH-2*、*MSH-6*、*PMS-2* 及 *SKT11* 等基因。

（二）诊断和分期

1. 临床诊断

（1）病因

1）吸烟:尽管吸烟者的患病风险不高,但吸烟与胰腺癌明确相关。

2）饮食因素:高热量摄入、高饱和脂肪酸、高胆固醇食品、富含亚硝胺的食品可以增加患胰腺癌的风险,而膳食纤维、维生素 C 及水果和蔬菜对胰腺癌的发生起保护作用。

3）糖尿病、饮酒、慢性胰腺炎与胰腺癌的发病有关。

4）遗传因素：家族遗传性胰腺癌中主要包括遗传性乳腺癌-卵巢癌综合征、林奇综合征、Peutz-Jeghers 综合征、黑色素瘤-胰腺炎综合征及家族性胰腺癌等[2]。

5）其他：体重指数增加、对化学物质如 β-萘胺及对二氨基联苯的职业暴露会增加患胰腺癌的风险。

（2）症状及体征：胰腺癌的早期症状隐匿，多数患者在诊断前可有持续数月的非特异性症状。胰头部肿瘤可造成胆管阻塞，在较早期即可出现黄疸，病情发展到一定程度可出现腹痛、体重下降、脂肪泻、恶心、消化不良、抑郁等症状。但胰腺癌无明显的早期警示症状。50 岁以上的患者突发糖尿病可能与新发胰腺癌相关。因处于高凝状态，一些患者会出现静脉血栓。如出现门静脉及脾静脉梗阻，可出现消化道出血及腹腔积液。腹腔积液多由癌症腹膜转移而引起。

（3）实验室检查：许多肿瘤相关抗原如癌胚抗原（CEA）、CA125 及 CA19-9 与胰腺癌相关，特别是 CA19-9 对胰腺癌具有更加重要的提示作用，但 Lewis 抗原阴性胰腺癌患者的血 CA19-9 可以正常，而良性疾病导致的胆管阻塞也可以出现 CA19-9 升高[3]。术后低水平的 CA19-9 和术后 CA19-9 水平持续下降与手术后胰腺癌患者的生存相关。

（4）影像学检查

1）CT：CT 检查是胰腺癌诊断、分期和判断肿瘤可切除性的最有效的检查手段。胰腺薄层扫描及三维重建可协助判断肿瘤是否侵及重要的动脉（腹腔干、肠系膜上动脉)和静脉(肠系膜上静脉、脾静脉、门静脉)。

2)MRI:增强 MRI 也可以用于诊断和分期,而且 MRI 发现小的肝脏及腹膜转移灶的敏感性高于 CT。

3)超声内镜:超声内镜可以作为 CT 及 MRI 的补充,检查 CT 及 MRI 无法显示的胰腺病变,判断血管或淋巴结是否受累。

4)PET-CT:研究显示,PET-CT 与 CT 联合可以提高转移灶的检出率,但不能替代 CT。

(5)诊断要点:胰腺癌的诊断应有病理学证据,可以通过超声或 CT 引导进行活检。对于病灶可切除的患者,超声内镜下活检发生腹膜种植转移的风险明显低于 CT 引导下的活检。对于可手术切除的高度怀疑胰腺癌的患者,即使未获得病理诊断,也可以进行手术,以免延误手术时机。

2. 病理诊断　90% 以上的胰腺恶性肿瘤为导管腺癌及其变异类型,大约 2/3 位于胰头部,1/3 位于胰体尾或多中心发生。其余组织学类型还包括浆液性囊腺癌、黏液性囊腺癌、导管内乳头状黏液癌、腺泡细胞癌、胰母细胞瘤等。

3. 分期诊断

TNM 分期(AJCC,2017 年第 8 版):美国癌症联合会(AJCC)提出的 TNM 分期系统对胰腺癌的预后判断有更好的指导意义[4]。详见表 7-1 和表 7-2。

表 7-1　胰腺癌的 TNM 分期

T——原发肿瘤

T_x 原发肿瘤不能评估

T_0 无原发肿瘤证据

T_{is} 原位癌(也包括胰腺上皮内瘤变)

T_1 肿瘤最大径≤2cm

T_{1a} 肿瘤最大径≤0.5cm

T_{1b} 肿瘤最大径>0.5cm 且<1.0cm

T_{1c} 肿瘤最大径≥1cm 且≤2cm

T_2 肿瘤最大径>2cm 且≤4cm

T_3 肿瘤最大径>4cm

T_4 无论肿瘤大小,侵犯腹腔干或肠系膜上动脉或肝总动脉

N——区域淋巴结

N_x 区域淋巴结无法评价

N_0 无区域淋巴结转移

N_1 有 1~3 枚区域淋巴结转移

N_2 有 4 枚以上区域淋巴结转移

M——远处转移

M_x 远处转移无法评价

M_0 无远处转移

M_1 有远处转移

表 7-2 胰腺癌的分期(NCCN)

期别	T	N	M
0	T_{is}	N_0	M_0
ⅠA	T_1	N_0	M_0
ⅠB	T_2	N_0	M_0
ⅡA	T_3	N_0	M_0
ⅡB	$T_{1~3}$	N_1	M_0
Ⅲ	任何 T	N_2	M_0
	T_4	任何 N	M_0
Ⅳ	任何 T	任何 N	M_1

二、治疗原则

（一）可切除胰腺癌

1. 手术　手术是唯一可能治愈胰腺癌的治疗手段，但仅有 15%~20% 的胰腺癌患者在诊断时可以手术。根据肿瘤的具体情况，有 4 种手术方式可以选择，分别是胰十二指肠切除术、全胰切除术、局限或扩大胰腺切除术、胰尾及脾脏切除术。

2. 术后辅助化疗　对于术后身体状况充分恢复的患者，应该在术后 12 周内开始术后辅助化疗。术后辅助化疗方案包括吉西他滨 + 卡培他滨、mFOLFIRINOX（ECOGPS 评分为 0~1 分）、吉西他滨 + 替吉奥、吉西他滨单药、卡培他滨单药、替吉奥单药、氟尿嘧啶 / 亚叶酸钙等。对于切缘阳性和 / 或淋巴结阳性患者，除术后辅助化疗外，还需要经 MDT 团队讨论是否行术后辅助放疗。

3. 新辅助化疗　对于具有高危因素的患者，推荐进行新辅助化疗，这些高危因素包括 CA19-9 显著增高、原发肿瘤较大、大的淋巴结转移灶、显著的体重下降和严重疼痛。在新辅助化疗前应首先进行活检，获得病理结果。新辅助化疗方案包括 FOLFIRINOX/mFOLFIRINOX ± 同步放化疗（ECOGPS 评分为 0~1 分）、白蛋白结合型紫杉醇 + 吉西他滨 ± 同步放化疗、吉西他滨 + 顺铂 ± 同步放化疗（仅对于已知 *BRCA1/2* 或 *PALB2* 突变的患者）。手术最好在新辅助化疗结束后的 6~8 周内进行。

（二）交界性可切除胰腺癌

推荐交界性可切除胰腺癌患者接受新辅助化疗，新辅助放化疗可增加 R0 切除率。在新辅助化疗前应首先进行活检,获得病理结果。新辅助化疗方案包括FOLFIRINOX/mFOLFIRINOX ± 同步放化疗(ECOGPS评分为 0~1 分)、白蛋白结合型紫杉醇 + 吉西他滨 ± 同步放化疗、吉西他滨 + 顺铂 ± 同步放化疗(仅对于已知 *BRCA1/2* 或 *PALB2* 突变的患者)。新辅助化疗后应再次进行影像学检查,对具有 R0 切除可能性的患者进行手术。手术最好在新辅助化疗结束后的 6~8 周内进行。

(三)局部晚期胰腺癌

对于体力状况好的患者(ECOGPS 评分为 0~1 分),可选择联合化疗,2~6 个周期后行放疗,化疗方案包括FOLFIRINOX/mFOLFIRINOX、白蛋白结合型紫杉醇 + 吉西他滨、白蛋白结合型紫杉醇 + 替吉奥、吉西他滨 + 顺铂(仅对于已知 *BRCA1/2* 或 *PALB2* 突变的患者)、吉西他滨 + 卡培他滨、吉西他滨 + 替吉奥等。对于ECOGPS 评分 >1 分的患者,可选择吉西他滨单药、卡培他滨单药、替吉奥单药等。

(四)转移性胰腺癌

晚期胰腺癌治疗的首要目的是缓解症状,延长生存时间。能够从化疗中获益的通常是一般状况好的患者。体力状态评分差的患者也有可能从化疗中获益,但对症支持治疗更为重要。

1. 一线化疗 对于体力状况好的患者(ECOGPS评分为 0~1 分),可供选择的一线化疗方案包括FOLFIRINOX/mFOLFIRINOX、白蛋白结合型紫杉醇 + 吉西他滨、吉西他滨 + 顺铂(仅对于已知 *BRCA1/2* 或 *PALB2* 突变的患者)、白蛋白结合型紫杉醇 + 替吉奥、吉西他滨 + 卡培他滨、吉西他滨 + 替吉奥、吉西他滨 + 厄洛替尼等。对于 ECOGPS 评分 >1 分的患者,可选择吉西他滨单药、卡培他滨单药、替吉奥单药等。

2. 二线化疗　一线化疗失败后，患者的身体状况往往不佳，化疗耐受性较差，所以在选择二线化疗方案时，一定要根据患者的体力状况选择合理的二线化疗方案。对于既往接受过基于吉西他滨化疗的患者，可供选择的二线化疗方案包括脂质体伊立替康＋氟尿嘧啶＋亚叶酸钙、白蛋白结合型紫杉醇＋替吉奥、FOLFIRINOX/mFOLFIRINOX、FOLFIRI、FOLFOX、XELOX、SOX、卡培他滨单药、替吉奥单药等。对于既往接受过基于氟尿嘧啶化疗的患者，可供选择的二线化疗方案包括吉西他滨单药、白蛋白结合型紫杉醇＋吉西他滨、吉西他滨＋顺铂（仅对于已知 *BRCA1/2* 或 *PALB2* 突变的患者）、吉西他滨＋厄洛替尼、脂质体伊立替康＋氟尿嘧啶＋亚叶酸钙等。对于存在错配修复基因缺陷（dMMR）或高度微卫星不稳定性（MSH-H）的患者，可考虑使用 PD-1/PD-L 免疫治疗。另外对于存在 *BRCA1/2* 基因突变的患者，也可考虑使用铂类和多聚二磷酸腺苷核糖聚合酶（PARP）抑制剂奥拉帕尼。

第二节　胰腺癌新辅助化疗和合理用药

一、概况和基本治疗原则

（一）新辅助化疗概况

伴随着围手术期管理的完善和手术技术的改进，胰腺癌的术后死亡率和相关并发症发生率较前明显下降。但是胰腺癌患者的预后却未得到显著改善，根治切除率低且术后易早期复发转移仍是影响远期预后的根本问题。目前的临床数据已证实，潜在可切除和局部进展期胰腺癌患者可从新辅助化疗中获益。相比于传统术后辅助化疗,术前肿瘤的血供未受破坏,因而化疗药物在肿瘤局部能达到较高的浓度,即在术前保持对肿瘤细胞的抑制效果,从而有效地避免术后残余的肿瘤反应性增殖,降低淋巴转移、术中种植播散以及术后早期复发的风险。

(二)适用范围

新辅助化疗适用于可切除胰腺癌、临界可切除胰腺癌,以及局部进展期胰腺癌。美国国立综合癌症网络(NCCN)将可切除胰腺癌定义为:①无远处转移;②肠系膜门静脉形态和结构正常;③肝动脉、腹腔动脉、肠系膜上动脉周围脂肪界限清晰。NCCN 指南将临界可切除胰腺癌定义为:①无远处转移。②肿瘤毗邻肠系膜上静脉/门静脉,挤压静脉并导致血管腔狭窄;肿瘤包绕肠系膜上静脉/门静脉,但未包绕邻近的动脉;肿瘤栓子或肿瘤包绕造成短距离的静脉闭塞,但受累血管的近端及远端均存在正常的血管,可进行血管切除和重建。③胃十二指肠动脉被包绕一直延伸至肝动脉可伴肝动脉短距离的包绕或邻接,但是未累及腹腔干。④肿瘤邻接肠系膜上动脉,但是紧邻的血管周径 $<180°$。推荐针对具有高危因素的可切除胰腺癌患者也开展新辅助化疗。高危因素包括:①较高水平的血清 CA19-9;②较大的胰腺原发肿瘤;③广泛的淋巴结转移;④严重消瘦和极度疼痛等。2016 年中国抗癌协会胰腺癌专业委员会多学科临床研究协作学组(Chinese Study Group for Pancreatic Cancer,CSPAC)专家共识推荐具有术前血清学特征 CEA 异常升高、CA125 异常升高、CA19-9≥1 000U/ml 的可切除胰腺癌患者接受 2~4 个疗程的新辅助化疗。2018 年 NCCN

指南明确推荐对临界可切除胰腺癌患者进行新辅助化疗,不建议直接手术。

(三)治疗目标和意义

新辅助化疗是胰腺癌全身治疗研究的进展之一,在实施胰腺癌切除术前应用全身性化疗在胰腺癌的治疗中具有重要意义。①新辅助化疗可缩小原发病灶体积,降低胰腺癌分期,增加阴性切缘比率,增加肿瘤可切除患者接受放化疗的比例;②新辅助化疗有利于筛选化疗敏感患者,通过对新辅助化疗疗效的观察,可以提前判断胰腺癌对化疗药物的敏感性,以便于及时调整方案,以期提高患者的无病生存率;③新辅助化疗可有效遏制体内的肿瘤细胞活性,有效杀伤全身肿瘤细胞,在一定程度上遏制其转移;④新辅助化疗可以早期杀灭潜在的转移灶,降低淋巴结转移率。

二、治疗药物选择

新辅助化疗适用于一般状况好的患者,建议选择联合方案。

1. FOLFIRINOX 方案[5] 奥沙利铂 85mg/m² 静脉输注 2 小时,第 1 天;30 分钟后添加伊立替康 180mg/m² 静脉输注 90 分钟,第 1 天;亚叶酸钙 400mg/m² 静脉输注 2 小时,第 1 天;氟尿嘧啶 400mg/m² 推注,第 1 天,随后立即 2 400mg/m² 持续静脉输注 46 小时。每 2 周重复。

2. 吉西他滨联合白蛋白结合型紫杉醇方案[6] 吉西他滨 1 000mg/m² 静脉输注大于 30 分钟,第 1、8、15 天。每 4 周重复;白蛋白结合型紫杉醇 125mg/m² 静脉输注,第 1、8、15 天。

3. 吉西他滨联合替吉奥方案[7] 吉西他滨

1 000mg/m^2 静脉输注大于 30 分钟, 第 1、8 天; 替吉奥按体表面积计算 (体表面积 <1.25m^2 者 60mg/d, 1.25m^2 ≤ 体表面积 <1.5m^2 者 80mg/d, 体表面积 ≥1.5m^2 者 100mg/d), 一天分 2 次口服, 第 1~14 天。每 3 周重复。

4. 以吉西他滨为基础的化放疗　适用于交界性可切除胰腺癌。放疗由两部分组成, 首先予 45Gy 分 25 次照射, 随后予 9Gy 分 5 次照射, 每周 5 次, 共 6 周。每周开始放疗前, 予吉西他滨 400mg/m^2 静脉输注 60 分钟。化放疗结束, 休息 4~6 周后行手术切除。术后 4~6 内继续予吉西他滨 1 000mg/m^2 静脉输注大于 30 分钟, 第 1、8、15 天, 每 4 周重复, 共 4 个疗程。

5. 参加临床试验。

三、评估与调整

(一) 评估方法

治疗过程中需定期进行不良反应和疗效评估。评估手段包括体格检查、全血细胞计数、血生化检查、血清肿瘤标志物 (CA19-9、CA125、CEA 等) 测定、凝血功能检查、胸 / 腹 / 盆腔 CT 或 MRI、骨 ECT (每半年)、头颅 MRI 增强 (出现临床症状) 等。根据 RECIST 标准进行疗效评价。血清肿瘤标志物变化仅供参考, 不能单纯依据血清肿瘤标志物变化判断疗效, 应结合临床症状及影像学评估综合判断。

(二) 评估时间及疗程

患者的随访频率为每 2 个周期 1 次, 可根据体能状况及病情变化进行更密切的随访。新辅助化疗的具体疗程尚无定论, 大多数前瞻性和回顾性研究报道的疗程为 4~6 个周期。

（三）方案调整原则及方法

接受新辅助化疗后如果出现以下情况,则继续按照化疗的原则进一步行内科治疗:①肿瘤缩小或稳定,但仍未达到手术切除标准;②新辅助化疗无效,肿瘤进展,潜在或已发生转移;③新辅助化疗后,患者的疼痛等症状没有缓解,反而进一步加重。而对于转化成功、肿瘤缩小、达到降期的胰腺癌病例,建议直接行手术切除。新辅助化疗研究对于手术具体时间的选择一般在新辅助化疗结束后 2~8 周,多数为 4~8 周。

第三节　胰腺癌辅助化疗和合理用药

一、概况和基本治疗原则

（一）辅助化疗概况

临床研究[8]已证实,规范的辅助化疗可显著延长胰腺癌术后患者的无复发生存时间(RFS)和总生存时间(OS),进而提高生活质量,因此胰腺癌根治术后的患者需积极行辅助化疗。辅助化疗应当在术后 4 周左右开始,目前用于胰腺癌辅助化疗的药物包括吉西他滨[8]、卡培他滨、替吉奥、氟尿嘧啶/甲酰四氢叶酸钙(5-FU/LV)以及 FOLFIRINOX 方案(包括 5-FU/LV、伊立替康、奥沙利铂)等,具体方案需根据患者的体能状态进行选择。胰腺癌的总体治疗效果较差,因此推荐患者参加多中心临床试验,以延长患者的生存时间和发现新的有效药物或方案。

（二）治疗前评估

辅助化疗开始前应充分评估患者术后的体能状况。胰腺癌有别于其他类型的肿瘤,体能状况评估至关重要,并据此进行分组,参与整个治疗策略的制订。全面评估体能状况可参考未行手术的患者,包括4个方面:体能状态评分(performance status,PS)、疼痛、胆管阻塞和术后营养状况。良好的体能状况标准如下:①ECOG评分≤2分;②疼痛控制良好,疼痛数字分级法(NRS)评估值≤3;③胆道通畅;④术后体重稳定。据此将患者分为体能状况良好组和体能状况较差组。

(三)治疗目标和策略

1. 体能状况良好组　该组患者推荐联合化疗,对于辅助化疗复发转移后体能状态仍能耐受化疗的患者推荐行挽救化疗。对于术后早期出现转移的局部晚期胰腺癌和寡转移胰腺癌,可在系统化疗对肿瘤控制良好的基础上联合使用相应的局部治疗手段,更有利于减轻症状、提高局部控制率和延长生存时间。

2. 体能状况较差组　该组患者在最佳支持治疗的基础上,根据体能状态可考虑选择单药化疗或仅行最佳支持治疗。

二、治疗药物选择

(一)联合辅助化疗方案

1. 改良的FOLFIRINOX方案[9]　奥沙利铂85mg/m² 静脉输注2小时,第1天;亚叶酸钙400mg/m² 静脉输注2小时,第1天;30分钟后添加伊立替康150mg/m² 静脉输注90分钟,第1天;随后立即氟尿嘧啶2 400mg/m² 持续静脉输注46小时。每2周重复。持续12个周期。在使用此方案时应密切关注患者的血液学毒性、周围神经毒性以及腹泻等。

2. 吉西他滨联合卡培他滨方案[10]　吉西他滨

1 000mg/m² 静脉输注大于 30 分钟,第 1、8、15 天;卡培他滨 1 660mg/(m²·d),分 2 次口服,第 1~21 天。每 4 周重复,共 6 个周期。

3. 吉西他滨联合替吉奥方案 尽管该方案尚未经大规模随机对照临床研究进行验证,考虑吉西他滨和替吉奥各自单药在辅助化疗背景的有效性,仍推荐合适的患者选择该方案进行辅助化疗。具体用药参考GEST 研究[7]:吉西他滨 1 000mg/m² 静脉输注大于 30 分钟,第 1、8 天;替吉奥按体表面积计算(体表面积 < 1.25m² 者 60mg/d,1.25m²≤ 体表面积 <1.5m² 者 80mg/d,体表面积≥1.5m² 者 100mg/d),一天分 2 次口服,第 1~14 天。每 3 周重复,共 8 个周期。

4. 吉西他滨联合厄洛替尼方案[11] 吉西他滨 1 000mg/m² 静脉输注大于 30 分钟,第 1、8、15 天;厄洛替尼 100mg/d,一天 1 次口服,第 1~28 天。每 4 周重复,共 6 个周期。该方案推荐用于 *KRAS* 野生型患者,不建议作为首选方案。

5. 吉西他滨联合白蛋白结合型紫杉醇方案[12] 根据 2019 年 ASCO 公布的 APACT 研究[12]结果,与单药吉西他滨比较,吉西他滨联合白蛋白结合型紫杉醇可显著延长患者的中位总生存时间,对于中位无复发生存时间,虽然采用独立第三方评估结果未显示统计学差异,然而由研究者评估的结果仍然显示联合方案可起到延长作用。具体用量为吉西他滨 1 000mg/m² 静脉输注大于 30 分钟,第 1、8、15 天;白蛋白结合型紫杉醇 125mg/m² 静脉输注,第 1、8、15 天。每 4 周重复,共 6 个周期。

(二)单药辅助化疗方案

1. 吉西他滨单药方案 吉西他滨 1 000mg/m² 静

脉输注大于 30 分钟,第 1、8、15 天。每 4 周重复,共 6 个周期。

2. 卡培他滨单药方案 卡培他滨 1 660mg/ (m^2·d),分 2 次口服,第 1~21 天。每 4 周重复,共 6 个周期。

3. 替吉奥单药方案[13] 替吉奥(体表面积 < $1.25m^2$ 者每次 40mg,$1.25m^2$ ≤体表面积 < $1.5m^2$ 者每次 50mg,体表面积 ≥ $1.5m^2$ 者每次 60mg)一天 2 次口服,第 1~28 天,休息 14 天。每 6 周重复,共 4 个周期。

4. 氟尿嘧啶/亚叶酸钙单药方案 氟尿嘧啶 2 400mg/m^2 持续静脉输注 46 小时;亚叶酸钙 400mg/m^2 静脉输注 2 小时。每 2 周重复,共 12 个周期。

三、评估

(一)评估方法

胰腺癌患者在辅助化疗过程中需定期进行不良反应和疗效评估。评估手段包括体格检查、全血细胞计数、血生化检查、血清肿瘤标志物(CA19-9、CA125、CEA 等)测定、凝血功能检查、胸/腹/盆腔 CT 或 MRI。如出现骨痛、中枢神经压迫等症状,建议行骨 ECT 扫描、头颅增强 MRI 检查。血清肿瘤标志物变化仅供参考,不能单纯依据血清肿瘤标志物变化判断是否复发转移,应结合临床症状及影像学评估综合判断。PET-CT 是重要的辅助检查手段,但不推荐作为评估和随访监测的常规检查。

(二)评估时间

胰腺癌患者辅助化疗期间的随访频率为每 2 个月 1 次,可根据体能状况及病情变化进行更密切的随访。

四、辅助化疗后复发转移胰腺癌患者化疗的药物选择

针对复发转移的胰腺癌患者,目前尚无标准的挽救化疗方案,化疗药物选择主要参考患者之前所采用的辅助化疗方案、辅助化疗完成的时间、复发转移的类型,以及患者当前的体力状态评分。如患者为辅助化疗完成 6 个月后出现复发转移,挽救化疗方案可再次采用与辅助化疗相同的方案;如患者为辅助化疗完成后的 6 个月内或在辅助化疗期间出现复发转移,挽救化疗方案及药物则应选择与辅助化疗完全不同的药物。在实施挽救化疗前,应全面评估患者的体力状态、复发转移的类型(PET-CT 检查),以及基线检查(包括肝肾功能、血常规、CA19-9 等肿瘤标志物)情况。

第四节 胰腺癌姑息性化疗和合理用药

一、概况和基本治疗原则

(一)姑息性化疗概况

晚期胰腺癌的治疗策略是以化疗为主要手段的综合治疗,与最佳支持治疗相比,能减轻症状、延长生存时间和提高生活质量。目前用于治疗晚期胰腺癌的化疗药物包括吉西他滨、替吉奥、白蛋白结合型紫杉醇以及 FOLFIRINOX 方案等,具体方案需根据患者的体能状态进行选择。胰腺癌的总体治疗效果较差,因此推荐患者参加多中心临床研究,以延长患者的生存时间和发现新的有效药物。

（二）治疗前评估

治疗开始前应充分评估肿瘤和患者的体能状况。胰腺癌有别于其他肿瘤,体能状况评估尤为重要,并据此进行分组,决定整个治疗策略的制订。全面的体能状况评估应该包括 4 个方面:体能状态评分(PS)、疼痛、胆管阻塞和营养状况。良好的体能状况标准如下:① ECOG 评分≤2 分;②疼痛控制良好,疼痛数字分级法(NRS)评估值≤3;③胆道通畅;④体重稳定。以此,将患者分为 2 组,即体能状况良好组和体能状况较差组。

（三）治疗目标和策略

1. 体能状况良好组　该组患者在最佳支持治疗的基础上,可考虑联合化疗方案,且对于一线化疗后体能状态仍能耐受化疗的患者,推荐二线和多线化疗。对于局部晚期胰腺癌和寡转移胰腺癌,可在化疗对肿瘤控制良好的情况下联合使用局部治疗手段,更有利于减轻症状、提高局部控制率和延长生存时间。

2. 体能状况较差组　该组患者在最佳支持治疗的基础上,根据体能状态可考虑仅行最佳支持治疗或选择单药化疗。

二、治疗药物选择

（一）一线治疗

1. 联合化疗方案

（1）FOLFIRINOX 方案:奥沙利铂 85mg/m² 静脉输注 2 小时,第 1 天;伊立替康 180mg/m² 静脉输注大于 30~90 分钟,第 1 天;亚叶酸钙 400mg/m² 静脉输注 2 小时,第 1 天;氟尿嘧啶 400mg/m² 推注,第 1 天,然后 2 400mg/m² 持续静脉输注 46 小时。每 2 周重复。在使用此方案时应密切关注患者的血液学毒性、周围神经毒性以及腹泻。

（2）吉西他滨联合白蛋白结合型紫杉醇方案：吉西他滨 1 000mg/m² 静脉输注大于 30 分钟，第 1、8、15 天；白蛋白结合型紫杉醇 125mg/m² 静脉输注，第 1、8、15 天。每 4 周重复。根据中国患者的体质，可将方案调整为吉西他滨 1 000mg/m² 静脉输注大于 30 分钟，第 1、8 天；白蛋白结合型紫杉醇 125mg/m² 静脉输注，第 1、8 天。每 3 周重复。

（3）吉西他滨联合替吉奥方案：吉西他滨 1 000mg/m² 静脉输注大于 30 分钟，第 1、8 天；替吉奥（体表面积 < 1.25m² 者 60mg/d，1.25m² ≤ 体表面积 < 1.5m² 者 80mg/d，体表面积 ≥ 1.5m² 者 100mg/d）一天 2 次口服，第 1~14 天。每 3 周重复。

（4）吉西他滨联合厄洛替尼方案[14]：吉西他滨 1 000mg/m² 静脉输注大于 30 分钟，第 1、8、15、22、29、36 和 43 天，共 8 周，后第 1、8、15 天，每 4 周重复；厄洛替尼 100mg/d 或 150mg/d。根据我国的实际情况，可调整用药方案为吉西他滨 1 000mg/m² 静脉输注大于 30 分钟，第 1、8 天，每 3 周重复；厄洛替尼 100mg/d。

（5）吉西他滨联合卡培他滨方案：吉西他滨 1 000mg/m² 静脉输注大于 30 分钟，第 1、8、15 天；卡培他滨 1 660mg/m²，一天 2 次口服，第 1~21 天。每 4 周重复。根据我国的实际情况，可调整用药方案为吉西他滨 1 000mg/m² 静脉输注大于 30 分钟，第 1、8 天；卡培他滨 825~1 000mg/m²，一天 2 次口服，第 1~14 天。每 3 周重复。

（6）其他可考虑的方案（非首选）：吉西他滨联合顺铂方案[15]（特别是对于可能存在 *BRCA1/2* 或者其

他 DNA 修复基因突变的遗传性肿瘤患者)。吉西他滨 1 000mg/m² 静脉输注大于 30 分钟,第 1、8、15 天;顺铂 50mg/m² 静脉输注第 1、15 天。每 4 周重复。根据我国的实际情况,可调整用药方案为吉西他滨 1 000mg/m² 静脉输注大于 30 分钟,第 1、8 天;顺铂 75~80mg/m² 静脉输注第 1 天。每 3 周重复。后续可考虑使用奥拉帕尼维持[16],即 600mg 每天口服。对于存在 dMMR/MSI-H 的患者可考虑使用帕姆单抗,即 200mg 静脉输注第 1 天,每 3 周重复。

2. 单药化疗方案

(1)吉西他滨:吉西他滨 1 000mg/m² 静脉输注大于 30 分钟,第 1、8、15 天,每 4 周重复。根据我国的实际情况,可调整用药方案为吉西他滨 1 000mg/m² 静脉输注大于 30 分钟,第 1、8 天,每 3 周重复。

(2)氟尿嘧啶类药物:①替吉奥(体表面积 < 1.25m² 者 80mg/d,1.25m² ≤ 体表面积 < 1.5m² 者 100mg/d,体表面积 ≥ 1.5m² 者 120mg/d)一天 2 次口服,第 1~28 天,每 6 周重复。根据我国的实际情况,可调整用药方案为替吉奥(体表面积 < 1.25m² 者 60mg/d,1.25m² ≤ 体表面积 < 1.5m² 者 80mg/d,体表面积 ≥ 1.5m² 者 100mg/d)一天 2 次口服,第 1~14 天,每 3 周重复。②卡培他滨 1 660mg/m²,一天 2 次口服,第 1~21 天,每 4 周重复。根据我国的实际情况,可调整用药方案为卡培他滨 825~1 000mg/m²,一天 2 次口服,第 1~14 天,每 3 周重复。③氟尿嘧啶持续滴注:亚叶酸钙 400mg/m² 静脉输注 2 小时,氟尿嘧啶 2 000mg/m² 持续静脉输注 46 小时,每 2 周重复。

3. 参加新药临床研究。

（二）二线及多线治疗

1. 一线使用以吉西他滨为基础的化疗方案,二线可使用以氟尿嘧啶类为基础的方案(具体用药方案参照一线治疗)。

2. 一线使用以氟尿嘧啶类为基础的化疗方案,二线可使用以吉西他滨为基础的方案(具体用药方案参照一线治疗)。

3. 参加新药临床研究。

4. 吉西他滨联合多西他赛和卡培他滨(GTX方案)[17] 吉西他滨 750mg/m^2 静脉输注大于 75 分钟,第1 天;多西他赛 30mg/m^2 静脉输注大于 60 分钟,第4、11 天;卡培他滨 750mg/m^2,一天 2 次口服,第 1~14 天。每 3 周重复。

5. 奥沙利铂联合氟尿嘧啶类药物方案 ①奥沙利铂 + 亚叶酸钙 + 氟尿嘧啶:奥沙利铂 85mg/m^2 静脉输注大于 2 小时,第 1 天;亚叶酸钙 400mg/m^2 静脉输注 2 小时;氟尿嘧啶 2 000mg/m^2 持续静脉输注 46 小时。每 2 周重复。②奥沙利铂 + 卡培他滨[10]:奥沙利铂 130mg/m^2 静脉输注大于 2 小时,第 1 天;卡培他滨 825~1 000mg/m^2,一天 2 次口服,第 1~14 天。每 3 周重复。

三、评估与调整

（一）评估方法

晚期胰腺癌患者在治疗过程中需定期进行不良反应和疗效评估。评估手段包括体格检查、全血细胞计数、血生化检查、血清肿瘤标志物(CA19-9、CA125、CEA 等)测定、凝血功能检查、胸/腹/盆腔 CT 或 MRI、骨 ECT(每半年)、头颅 MRI 增强(出现临床症状)等。根据 RECIST 标准进行疗效评价。血清肿瘤标志物变化仅供参考,不能单纯依据血清肿瘤标志物变化判断疗效,应结合临床症状及影像学评估综合判断。不推荐 PET-CT 作为评估和随访监测的常规检查。

（二）评估时间

晚期胰腺癌患者的随访频率为每 2~3 个月 1 次,可根据患者的体能状况及病情变化,进行更密切的随访。

（三）方案调整原则及方法

如治疗过程中疾病进展,提示对当前治疗耐药,需更改治疗方案;如初始治疗有效,在停药后 6 个月内进展,则提示原方案耐药,需调整治疗方案;如停药 6 个月后进展,提示原方案可能仍有效,可再次启用原方案治疗。

参考文献

[1] RAIMONDI S,MAISONNEUVE P,LOWENFELS A B,et al. Epidemiology of pancreatic cancer:an overview[J]. Nat Rev Gastroenterol Hepatol,2009,6（12）:699-708.

[2] ZHEN D B,RABE K G,GALLINGER S,et al. BRCA1, BRCA2,PALB2,and CDKN2A mutations in familial pancreatic cancer:a PACGENE study[J]. Genet Med,2015,17（7）:569-577.

[3] TEMPERO M A,UCHIDA E,TAKASAKI H,et al. Relationship of carbohydrate antigen 19-9 and Lewis antigens in pancreatic cancer[J]. Cancer Res,1987,47（20）:5501-5503.

[4] CHUN Y S,PAWLIK T M,VAUTHEY J N,et al. 8th edition of the AJCC cancer staging manual:pancreas and hepatobiliary cancers[J]. Ann Surg Oncol,2018,25（4）:845-847.

[5] CONROY T,DESSEIGNE F,YCHOU M,et al. Folfirinox versus gemcitabine for metastatic pancreatic cancer[J]. N Engl

J Med,2011,364(19):1817-1825.

[6] VON HOFF D D,RAMANATHAN R K,BORAD M J,et al. Gemcitabine plus nab-paclitaxel is an active regimen in patients with advanced pancreatic cancer:a phase Ⅰ/Ⅱ trial[J]. J Clin Oncol,2011,29:4548-4554.

[7] UENO H,IOKA T,IKEDA M,et al. Randomized phase Ⅲ study of gemcitabine plus S-1,S-1 alone,or gemcitabine alone in patients with locally advanced and metastatic pancreatic cancer in Japan and Taiwan:GEST study[J]. J Clin Oncol, 2013,31(13):1640-1648.

[8] OETTLE H,NEUHAUS P,HOCHHAUS A,et al. Adjuvant chemotherapy with gemcitabine and long-term out comes among patients with resected pancreatic cancer:the CONKO-001 randomized trial[J]. Jama,2013,310(14):1473-1481.

[9] CONROY T,HAMMEL P,HEBBAR M,et al. Folfirinox or gemcitabine as adjuvant therapy for pancreatic cancer[J]. N Engl J Med,2018,379(25):2395-2406.

[10] NEOPTOLEMOS J P,PALMER D H,GHANEH P,et al. Comparison of adjuvant gemcitabine and capecitabine with gemcitabine monotherapy in patients with resected pancreatic cancer(ESPAC-4):a multicenter,open-label,randomized, phase 3 trial[J]. LANCET,2017,389(10073):1011-1024.

[11] SINN M,BAHRA M,LIERSCH T,et al. CONKO-005: adjuvant chemotherapy with gemcitabine plus erlotinib versus gemcitabine alone in patients after R0 resection of pancreatic cancer:a multicenter randomized phase Ⅲ trial[J]. J Clin Oncol,2017,35(29):3330-3337.

[12] TEMPERO M A,RENI M,RIESS H,et al. APACT:phase Ⅲ,multicenter,international,open label randomized trial of adjuvant nab-paclitaxel plus gemcitabine(nab-P/ G)vs gemcitabine(G)for surgically resected pancreatic adenocarcinoma[J]. J Clin Oncol,2019,37(15_suppl): 4000.

［13］UESAKA K,BOKU N,FUKUTOMI A,et al. Adjuvant chemotherapy of S-1 versus gemcitabine for resected pancreatic cancer:a phase3,open-label,randomized,non-inferiority trial (JASPAC01)［J］. LANCET,2016,388(10041):248-257.

［14］MOORE M J,GOLDSTEIN D,HAMM J,et al. Erlotinib plus gemcitabine compared with gemcitabine alone in patients with advanced pancreatic cancer:a phase Ⅲ trial of the National Cancer Institute of Canada Clinical Trials Group［J］. J Clin Oncol,2007,25(15):1960-1966.

［15］KULKE M H,TEMPERO M A,NIEDZWIECKI D,et al. Randomized phase Ⅱ study of gemcitabine administered at a fixed dose rate or in combination with cisplatin,docetaxel, or irinotecan in patients with metastatic pancreatic cancer: CALGB 89904［J］. J Clin Oncol,2009,27(33):5506-5512.

［16］GOLAN T,HAMME P,RENI M,et al. Maintenance olaparib for germline BRCA-mutated metastatic pancreatic cancer［J］. N Engl J Med,2019,381(4):317-327.

［17］FINE R L,FOGELMAN D R,SCHREIBMAN S M,et al. The gemcitabine,docetaxel,and capecitabine(GTX)regimen for metastatic pancreatic cancer:a retrospective analysis［J］. Cancer Chemother Pharmacol,2008,61(1):167-175.

第八章

胃肠间质瘤

第一节 概　述

一、胃肠间质瘤的概念

胃肠间质瘤（gastrointestinal stromal tumor，GIST）是胃肠道最常见的间叶源性肿瘤，1983 年 Mazur 等首次提出 GIST 这一概念[1]。GIST 占胃肠道肿瘤的 1%~3%，年发病率为（6.8~14.5）/ 百万人，男、女的发病率无明显差别，中位发病年龄为 50~60 岁[2]。

1998 年 Hirota 等发现 GIST 发病与 *KIT* 基因功能获得性突变有关，这一发现让我们在过去的 20 年中对 GIST 的认识和研究有了快速发展[3]。目前认为 GIST 起源于胃肠道 Cajal 细胞，大多数（80%~85%）存在 *KIT* 或 *PDGFRA*（platelet derived growth factor receptor alpha，PDGFRA）基因突变，少数无 *KIT* 或 *PDGFRA* 突变（野生型，10%~15%）者，可能存在 *SDH-X*、*BRAF*、*NF-1*、*K/N-RAS* 或 *PIK3CA* 等基因的突变。组织学上 GIST 多呈梭形细胞，部分呈上皮样细胞，偶可见混合细胞形态。免疫组化检测 KIT 蛋白（CD117）和 / 或 DOG-1 蛋白通常为阳性，生物学行为具有恶性潜能，可表现为从良性到高度恶性不等[4]。

GIST 的年发病率约为每年 14/ 百万，但是随着与其他胃肠道恶性肿瘤和肉瘤的鉴别诊断技术的提高，其发生率可能更高。东、西方国家的发病率无明显差异。

二、诊断要点、分期和危险度分级

（一）诊断要点

1. 临床表现　GIST 可发生于消化道的任何部位，最常见于胃（50%~70%），其次是小肠（25%~35%）、结直肠（5%~10%）、食管（<5%）以及消化道外（大网膜、肠系膜和腹膜后，6%）[4]。其临床症状缺少特异性，约70% 的患者可有临床症状，其余患者常无症状，往往在体检或其他手术时偶然发现。消化道出血是 GIST 的最常见的症状，其他症状包括腹痛、腹胀、腹部包块以及肿瘤压迫引起的腹部不适等。肿瘤位于食管者可有吞咽困难，肿瘤位于结直肠者可有鲜血便，少数患者因肠梗阻、消化道穿孔或肿瘤破裂导致的急腹症就诊。

GIST 主要通过血行转移和种植转移，最常见的转移部位是肝脏和腹腔，极少转移至肺、骨骼和淋巴结。

2. 体征　GIST 常无明显的体征。肿瘤较大时可扪及腹部包块，发生远处转移时，根据转移部位可出现相应的体征。发生消化道梗阻、穿孔、出血或肿瘤破裂等并发症时，可出现相应的体征。

3. 辅助检查

（1）内镜及超声内镜：内镜及超声内镜常用于食管、胃、十二指肠及直肠 GIST 的诊断。GIST 在内镜下表现为黏膜下隆起性病变，直径较小的 GIST 在超声内镜下的典型表现为来源于肌层的低回声、边缘光滑的同质性包块及边缘光滑的同质性结节；直径较大者可呈恶性肿瘤的表现，表现为强回声、边界不规则、异质性包块，黏膜表面可有溃疡形成。

（2）CT 及 MRI：CT 和 MRI 检查是 GIST 的最重要的检查手段之一，能够清楚显示肿瘤的形态、范围、内部结构及其与邻近脏器的关系，同时判断有无远处转移。

（3）对于诊断不明或拟行术前治疗的潜在可切除病灶，可采用超声内镜引导下的细针穿刺或经皮穿刺活检明确病理诊断。

4. 病理诊断

（1）大体分型：GIST 通常起源于胃肠道固有肌层，生长方式可呈腔外型、腔内型及混合型（同时向腔内、腔外生长）。多数患者的黏膜层完整，肿瘤较大时黏膜面可形成糜烂或和溃疡，出现消化道出血。大多数 GIST 有完整的包膜，边界清楚，呈膨胀性生长，质脆易碎；切面灰红色，呈鱼肉状，中心可有出血、坏死、囊性变等继发性改变。

（2）组织学分型：组织学上，依据 GIST 细胞的形态可将 GIST 分为三大类，即梭形细胞型（70%）、上皮样细胞型（20%）和梭形细胞-上皮样细胞混合型（10%）。少数病例可有一些特殊的形态，如多形性细胞，多见于上皮样 GIST。肿瘤间质可出现黏液样基质、玻璃样变性或钙化等。

免疫组化检测是诊断 GIST 的重要检查手段，GIST 的免疫组化检测推荐采用 CD117、DOG-1、CD34、Ki-67、琥珀酸脱氢酶 B（SDHB）标记。CD117 阳性率为 94%~98%，DOG-1 阳性率为 94%~96%，CD34 阳性率约为 70%；其中 CD117 与 DOG-1 的表达具有高度的一致性。此外，GIST 也可有肌源性或神经源性标志物表达，如 SMA、desmin、S-100 等，但阳性率较低，且多为局灶阳性[5-6]。

（3）基因分型：基因突变检测对 GIST 十分重要，有助于疑难病例的诊断，预测分子靶向治疗药物的疗效及指导临床治疗。对于原发性 GIST,基因突变位点的检测至少应包括 *KIT* 基因的第 9、11、13 和 17 号外显子以及 *PDGFRA* 基因的第 12 和 18 号外显子。对于继发性耐药 GIST,应增加检测 *KIT* 基因的第 14 和 18 号外显子。绝大多数患者存在 *KIT*(75%~80%)或 *PDGFRA*(10%)基因突变,分子检测无 *KIT/PDGFRA* 基因突变的 GIST 被称为野生型 GIST。根据是否有 SDHB 表达缺失,可将野生型 GIST 分为两大类:① SDH 缺失型 GIST,包括 SDHA 突变型、散发性 SDH 缺失型、Carney 三联征相关性及 Carney-Stratakis 综合征相关性;②非 SDH 缺失型 GIST,包括 I 型神经纤维瘤病(NF-1)相关性、*BRAF* 突变、*K/N-RAS* 突变、*PIK3CA* 突变及 *CBL* 突变等。

(二)分期

胃肠间质瘤早期采用软组织肿瘤的分期,后期发现并不适合临床诊治需要。国际抗癌联盟(UICC)推出的 TNM 分期在临床应用亦较少,目前临床上更多地将 GIST 概括地分为局限期与广泛期(转移复发性 GIST)[7]。

(三)危险度分级

GIST 的危险度评估适用于局限期并接受完整切除的 GIST。目前国际上用于评估原发可切除 GIST 术后复发风险的标准包括美国国立卫生研究院(National Institutes of Health,NIH)2008 年改良版分级标准、世界卫生组织(WHO)2013 年版分级标准、美国国防部部队病理学研究院(Armed Forces Institute of Pathology,AFIP)标准、美国国立综合癌症网络(National Comprehensive Cancer Network,NCCN)指南(2016 年第 2 版)、热图及列线图。每个标准均存在各自的优缺点,鉴于便捷性和操作简单性,CSCO 胃肠间质瘤专家委员会推荐使用美国国立卫生研究院(National Institutes of Health,NIH)2008 年改良版分级标准。NIH 2008 年改良版分级标准基于肿瘤大小、部位、核分裂象计数(/50HPF),以及肿瘤是否破裂将 GIST 术后的复发危险度划分为极低、低、中和高危 4 个等级(表 8-1)[7]。

表 8-1 原发 GIST 切除术后的危险度分级(NIH 2008 年改良版)

危险度分级	肿瘤大小 /cm	核分裂象计数 /(/50HPF)	肿瘤原发部位
极低	≤2	≤5	任何部位
低	2.1~5	≤5	任何部位
中	2.1~5	6~10	胃
	<2*	6~10	任何部位
	5.1~10	≤5	胃
高	任何	任何	肿瘤破裂
	>10	任何	任何部位
	任何	>10	任何部位
	>5	>5	任何部位
	>2 且≤5	>5	非胃原发
	>5 且≤10	≤5	非胃原发

注:*针对原分级不足,专家委员会进行修正;GIST—胃肠间质瘤;NIH—美国国立卫生研究院。

三、治疗原则

局限期 GIST 治疗以手术完整切除为主,术后依据危险度分级来决定是否给予伊马替尼辅助化疗以及辅助化疗的时限。对于病灶较大或手术困难的局限期 GIST,伊马替尼术前治疗可降低肿瘤分期、提高手术切除率、降低手术风险。

　　广泛期 GIST 的治疗以药物治疗为主,一线、二线、三线治疗分别为伊马替尼、舒尼替尼与瑞戈非尼。*KIT/PDGFRA* 基因突变类型与上述药物的疗效具有显著的相关性,因此药物治疗前,建议进行基因检测以指导药物使用。手术在广泛期 GIST 中依旧有重要价值,在广泛期 GIST 接受靶向药物治疗获得缓解后,转移灶的完整切除可能有益于进一步延长总生存时间[8-10]。

　　目前一些在研新药更多关注在伊马替尼耐药的 *KIT/PDGFRA* 基因突变上,结合目前分子检测技术的快速发展,有望从总体上进一步改善患者的总生存时间。

第二节　胃肠间质瘤的治疗药物

一、靶向药物概况

　　自 2001 年首次应用靶向药物伊马替尼(imatinib)治疗 GIST 获得成功后,伊马替尼开启了实体瘤分子靶向治疗的新时代。伊马替尼是一种选择性的酪氨酸激酶抑制剂(tyrosine kinase inhibitor,TKI),它通过竞争性结合 KIT 和 PDGFRA 酪氨酸激酶受体胞内区的 ATP 结合位点抑制激酶活性,从而抑制肿瘤生长,诱导细胞凋亡。伊马替尼作为转移复发/不可切除 GIST 的一线治疗药物,其疾病控制率高达 80%~85%,可明显改善患者的预后。目前,伊马替尼作为首选药物已被广泛应用于 GIST 的术前治疗、辅助化疗和转移复发/不可切除 GIST 的治疗。

　　伊马替尼的疗效与 *KIT*、*PDGFRA* 基因突变类型有关。*KIT* 外显子 11 突变的 GIST 接受伊马替尼治疗疗效最佳,近一半的 *KIT* 外显子 9 突变的 GIST 可从伊马替尼治疗中获益,而 *PDGFRA* 外显子 18 D842V 突变对伊马替尼原发耐药。中、高危 GIST 术后应该接受伊马替尼辅助化疗。局限进展期 GIST 经过术前伊马替尼治疗后降期,有望接受手术治疗。对于转移复发 / 不可切除 GIST,一般推荐初始剂量为 400mg/d, *KIT* 外显子 9 突变患者应采用高剂量(600~800mg/d)治疗。如伊马替尼治疗有效,应持续用药,直至疾病进展或出现不能耐受的不良反应[8]。

对于标准剂量的伊马替尼治疗后出现进展者,建议换用二线药物舒尼替尼或选择伊马替尼增加剂量治疗。对于伊马替尼治疗失败或不能耐受的 GIST 患者,多靶点酪氨酸激酶抑制剂舒尼替尼可显著延长患者的无进展生存时间。目前,舒尼替尼治疗有 37.5mg/d 连续服用和 50mg/d(4/2)方案可供选择[9]。伊马替尼和舒尼替尼治疗后均进展的 GIST,推荐使用三线治疗药物瑞戈非尼。研究显示,瑞戈非尼对比安慰剂,可显著延长患者的总生存时间[10]。

二、常见不良反应及处理

以伊马替尼、舒尼替尼、瑞戈非尼为代表的 TKI 显著改善 GIST 患者的预后。长期足量服药是保证临床疗效的重要因素,因此合理地处理靶向治疗的相关不良反应,对保证药物疗效、提高患者的生活质量及延长生存时间具有重要的临床意义。鉴于此,2018 年中国医师协会外科医师分会 GIST 诊疗专业委员会通过征求相关临床专家的建议,制定了《酪氨酸激酶抑制剂治疗胃肠间质瘤不良反应及处理共识》,用于指导 TKI 治疗 GIST 不良反应的合理处置[11]。TKI 的常见不良反应包括水肿、水钠潴留、消化道反应、皮疹、眼部症状、高血压、手足综合征、乏力、蛋白尿、口腔炎、心脏毒性、甲状腺功能减退、肝肾功能损伤、毛发改变、间质性肺炎以及血液系统相关不良反应（包括贫血、中性粒细胞减少、血小板减少）等。对于不同的药物，其不良反应的发生率及严重程度不同。伊马替尼的常见不良反应包括水肿、胃肠道反应、白细胞减少、贫血、皮疹、肌肉痉挛以及腹泻等[8]。舒尼替尼的常见不良反应为贫血、粒细胞减少、血小板减少、皮肤色素沉着、胃肠道反应、手足综合征、高血压等[9]。瑞戈非尼的常见不良反应包括手足综合征、高血压、腹泻及疲乏等，其中常见的≥3级的不良反应有高血压、手足综合征、肝毒性、腹泻、疲乏、皮疹及贫血等[10]。TKI治疗的相关不良反应大部分为轻至中度，给予对症支持治疗即可改善，出现严重不良反应时则需给予药物剂量调整或停药，待症状恢复后再考虑从低剂量开始恢复治疗。

第三节　局限性胃肠间质瘤围手术期辅助化疗原则和合理用药

一、术前治疗

（一）术前治疗原则

对于肿瘤巨大、明显侵犯周围脏器或特殊部位的局限进展期 GIST，术前治疗已证实可以有效减小肿瘤体积，增加手术切除率，最大限度地保留器官功能，降低手术风险，提高患者术后的生活质量。对于瘤体巨大、术中破裂出血风险较大的患者，术前治疗有可能减少肿瘤术中破溃的风险[12]。

（二）术前治疗的适应证

1. 术前估计难以达到 R0 切除。

2. 肿瘤体积巨大（>10cm），术中易出血、破裂，可能造成医源性播散。

3. 特殊部位的肿瘤（如胃食管结合部、十二指肠、低位直肠等），手术易损害重要脏器的功能。

4. 虽然肿瘤可以切除，但是估计手术风险较大，术后的复发率、死亡率较高。

5. 估计需要实施多脏器联合切除手术。

（三）术前治疗方案

1. **靶向药物方案** 术前辅助化疗前应首先取得病理活检证实 GIST，推荐的方案是伊马替尼 400mg/d 连续口服。由于肿瘤的基因突变类型对靶向治疗的疗效存在显著性差异，有条件的患者均应在治疗前进行 *KIT/PDGFRA* 基因突变检测。明确对伊马替尼原发耐药的突变类型（如 *PDGFRA* D842V 突变或 I 型神经纤维瘤病相关性 GIST 等）不宜接受伊马替尼术前治疗。对 *KIT* 外显子 9 突变的 GIST，伊马替尼高剂量才能获益，因此这类 GIST 患者的伊马替尼的术前治疗剂量应为 600mg/d；能够耐受的患者可以进一步调整到 800mg/d，分 2 次口服[13]。

2. **术前治疗时限** 接受术前治疗的患者应密切随访，定期复查影像学评判疗效，以避免延误手术治疗时机。伊马替尼治疗 GIST 达到最佳效应通常需要 6 个月或 6 个月以上。一般认为，到达最佳效应后（通常为 6~12 个月）是合适的手术时机[14-15]。如果肿瘤进一步缩小不会改变手术方式和降低手术风险，也可以提前进行手术（未达到最佳效应时）。

3. **术前治疗疗效判断** 在行术前治疗前应行影

像学基线评估。术前治疗期间每 1~3 个月进行随访，结合症状、体格检查和影像学进行疗效评价。常规应用增强 CT 进行影像学检查。直肠下段 GIST 应用磁共振检查更有优势。PET-CT 可对肿瘤应答作出早期评估，有条件者可考虑使用。此外，对增强 CT 判断疗效困难的患者，也可以结合 PET-CT 进行评估。

4. 术前治疗停药的时间和术后恢复药物治疗的时间　伊马替尼的半衰期为 18 小时，没有 3 级或 3 级以上药物不良反应的患者，伊马替尼术前停服 1~7 天；存在 3 级或 3 级以上不良反应的患者，应该适当延长停药时间并且对症处理。患者术前停药的时间不宜过长，否则肿瘤可能快速进展。术后可经口进食时即可恢复服药[12]。

二、术后辅助化疗

（一）术后辅助化疗原则

局限性 GIST 手术后存在不同程度的复发风险。对于中、高危 GIST 患者，术后辅助化疗能够推迟或降低复发风险；对于高危 GIST 患者，术后辅助化疗能够提高术后的生存率。因此，目前推荐具有中、高危复发风险的患者接受术后辅助化疗[16-17]。

（二）术后辅助化疗的适应证

中危和高危复发风险的患者。基因突变检测对辅助化疗的临床决策非常重要，所有准备接受辅助化疗的患者均应进行 KIT 和 PDGFRA 基因突变检测。KIT 外显子 11 突变与 PDGFRA 非 D842V 突变患者辅助化疗可以获益，应当避免对 I 型神经纤维瘤病（NF-1）相关性 GIST 患者和 PDGFRA D842V 突变的 GIST 患者进行辅助化疗[12]。

（三）术后辅助化疗方案

伊马替尼的辅助化疗剂量为 400mg/d。研究表明[12] *KIT* 外显子 9 突变的 GIST 接受伊马替尼 400mg/d 辅助化疗能否获益存在争议，但目前尚无证据支持外显子 9 突变患者辅助化疗应接受高剂量的伊马替尼。非胃（主要为小肠、结直肠）来源的中危 GIST 的复发风险高于胃来源的中危 GIST，因此对非胃来源的 GIST，伊马替尼目前推荐辅助化疗 3 年；对胃来源的中危 GIST，伊马替尼辅助化疗 1 年。对高度复发风险的 GIST，辅助化疗至少 3 年；发生肿瘤破裂的患者，可以考虑延长辅助化疗时间[12]。

三、随访

GIST 手术后最常见的转移部位是腹膜和肝脏，腹、盆腔增强 CT 或 MRI 扫描作为常规随访项目，必要时行 PET-CT 扫描。①中、高危患者应每 3 个月进行影像学检查，持续 3 年，然后每 6 个月 1 次，直至 5 年，5 年后每年随访 1 次；②低危患者应每 6 个月进行影像学检查，持续 5 年；③由于肺部和骨转移的发生率低，建议至少每年进行 1 次胸部 X 线检查，在出现相关症状的情况下推荐进行胸部 CT 和 ECT 骨扫描检查。

第四节　复发/转移性胃肠间质瘤的药物治疗原则和合理用药

一、药物治疗

（一）甲磺酸伊马替尼的作用机制

伊马替尼的通用名为甲磺酸伊马替尼（imatinib），

分子式为 $C_{29}H_{31}N_7OCH_4SO_3$，分子量为 589.7，化学名为 4-[（4-甲基-4-哌嗪）甲基]-N-[4-甲基-3-[[4-（吡啶）-2-嘧啶]氨基]苯基]-苯胺甲磺酸盐，属于 2-苯氨基嘧啶的衍生物。

甲磺酸伊马替尼是一个选择性的酪氨酸激酶小分子抑制剂，其作用靶点主要包括 c-Abl、Bcr-Abl、PDGFR 以及 KIT。其通过与 ATP 竞争性结合酪氨酸激酶催化部位的核苷酸结合位点，使得激酶不能发挥催化活性，底物的酪氨酸残基不能被磷酸化，使其不能与下游的效应分子进一步作用，从而导致细胞增殖受抑，诱导细胞凋亡。

（二）甲磺酸伊马替尼的药动学

甲磺酸伊马替尼在 GIST 患者每天口服 400mg 或 600mg 的情况下被迅速吸收，2~4 小时后血浆浓度达峰值，绝对生物利用度平均为 98%。在体外，伊马替尼约有 95% 与血浆蛋白结合，尤其是白蛋白和 α_1-酸性糖蛋白。口服 400mg 28 天后血药浓度达稳态 2.9mg/L。在 GIST 患者中，伊马替尼主要经肝脏细胞色素 P450 酶系统中的 CYP3A4 代谢，其代谢产物为 N-去甲基哌嗪衍生物；诱导 CYP3A4 的药物（如苯妥英）将会增加伊马替尼的代谢，引起其血浆浓度下降。伊马替尼无法通过完整的血脑屏障。该药的清除半衰期为 18 小时，活性产物的半衰期为 40 小时，1 周内可以排出 81%，其中粪排出 68%、尿排出 13%，约 25% 为原药排出，其余为代谢产物。

（三）甲磺酸伊马替尼治疗转移性胃肠间质瘤

一项开放性多中心 Ⅱ 期临床研究中，甲磺酸伊马替尼治疗转移复发 GIST 患者，在长达 71 个月的随访中，甲磺酸伊马替尼治疗的疾病控制率达 83.7%，中位总生存时间达到 57 个月,中位治疗有效持续时间为 29 个月[8]。2001 年美国、欧盟依据此项 Ⅱ 期临床研究结果快速批准其用于一线治疗转移性胃肠间质瘤,我国于 2002 年批准伊马替尼上市。迄今为止,甲磺酸伊马替尼依旧是国外与国内批准治疗转移性胃肠间质瘤标准的一线治疗药物。

二、耐药后的治疗

(一) 提高伊马替尼的血药浓度

伊马替尼的血药浓度不足可能是伊马替尼耐药的可能机制之一,因此在伊马替尼标准剂量治疗失败之后,提高伊马替尼剂量治疗的作用在两项 Ⅲ 期临床研究中得到证实,约 1/3 的患者可再次获得肿瘤控制[14,18],这显示提高伊马替尼的血药浓度可能有助于克服一部分患者的继发耐药。但遗憾的是,两项 Ⅲ 期临床研究均未进行相关的血药浓度研究,即无法准确回答再次获得肿瘤控制的患者是否是因在伊马替尼增加剂量中提高血药浓度而得到获益。

(二) 针对 *KIT* 基因突变与抗血管生成效应的多靶点 TKI

1. 苹果酸舒尼替尼　是一种口服的小分子酪氨酸激酶抑制,抑制与肿瘤增殖、血管生成和转移有关的多种受体酪氨酸激酶(RTK)。舒尼替尼是强效 ATP 竞争性抑制剂,抑制一组密切相关的 RTK 的催化活性,其中包括 VEGFR1、2 和 3,PDGFR-α 和-β,KIT,CSF-1R,FLT-3 和 RET。由于其多靶点的特征,舒尼替尼的药理学活性可能是由抑制多种 RTK 靶点和通路介导的。

在一项多中心 Ⅲ 期随机临床试验中,将伊马替尼治疗失败的患者随机分为 2 组,分别接受舒尼替尼与安慰剂治疗,舒尼替尼按 50mg/d 服 4 周休息 2 周的方法服药,结果舒尼替尼(27.3 周)较安慰剂(6.4 周)明显延长患者的中位进展时间[9]。舒尼替尼在 2006 年被批准用作伊马替尼耐药或不能耐受伊马替尼的 GIST 治疗的二线药物。

2. 瑞戈非尼 是多靶点酪氨酸激酶抑制剂,可以有效地抑制多种激酶的活性,其靶点包括血管生成相关的 VEGFR1~3、TEK,癌基因 KIT、RET、RAF1、BRAF,以及肿瘤微环境相关的 PDGFR、FGFR 等。

多中心Ⅲ期临床研究证实,使用伊马替尼、舒尼替尼治疗后均耐药的 GIST 患者接受瑞戈非尼治疗无进展生存时间可以达到 4.8 个月,明显长于安慰剂组(0.9 个月)[10]。2014 年,瑞戈非尼在美国与欧盟被批准用于三线治疗转移性胃肠间质瘤,2017 年正式获得我国国家食品药品监督管理总局批准上市。

3. 具有治疗潜力的其他 TKI 伊马替尼、舒尼替尼、瑞戈非尼是获得国家药品监督管理局批准上市的治疗胃肠间质瘤的药物。除此之外,尚有一些 TKI 显示出治疗胃肠间质瘤的抗瘤活性,包括 avapritinib、ripretinib、达沙替尼、培唑帕尼等,目前正在进行相关临床研究。

三、基因突变与药物治疗疗效的相关性

在 GIST 基因突变中,*KIT* 基因突变占 80%~85%,其中最常见的是外显子 11 突变(65%~70%),其他包括外显子 9(10%)、外显子 13(1.7%)与外显子 17(1.3%)等少见的突变位点。突变类型以缺失突变、点突变、混合突变、插入突变为主,外显子 9 突变几乎均为重复插入突变,而外显子 13 与 17 突变多为点突变。*PDGFRA* 突变占 5%~10%,常见于外显子 18 与 12 突变[19]。

10%~15% 未检测到 *KIT* 或 *PDGFRA* 突变的 GIST 被定义为野生型 GIST。

KIT/PDGFRA 突变类型可预测伊马替尼的疗效，外显子 11 突变的疗效最佳，其次为外显子 9 突变，野生型 GIST 的疗效最差；*PDGFRA* D842V 突变可能对伊马替尼、舒尼替尼治疗原发耐药[20]。舒尼替尼治疗原发外显子 9 突变及 *KIT/PDGFRA* 野生型 GIST 患者的 PFS 与 OS 均明显优于外显子 11 突变的患者，在对继发突变研究中发现继发外显子 13、14 突变的患者接受舒尼替尼治疗的疗效优于继发外显子 17、18 突变[21]，而瑞戈非尼对继发 *KIT* 基因外显子 17 突变具有较好的抑制作用[22]。

四、TKI 治疗疗效评估标准

采用改良的 Choi 标准。GIST 靶向治疗有效者的组织成分改变较早，常以坏死、出血、囊变及黏液变为主要表现，有时体积缩小可以不明显甚至增大。以往采用的细胞毒性药物疗效评价标准 RECIST 标准，仅考虑体积变化因素，存在明显的缺陷。Choi 等结合长径和 CT 的 Hu 值提出新的标准（表 8-2）。一些研究表明[23]，在伊马替尼一线治疗过程中应用 Choi 标准，其疗效评估能力优于 RECIST 标准。

表 8-2　GIST 靶向治疗的 Choi 疗效评价标准

疗效	定义
CR	全部病灶消失，无新发病灶
PR	CT 测量肿瘤长径缩小≥10% 和 / 或肿瘤密度（Hu）减小≥15%；无新发病灶；无不可测病灶的明显进展

续表

疗效	定义
SD	不符合 CR、PR 或 PD 标准；无肿瘤进展引起的症状恶化
PD	肿瘤长径增大≥10%，且密度变化不符合 PR 标准；出现新发病灶；新的瘤内结节或已有的瘤内结节体积增大

参考文献

[1] MAZUR M T, CLARK H B. Gastric stromal tumors. Reappraisal of histogenesis[J]. Am J Surg Pathol, 1983, 7(6): 507-519.

[2] TRAN T, DAVILA J A, EL-SERAG H B. The epidemiology of malignant gastrointestinal stromal tumors: an analysis of 1,458 cases from 1992 to 2000 [J]. Am J Gastroenterol, 2005, 100(1): 162-168.

[3] NAKAHARA M, ISOZAKI K, HIROTA S, et al. A novel gain-of-function mutation of c-kit gene in gastrointestinal stromal tumors[J]. Gastroenterology, 1998, 115(5): 1090-1095.

[4] MIETTINEN M, LASOTA J. Gastrointestinal stromal tumors-definition, clinical, histological, immunohistochemical, and molecular genetic features and differential diagnosis[J]. Virchows Arch, 2001, 438(1): 1-12.

[5] NOVELLI M, ROSSI S, RODRIGUEZ-JUSTO M, et al. DOG1 and CD117 are the antibodies of choice in the diagnosis of gastrointestinal stromal tumours[J]. Histopathology, 2010, 57(2): 259-270.

[6] MIETTINEN M, SOBIN L H, SARLOMO-RIKALA M. Immunohistochemical spectrum of GISTs at different sites and their differential diagnosis with a reference to CD117(KIT)[J]. Mod Pathol, 2000, 13(10): 1134-1142.

[7] VON MEHREN M,RANDALL R L,BENJAMIN R S,et al. Soft tissue sarcoma,version 2. 2018,NCCN clinical practice guidelines in oncology[J]. J Natl Compr Canc Netw,2018,16 (5):536-563.

[8] DEMETRI G D,VON MEHREN M,BLANKE C D,et al. Efficacy and safety of imatinib mesylate in advanced gastrointestinal stromal tumors[J]. N Engl J Med,2002,347(7):472-480.

[9] DEMETRI G D,VAN OOSTEROM A T,GARRETT C R,et al. Efficacy and safety of sunitinib in patients with advanced gastrointestinal stromal tumour after failure of imatinib:a randomised controlled trial[J]. Lancet,2006,368(9544): 1329-1338.

[10] DEMETRI G D,REICHARDT P,KANG Y K,et al. Efficacy and safety of regorafenib for advanced gastrointestinal stromal tumours after failure of imatinib and sunitinib(GRID):an international,multicentre,randomised,placebo-controlled, phase 3 trial[J]. Lancet,2013,381(9863):295-302.

[11] LI J,WANG M,ZHANG B,et al. Chinese consensus on management of tyrosine kinase inhibitor-associated side effects in gastrointestinal stromal tumors[J]. World J Gastroenterol, 2018,24(46):1-7.

[12] LI J,YE Y,WANG J,et al. Chinese consensus guidelines for diagnosis and management of gastrointestinal stromal tumor [J]. Chin J Cancer Res,2017,29(4):281-293.

[13] LI J,GONG J F,SHEN L. Efficacy of imatinib dose escalation in Chinese gastrointestinal stromal tumor[J]. World Journal of Gastroenterology,2012,18(7):698-703.

[14] ZALCBERG J R,VERWEIJ J,CASALI P G,et al. EORTC soft tissue and bone sarcoma group,the Italian sarcoma group; Australasian gastrointestinal trials group. Outcome of patients with advanced gastrointestinal stromal tumours crossing over to a daily imatinib dose of 800 mg after progression on 400 mg[J]. Eur J Cancer,2005,41(12):1751-1757.

［15］RIOS M, LECESNE A, BUI B, et al. Interruption of imatinib (IM) in GIST patients with advanced disease after one year of treatment: Updated results of the prospective French Sarcoma Group randomized phase Ⅲ trial on long term survival. ASCO Annual Meetings Proceedings Part Ⅰ［J］. J Clin Oncol, 2007, 25 (9): 10016.

［16］DEMATTEO R P, BALLMAN K V, ANTONESCU C R, et al. Adjuvant imatinib mesylate after resection of localised, primary gastrointestinal stromal tumour: a randomised, double-blind, placebo-controlled trial［J］. Lancet, 2009, 373 (9669): 1097-1104.

［17］JOENSUU H, ERIKSSON M, SUNDBY HALL K, et al. One *vs* three years of adjuvant imatinib for operable gastrointestinal stromal tumor: a randomized trial［J］. JAMA, 2012, 307 (12): 1265-1272.

［18］BLANKE C D, RANKIN C, DEMETRI G D, et al. Phase Ⅲ randomized, intergroup trial assessing imatinib mesylate at two dose levels in patients with unresectable or metastatic gastrointestinal stromal tumors expressing the KIT receptor tyrosine kinase: S0033［J］. Journal of Clinical Oncology, 2008, 26 (4): 626-632.

［19］MIETTINEN M, LASOTA J. KIT (CD117): a review on expression in normal and neoplastic tissues, and mutations and their clinicopathologic correlation［J］. Appl Immunohistochem Mol Morphol, 2005, 13 (3): 205-220.

［20］HEINRICH M C, OWZAR K, CORLESS C L, et al. Correlation of kinase genotype and clinical outcome in the North American intergroup phase Ⅲ trial of imatinib mesylate for treatment of advanced gastrointestinal stromal tumor: CALGB 150105 study by cancer and leukemia group B and Southwest oncology group ［J］. J Clin Oncol, 2008, 26 (33): 5360-5367.

［21］HEINRICH M C, MAKI R G, CORLESS C L, et al. Primary and secondary kinase genotypes correlate with the biological and clinical activity of sunitinib in imatinib-resistant gastrointestinal stromal tumor[J]. J Clin Oncol,2008,26 (37):5352-5359.

[22] YEH C N,CHEN M H,CHEN Y Y,et al. A phase Ⅱ trial of regorafenib in patients with metastatic and/or a unresectable gastrointestinal stromal tumor harboring secondary mutations of exon 17 [J]. Oncotarget,2017,8(27):44121-44130.

[23] SCHRAMM N,ENGLHART E,SCHLEMMER M,et al. Tumor response and clinical outcome in metastatic gastrointestinal stromal tumors under sunitinib therapy:comparison of RECIST,Choi and volumetric criteria[J]. Eur J Radiol, 2013,82(6):951-8.

第九章

消化系统神经内分泌肿瘤

第一节 概　述

一、患者一般情况评估、诊断、分级和分期

（一）一般情况评估

1. 发病情况　神经内分泌肿瘤（neuroendocrine neoplasms，NENs）泛指所有起源于肽能神经元和神经内分泌细胞，从表现为惰性、缓慢生长的低度恶性到高转移性等明显的恶性生物学行为的一类异质性肿瘤。NENs 相对罕见，但美国监测、流行病学与最终结果数据库（SEER）的数据显示，NENs 的发病率在过去的 40 年持续上升，据估计，至 2012 年已达到 6.98/10 万人，其中胃肠胰神经内分泌肿瘤占 65%~75%[1]。西方国家以原发于小肠的 NENs 最多见，其次是直肠和胰腺。我国缺乏大规模的流行病学数据，不过现有资料表明，以原发于胰腺较多见，其次是胃和直肠。

NENs 可以出现在任何解剖部位，包括副神经节；可以起源于上皮或神经元/神经外胚层的任何部位；可以有不同的蛋白表达，包括一般神经内分泌分化的标志物（如嗜铬粒蛋白 A、B 及突触素），以及特定位点的标志物（如激素和转录因子等）[2]。

某些部位的 NENs 因其产生肽类激素或生物胺类等特殊的生物活性物质引起激素相关综合征或副肿瘤

综合征的临床症状表现,称为功能性 NENs。

2. 遗传学筛查 对 NENs 的遗传方面的认识并不全面,在某些部位通过高通量测序研究已对其基因特征较为明确,而其他部位来源的 NENs 数据相对比较少。

多发性内分泌肿瘤Ⅰ型(MENⅠ)和 VHL 综合征(von Hippel-Lindau syndrome)多为家族遗传性,有特异性的遗传基因。

(二)诊断、分级和分期

1. 诊断

(1) 实验室检查:血常规、尿常规、大便常规＋潜血、肝功能、肾功能、凝血功能、血糖、电解质、血清肝炎病毒学、血清肿瘤标志物检查(如 CgA、NSE、ProGRP、CEA、CA19-9 等);另外,部分胰腺和中肠神经内分泌肿瘤细胞所分泌的胰多肽(pancreatic polypeptide,PP)与 CgA 联合可能提高诊断的敏感性;血清胰岛素、C 肽、前胰岛素、促胃液素、甲状旁腺素(parathyroid hormone,PTH)、胰高血糖素、血管活性肠肽、生长抑素、5-羟基吲哚乙酸(5-hydroxyindoleacetic acid,5-HIAA)用于相应功能性 NENs(F-NENs)的辅助诊断。

(2) 内镜检查:消化内镜(包括胃镜、肠镜、小肠镜及胶囊内镜)可发现位于消化道的神经内分泌肿瘤并活检。此外,位于胰头的肿瘤侵犯穿透十二指肠壁时,胃镜下可见十二指肠溃疡性病变;位于胰尾的肿瘤可压迫脾静脉,引起区域性门静脉高压,胃镜下可见胃底静脉曲张。超声内镜可评估消化道 NENs 的浸润深度和胰腺 NENs 的大小及胃肠胰 NENs 的区域淋巴结情况,利于肿瘤分期;超声内镜引导下的穿刺活检可以协助肿瘤的组织学诊断。

(3) 影像学检查:① CT 易发现小肠神经内分泌肿

瘤侵犯肠系膜引起的系膜收缩及钙化等增生性反应，对淋巴结及肝转移灶的诊断敏感性也较高。应用 CT 血管造影（CT angiography，CTA）及 CT 小肠造影（CT enterography，CTE）可以很大程度地提高对体积较小的原发肿瘤及肝外肿瘤的检出率。② MRI 对胰腺和盆腔 NENs 的敏感性较高，MRI 增强扫描时利用特殊的肝特异性对比造影剂钆塞酸二钠，可以极大地提高肝转移灶的检出率，也可辅助 NENs 肝转移灶与肝血管瘤或其他肝脏良性肿瘤相鉴别。③腹部超声可以对肝脏、胰腺、腹腔淋巴结转移的 NENs 进行初步筛查。④生长抑素受体显像（somatostatin receptor scintigraphy，SRS）有助于 NENs 的定位及分期，但 SRS 采用的 SPECT（single photon emission computed tomography）扫描的空间分辨率较差，对于准确评估肿瘤负荷价值有限。⑤ ^{68} 镓（^{68}Ga）标记生长抑素类似物的 PET/CT 扫描（^{68}Ga-SSA-PET/CT）对 NENs 具有极高的灵敏度和特异度，结合 ^{68}Ga-SSA-PET/CT 和 ^{18}F-FDG-PET-CT 的双扫描可同期观察肿瘤代谢及 SSTRs 表达情况，不仅可用于肿瘤的定位和分期，还可以进一步指导治疗方案的选择。但是，胰岛素瘤的 SSTRs 表达率偏低，因此生长抑素受体相关显像（SRS 或 ^{68}Ga-SSA-PET-CT）对其检出率较低。

（4）基因检测：怀疑遗传相关的 F-NENs 时，应进行相关基因突变检测；若结果阳性，还应同时对其家族成员进行基因突变筛查。

（5）病理诊断：病理为诊断 NENs 的金标准。①组织形态学，根据特异性的组织形态学特征及不同的分化程度，NENs 分为分化好的神经内分泌肿瘤（neuroendocrine tumors，NETs）和分化差的神经内分泌癌

(neuroendocrine carcinomas, NECs), 高分化 NETs 和低分化 NECs 具有 2 种不同形态学成分。②免疫组化,至少需要检查 CgA、Syn、CD56、Ki-67 等,对于功能性 NENs 还应加做胰岛素、促胃液素、胰高血糖素、生长抑素等功能性标志物项目,以明确肿瘤是否有相应激素的表达。

　　另外,同一肿瘤中神经内分泌肿瘤成分与非神经内分泌肿瘤成分并存,可以由不同形态的细胞明显排列或密切混杂组成。这一类有"混合"特性的神经内分泌肿瘤通常为 NECs;非神经内分泌部分可以是腺上皮、鳞状上皮或其他细胞类型。因此,既往的混合性腺神经内分泌癌(MANEC)目前命名为混合性神经内分泌非神经内分泌肿瘤(MiNEN)[3]。

　　NENs 手术的病理报告应包括以下内容:部位、肿瘤大小、组织学类型、分级、肿瘤浸润深度及对周围结构的侵犯范围、切缘情况、淋巴结转移情况、有无脉管癌栓和神经侵犯及有无淋巴结外肿瘤结节等[4]。

　　2. 分级　组织学分级参考 2017 年版 WHO 分级标准[5],根据镜下的有丝分裂数目/10HPF 以及 Ki-67 指数明确组织学分级以判断肿瘤的恶性程度及侵袭强度(表 9-1)。

　　3. 分期　胃肠胰 NENs 采用 TNM 分期(AJCC,2017 年第 8 版)[6](表 9-2~ 表 9-13)。

表 9-1　神经内分泌肿瘤的 WHO 2017 组织学分级

分化	级别	有丝分裂象 /10HPF	Ki-67 表达指数 /%
分化好	G_1	1	≤2
	G_2	2~20	3~20
	G_3	>20	>20
分化差	G_3	>20	>20

表 9-2 胃神经内分泌肿瘤的 TNM 分期

T——肿瘤原发灶

T_x:肿瘤原发灶难以评价

T_0:无原发肿瘤证据

T_1^*:侵及固有层或黏膜下层,且肿瘤直径≤1cm

T_2^*:侵及固有肌层或病灶直径 >1cm

T_3^*:穿透固有肌层进入浆膜下组织但未穿透浆膜

T_4^*:侵犯腹膜脏层(浆膜)或相邻组织或器官

对于多发肿瘤,在 T 分期后注明"m"。

*注意:对于任何 T,如果存在多发肿瘤,后方加(m)[T_x(#)或 T_x(m),x 代表 1~4,# 代表确认的原发肿瘤数];对于不同 Ts 的多个肿瘤,使用最高分期。

示例:如果有 2 个原发肿瘤,其中 1 个仅穿透浆膜下,定义为 T_3(2)或 T_3(m)。

N——局部淋巴结

N_x:局部淋巴结难以评价

N_0:无局部淋巴结转移

N_1:存在局部淋巴结转移

M——远处转移

M_x:远处转移难以评价

M_0:无远处器官转移

M_1:存在远处器官转移

    M_{1a}:转移灶限于肝

    M_{1b}:转移到至少 1 个肝外部位(如肺、卵巢、非区域性淋巴结、腹膜、骨)

    M_{1c}:同时存在肝转移和肝外转移

表 9-3 胃神经内分泌肿瘤的分期

Ⅰ	T_1	N_0	M_0
Ⅱ	T_2, T_3	N_0	M_0
Ⅲ	T_1, T_2, T_3	N_1	M_0
	T_4	N_0, N_1	M_0
Ⅳ	任何 T	任何 N	M_1

表 9-4 十二指肠神经内分泌肿瘤的 TNM 分期

T——肿瘤原发灶

T_x: 肿瘤原发灶难以评价

T_1: 肿瘤仅侵犯黏膜或黏膜下层, 且肿瘤直径 ≤1cm(十二指肠肿瘤);

肿瘤 ≤1cm 并局限在奥迪括约肌内(壶腹部肿瘤)

T_2: 肿瘤侵入固有肌层或直径 >1cm(十二指肠);

肿瘤通过括约肌侵犯十二指肠黏膜下层或固有肌层, 或直径 >1cm(壶腹部)

T_3: 肿瘤侵犯胰腺或胰周脂肪组织

T_4: 肿瘤侵及腹膜脏层(浆膜)或其他器官

对于多发肿瘤, 如果肿瘤数量已知, 用 T(#); 如果肿瘤数量信息难以获取或数量太多, 用 T(m)。

N——局部淋巴结

N_x: 局部淋巴结难以评价

N_0: 无局部淋巴结转移

N_1: 存在局部淋巴结转移

M——远处转移

M_x: 远处转移难以评价

M_0: 无远处器官转移

M_1: 存在远处器官转移

 M_{1a}: 转移灶限于肝

 M_{1b}: 转移到至少 1 个肝外部位(如肺、卵巢、非区域性淋巴结、腹膜、骨)

 M_{1c}: 同时存在肝转移和肝外转移

表 9-5 十二指肠神经内分泌肿瘤的分期

I	T_1	N_0	M_0
II	T_2	N_0	M_0
	T_3	N_0	M_0
III	T_4	N_0	M_0
	任何 T	N_1	M_0
IV	任何 T	任何 N	M_1

表 9-6 空肠 / 回肠神经内分泌肿瘤的 TNM 分期

T——肿瘤原发灶

T_x：肿瘤原发灶难以评价

T_0：无原发肿瘤证据

T_1^*：侵犯黏膜固有层或黏膜下层，且 ≤1cm

T_2^*：侵犯固有肌层或 >1cm

T_3^*：穿透固有肌层到达浆膜下组织但未穿透浆膜

T_4^*：肿瘤侵及腹膜脏层或相邻组织或器官

*注意：对于任何 T，如果存在多发肿瘤，后方加（m）[T_x（#）或 T_x（m），x 代表 1~4，# 代表确认的原发肿瘤数]；对于不同 Ts 的多个肿瘤，使用最高分期。

示例：如果有 2 个原发肿瘤，其中 1 个仅穿透浆膜下，定义为 T_3（2）或 T_3（m）。

N——局部淋巴结

N_x：局部淋巴结难以评价

N_0：无局部淋巴结转移

N_1：转移的区域淋巴结数目 <12 枚

N_2：大的肠系膜肿块（>2cm）和 / 或广泛的淋巴结沉积（≥12 枚），特别是那些包绕肠系膜上血管的

M——远处转移

M_x：远处转移难以评价

M_0：无远处器官转移

M_1：存在远处器官转移

   M_{1a}：转移灶限于肝

   M_{1b}：转移到至少 1 个肝外部位（如肺、卵巢、非区域性淋巴结、腹膜、骨）

   M_{1c}：同时存在肝转移和肝外转移

表 9-7 空肠 / 回肠神经内分泌肿瘤的 TNM 分期

I	T_1	N_0	M_0
II	T_2	N_0	M_0
	T_3	N_0	M_0

续表

Ⅲ	T_1	N_1,N_2	M_0
	T_2	N_1,N_2	M_0
	T_3	N_1,N_2	M_0
	T_4	N_0	M_0
	T_4	N_1,N_2	M_0
Ⅳ	任何 T	任何 N	M_1

表 9-8 阑尾神经内分泌肿瘤的 TNM 分期

T——肿瘤原发灶

T_x:肿瘤原发灶难以评价

T_0:无原发肿瘤证据

T_1:肿瘤最大径 ≤2cm

T_2:肿瘤最长径 >2cm,且 ≤4cm

T_3:肿瘤最长径 >4cm 或伴有浆膜下侵犯或侵犯阑尾系膜

T_4:肿瘤穿透腹膜或直接侵入其他邻近器官或结构(不包括直接沿壁延伸到相邻肠管的邻近浆膜下),如腹壁和骨骼肌

N——局部淋巴结

N_x:局部淋巴结难以评价

N_0:无局部淋巴结转移

N_1:存在局部淋巴结转移

M——远处转移

M_x:远处转移难以评价

M_0:无远处器官转移

M_1:存在远处器官转移

M_{1a}:转移灶限于肝

M_{1b}:转移到至少 1 个肝外部位(如肺、卵巢、非区域性淋巴结、腹膜、骨)

M_{1c}:同时存在肝转移和肝外转移

表 9-9　阑尾神经内分泌肿瘤的分期

I	T_1	N_0	M_0
II	T_2	N_0	M_0
	T_3	N_0	M_0
III	T_4	N_0	M_0
	任何 T	N_1	M_0
IV	任何 T	任何 N	M_1

表 9-10　结直肠神经内分泌肿瘤的 TNM 分期

T——肿瘤原发灶

T_x:肿瘤原发灶难以评价

T_0:无原发肿瘤证据

T_1^*:侵犯黏膜固有层或黏膜下层,且≤2cm

　　T_{1a}:肿瘤最大径 <1cm

　　T_{1b}:肿瘤最大径为 1~2cm

T_2^*:侵犯固有肌层或 >2cm 且侵犯黏膜固有层或黏膜下层

T_3^*:穿透固有肌层到达浆膜下层但未穿透浆膜

T_4^*:侵犯腹膜脏层(浆膜)或相邻组织或器官

*注意:对于任何 T,如果存在多发肿瘤,后方加 (m)[T_x(#) 或 T_x(m),x 代表 1~4,# 代表确认的原发肿瘤数];对于不同 Ts 的多个肿瘤,使用最高分期。

示例:如果有 2 个原发肿瘤,其中 1 个仅穿透浆膜下,定义为 T_3(2) 或 T_3(m)。

N——局部淋巴结

N_x:局部淋巴结难以评价

N_0:无局部淋巴结转移

N_1:存在局部淋巴结转移

M——远处转移

M_x:远处转移难以评价

M_0:无远处器官转移

续表

M₁:存在远处器官转移

M_1:存在远处器官转移

  M_{1a}:转移灶限于肝

  M_{1b}:转移到至少 1 个肝外部位(如肺、卵巢、非区域性淋巴结、腹膜、骨)

  M_{1c}:同时存在肝转移和肝外转移

表 9-11　结直肠神经内分泌肿瘤的 TNM 分期

Ⅰ	T_1	N_0	M_0
ⅡA	T_2	N_0	M_0
ⅡB	T_3	N_0	M_0
ⅢA	T_4	N_0	M_0
ⅢB	任何 T	N_1	M_0
Ⅳ	任何 T	任何 N	M_1

表 9-12　胰腺神经内分泌肿瘤的 TNM 分期(AJCC 第 8 版)

T——肿瘤原发灶

T_x:肿瘤原发灶难以评价

T_1:肿瘤位于胰腺内,最大径 <2cm

T_2:肿瘤位于胰腺内,最大径为 2~4cm

T_3:肿瘤局限于胰腺,最大径 >4cm 或侵及十二指肠或胆管[*]

T_4:肿瘤侵及邻近器官(胃、脾、结肠、肾上腺)或大血管壁(腹腔动脉或肠系膜上动脉)

[*] 局限于胰腺指未侵及邻近器官(胃、脾、结肠、肾上腺)或大血管壁(腹腔动脉或肠系膜上动脉)

N——局部淋巴结

N_x:局部淋巴结难以评价

N_0:无局部淋巴结转移

N_1:存在局部淋巴结转移

续表

M——远处转移

M_0:无远处器官转移

M_1

M_{1a}:仅有肝转移

M_{1b}:至少1个肝外器官转移(如肺、卵巢、非区域淋巴结、腹膜、骨)

M_{1c}:同时肝及肝外转移

表 9-13　胰腺神经内分泌肿瘤的 TNM 分期(AJCC 第 8 版)

分期	T	N	M
I	T_1	N_0	M_0
II	$T_{2/3}$	N_0	M_0
III	T_4	N_0	M_0
	任何 T	N_1	M_0
IV	任何 T	任何 N	M_1

二、治疗

(一)总体治疗原则

NENs 的手术切除仍然是目前唯一可获得治愈的治疗手段,但对于分化差的 NECs 如已发生转移,手术治疗不推荐;对于转移性 G_1、G_2 和 G_3 NETs,若有手术切除机会(R0/R1),可以考虑手术切除。对于转移性 NENs,可以根据患者的年龄、身体状况、肿瘤分级、转移情况以及治疗意愿等决定整体治疗目标(治愈、改善症状、长期带瘤生存、减轻肿瘤负荷、延长生存时间等),选择手术、观察等待、药物治疗或者局部治疗(介入栓塞或者射频消融等)。因此,强烈建议在开始治疗前进行多学科协作组(MDT)讨论,制订全程治疗策略。

对于分化好的 NETs,根治术后的辅助化疗缺乏循证医学证据;分化差的 NECs 术后如果无禁忌证,可化疗 4~6 个周期。

对于各种原因无法接受手术治疗者考虑药物治疗,包括控制症状及抗肿瘤药物。目前已批准用于 NENs 治疗的药物包括针对分化好的 NETs 的生长抑素类似物(somatostatin analogues,SSAs),如长效奥曲肽及兰瑞肽;针对分化好的胰腺来源的 NETs 的靶向药物,如依维莫司和舒尼替尼;针对分化好的非胰腺来源的靶向药物,如依维莫司;以及化疗,药物包括依托泊苷、顺铂/卡铂、伊立替康、替莫唑胺、卡培他滨等。除分化差的 NECs 采用化疗外,胰腺来源的肿瘤负荷较大的 G_2 NETs 也可考虑化疗[7]。

(二)药物治疗

1. 生物治疗　使用 SSAs。

(1)作用机制:SSAs 通过与 NENs 细胞膜表面的 SSTR 结合抑制激素释放,从而改善激素过度分泌导致的症状[8]。此外,SSAs 与受体结合后尚可通过调控肿瘤细胞增殖、凋亡和血管生成相关信号通路而发挥直接的抑瘤作用。SSTR 属于 G 蛋白偶联受体,有 5 个亚型(SSTR1~5),其中 SSTR2 和 SSTR5 是大部分消化系统 NENs 的优势受体。目前可用于 NENs 治疗的生长抑素类似物包括奥曲肽(octreotide,商品名为 Sandostatin)和兰瑞肽(lanreotide,商品名为 Somatuline)[8],两者均对 SSTR2 和 SSTR5 有较强的亲和力,对 SSTR1 和 SSTR4 无亲和力,对 SSTR3 的亲和力较弱。奥曲肽的长效制剂称为奥曲肽-LAR (Sandostatin-LAR)。兰瑞肽有 2 种长效制剂,一种称为兰瑞肽-PR(Somatuline-PR),另一种称为兰瑞肽 Autogel

（Somatuline Autogel）。新型生长抑素类似物帕瑞肽（pasireotide）[9]对 SSTR1、SSTR2、SSTR3 和 SSTR5 均有较强的亲和力。

（2）适应证：SSAs 是 F-NENs 的首选药物，并且当药物常规剂量无法控制激素相关症状时，可通过提高 SSAs 的剂量来控制症状。对于胰岛素瘤，因为 SSAs 可以同时抑制升糖激素，在某些患者可以导致严重的低血糖，因此需要慎用。

对于无功能性 NETs，SSAs 的抗肿瘤作用可以抑制肿瘤进展、延长生存时间，具有副作用轻、对患者生活质量影响小的特点。主要不良反应是腹泻、腹胀、消化不良，部分患者长期应用有引起胆石症的风险。

（3）用法：目前国内只有奥曲肽-LAR 和兰瑞肽-PR。对功能性 NETs，推荐奥曲肽-LAR 的剂量为每次 20~60mg，每 2~4 周肌内注射 1 次；兰瑞肽-PR 为每次 40mg，每 2 周肌内注射 1 次。对无功能性 NETs，奥曲肽-LAR 的剂量为每次 20~30mg，每 4 周肌内注射 1 次。

2. 靶向治疗

（1）作用机制：NENs 目前常用的分子靶向治疗药物包括依维莫司及舒尼替尼[10]。依维莫司通过靶向抑制哺乳动物雷帕霉素靶蛋白复合物（mammalian target of rapamycin complex，mTORC）中的 mTORC1 发挥抗肿瘤增殖作用；舒尼替尼是一种具有抗血管生成和抗肿瘤增殖的小分子多靶点酪氨酸激酶抑制剂（tyrosine kinase inhibitor），其靶点包括血管内皮细胞生长因子受体 1~3（vascular endothelial growth factor receptors 1~3，VEGFR1~3）、血小板源性生长因子受体 α/β（platelet-derived growth factor receptors α/β，

PDGFR-α/β)、干细胞因子受体(stem cell factor receptor, SCFR/c-KIT)。这些受体通过各自的信号通路形成复杂的网络,调节肿瘤血管内皮细胞和周皮细胞的功能,影响肿瘤细胞生长、存活及血管生成。

(2)适应证:这2种靶向药物均适用于晚期不可切除的 G_1 或 G_2 级胰腺神经内分泌肿瘤,也可用于SSAs 的治疗或化疗后进展的胰腺神经内分泌肿瘤,2种靶向药物的疗效近似,临床上主要依据患者的基础疾病及药物的不良反应谱进行优选。舒尼替尼的不良反应主要有高血压、蛋白尿、出血和皮疹。依维莫司的主要不良反应有咽炎、口腔溃疡、非感染性肺炎、疲乏无力、咳嗽和腹泻等。而目前用于肠道神经内分泌肿瘤治疗的靶向药物为依维莫司,可作为晚期肠道神经内分泌肿瘤的二线治疗药物,适用于SSAs 治疗后进展的肠道神经内分泌肿瘤患者。

(3)用法:①依维莫司的标准剂量为 10mg/d,口服;②舒尼替尼的标准剂量为 37.5mg/d,口服(临床上可根据患者出现的药物不良反应程度分别减量至 7.5和 25mg/d)。

3. 化疗

(1)一线化疗:目前国内可用于胰腺神经内分泌肿瘤的化疗方案主要有 2 种,分别是基于替莫唑胺和铂类的化疗方案,如替莫唑胺联合卡培他滨(即Captem 方案)和依托泊苷联合顺铂(即 EP 方案)。替莫唑胺联合卡培他滨方案适用于 SSAs 或靶向药物治疗后进展的 G_1 或 G_2 级胰腺神经内分泌肿瘤,也可用于部分高增殖活性的胰腺神经内分泌肿瘤(G_3 pNETs)。依托泊苷联合顺铂是 G_3 级胰腺神经内分泌癌的一线治疗方案。胃肠道神经内分泌肿瘤目前可用的化疗方案有替莫唑胺单药或联合卡培他滨以及以铂类为基础的化疗方案(如 EP 方案),前者主要适用于 G_2 NETs 或 G_3 NETs 以及 SSTR 表达阴性的患者,而后者是神经内分泌癌患者的一线化疗方案。

剂量和用法如下:

1) 替莫唑胺 + 卡培他滨(Captem 方案):替莫唑胺 150~200mg/m² p.o.,d10~14;卡培他滨 750mg/m² p.o.,2次/d,d1~14。每 28 天为 1 个周期。

2) 依托泊苷 + 顺铂(EP 方案):依托泊苷 100mg/m²,静脉滴注,d1~3;顺铂 25mg/m²,静脉滴注,d1~3。每 21天为 1 个周期。

(2) 二线化疗:目前临床常用的二线化疗方案为FOLFOX6 方案和 FOLFIRI 方案。

1) FOLFOX6 方案:奥沙利铂 85mg/m² 静脉滴注,d1;亚叶酸钙 400mg/m² 静脉滴注 2 小时,d1;氟尿嘧啶400mg/m² 静脉推注,d1;氟尿嘧啶 2 400mg/m² 持续静脉滴注(civ)46 小时。每 14 天为 1 个周期。

2) FOLFIRI 方案:伊立替康 180mg/m² 静脉滴注,d1;亚叶酸钙 400mg/m² 静脉滴注,d1;氟尿嘧啶 400mg/m²静脉推注,d1;氟尿嘧啶 2 400mg/m² 持续静脉滴注(civ)46 小时。每 14 天为 1 个周期。

(三) 剂量调整原则

治疗过程中应积极处理药物出现的不良反应,根据不良反应分级[参考常见不良反应事件评价标准(CTCAE)v5.0]和相应的症状/体征调整给药时间和剂量。总体而言,1~2 级不良反应经对症治疗好转后仍维持原药物剂量;3 级以上不良反应(脱发、色素沉着或恶心、呕吐等不影响后续治疗的除外)首次出现可减低药物剂量的 25%,再次出现可考虑再次减量或停药。

剂量一旦调整后,一般不允许恢复到初始剂量。在开始新一周期的治疗前,所有不良反应需恢复到 1 级或 1 级以下(脱发除外),需延迟用药。

第二节　功能性消化道神经内分泌肿瘤的诊治

一、概况

功能性神经内分泌肿瘤(functional neuroendocrine tumors,F-NENs)是指临床表现出相应的激素过度分泌症状的 NENs。消化道神经内分泌肿瘤主要位于胰腺,占所有胰腺神经内分泌肿瘤的 30%~40%,常见的有胰岛素瘤、胃泌素瘤(更多见于十二指肠),而胰高血糖素瘤、血管活性肠肽瘤(vasoactive intestinal peptide tumor,VIPoma)、生长抑素瘤、异位促肾上腺皮质激素瘤(adrenocorticotrophic hormone secreting adenoma,ACTHoma)等则较为少见,统称为罕见功能性神经内分泌肿瘤(rare functional neuroendocrine tumors,RFNTs)[11]。小肠的 F-NENs 主要表现为类癌综合征(carcinoid syndrome)[12]。部分 F-NENs 与特定基因突变有关,具有遗传性,遗传方式常为常染色体显性遗传,临床较为常见的为 *MEN1* 基因突变所致的多发性内分泌肿瘤 Ⅰ 型。

二、临床表现

(一)一般表现

F-NENs 患者的早期临床表现主要由肿瘤所分泌的激素引起,主要包括 Whipple 三联征[空腹时出现低血糖症状、血糖≤2.2mmol/L(40mg/dl)、升高血糖后症状缓解]、佐林格-埃利森综合征(Zollinger-Ellison syndrome,ZES)、糖尿病、腹泻、胆石症、类癌综合征、库欣综合征(Cushing syndrome)等(表9-14)。

表9-14 常见消化系统功能性神经内分泌肿瘤的临床表现及相关激素

肿瘤类型	激素	主要表现
胰岛素瘤	胰岛素	Whipple 三联征
胃泌素瘤	促胃液素	佐林格-埃利森综合征
胰高血糖素瘤	胰高血糖素	坏死游走性红斑、糖耐量异常、消瘦
血管活性肠肽瘤	血管活性肠肽	腹泻、低血钾、脱水
生长抑素瘤	生长抑素	糖尿病、胆石症、腹泻
促肾上腺皮质激素瘤	促肾上腺皮质激素	库欣综合征
小肠神经内分泌肿瘤	激肽、5-羟色胺、组胺	类癌综合征

(二)类癌综合征

主要表现为发作性腹痛、腹泻、皮肤潮红、心脏瓣膜病、毛细血管扩张、喘息、糙皮病等临床表现的综合征,严重时可以出现威胁生命的类癌危象。类癌综合征患者60%~80%会发生类癌性心脏病(carcinoid heart disease)。类癌性心脏病的主要病理表现为心瓣膜和心内膜纤维性增厚,多发生在右侧心腔,是临床上出现以三尖瓣关闭不全及狭窄、肺动脉瓣关闭不全及狭窄等为主要临床表现的心脏疾病,但有约10%的类癌性心脏病也累及左心。

（三）体征

主要与晚期肿瘤压迫、浸润或发生远处转移有关，肿瘤体积较大时可在体表触及肿物。

三、治疗原则

对于 F-NENs，因肿瘤分泌过量激素引起激素相关症状或综合征，任何时候都应积极考虑减瘤；减瘤措施包括外科手术、介入治疗，如射频消融术（radiofrequency ablation，RFA）或经动脉栓塞（transarterial embolization，TAE），部分转移瘤局限于肝脏的患者甚至可在切除原发灶后进行肝移植。对于无法手术治疗的患者，可通过肽受体放射性核素治疗（peptide receptor radionuclide therapy，PRRT）或者药物治疗控制肿瘤激素分泌。F-NENs 的主要抗激素分泌药物包括 SSAs 和干扰素 α-2b，以及针对特定激素的拮抗剂[11,13-15]。

四、合理用药

姑息性治疗：对于无法根治性切除的 F-NENs 患者，内科药物治疗是重要手段。F-NENs 的治疗除抗肿瘤增殖外，对激素过度分泌的控制尤为重要。药物治疗主要包括生物治疗、靶向治疗、化疗及 PRRT[13,15-16]。

（一）生物治疗

1. 生长抑素类似物（SSAs）　SSAs 是 F-NENs 的首选药物，并且当药物常规剂量无法控制激素相关症状时，可通过提高 SSAs 的剂量来控制症状。

目前推荐奥曲肽-LAR 的剂量为每次 20~60mg，每 2~4 周肌内注射 1 次；兰瑞肽-PR 为每次 40mg，每 2 周肌内注射 1 次。对于胰岛素瘤，因为 SSAs 可以同时抑制升糖激素，在某些患者可以导致严重的低血糖，因此需要慎用[17]。

对于类癌综合征的治疗,SSAs 长效制剂的用法如上。若用奥曲肽治疗,则皮下注射的剂量为 300~1 500μg/d。且长效 SSAs 治疗期间出现症状加重或者症状控制不满意时,可以加用奥曲肽进行挽救治疗。Ⅱ期临床试验结果表明帕瑞肽对复发或者标准剂量奥曲肽耐药的小肠类癌综合征患者可以有效控制其腹泻和潮红症状。

2. 干扰素 α-2b 可用于 SSTR 表达阴性或与 SSAs 联合用于激素分泌症状难以控制的患者,但干扰素不能用于类癌危象和类癌性心脏病的治疗。每次皮下注射 300 万 ~500 万 U,每周 3 次。

3. 特殊激素的释放可用相应的拮抗剂进行抑制 ①二氮嗪:用于抑制胰岛素瘤过度释放胰岛素,指南推荐 50~300mg/d,最高可达 600mg/d。②多种质子泵抑制剂(PPI)均能有效控制胃泌素瘤的高胃酸分泌,对于奥美拉唑,推荐起始口服剂量为每次 60mg,每日 1 次。伴有 MEN Ⅰ、严重的胃食管反流病或曾行毕Ⅱ式手术的患者,PPI 的剂量应有所增加,如奥美拉唑增加至 40~60mg,每日 2 次。长期服用 PPI 的副作用较少,但应监控患者的维生素 B_{12} 缺乏情况,并注意患者是否存在低镁血症。③胰高血糖素瘤应使用降血糖药稳定血糖。④美替拉酮等可抑制肾上腺皮质分泌过多的皮质醇,用于胰腺异位 ACTHoma 的治疗。

(二)靶向治疗

依维莫司及舒尼替尼这 2 种靶向药物可用于晚期不可切除的 G_1 或 G_2 级胰腺神经内分泌肿瘤,也可用于 SSAs 治疗或化疗后进展的胰腺神经内分泌肿瘤。肠道神经内分泌肿瘤治疗的靶向药物为依维莫司,可作为晚期肠道神经内分泌肿瘤的二线治疗药物,适用于 SSAs 治疗后进展的肠道神经内分泌肿瘤患者。临床上主要依据患者的基础疾病及药物的不良反应谱进行优选,例如有高血压、蛋白尿、出血、穿孔瘘风险的患者优选依维莫司,胰岛素瘤患者优选依维莫司,而有肺部基础疾病、糖尿病或者高脂血症的患者则优选舒尼替尼。

依维莫司的标准剂量为 10mg/d,口服;舒尼替尼的标准剂量为 37.5mg/d,口服(临床上可根据患者出现的药物不良反应程度,依维莫司可减量至 7.5mg/d,舒尼替尼可减量至 25mg/d)。

(三) 化疗

对于 NETs,替莫唑胺联合卡培他滨化疗多用于 SSAs 和靶向治疗失败的患者,也可用于部分高增殖活性的胰腺神经内分泌肿瘤(G_3 pNETs)。而 EP 方案是 G_3 级胰腺神经内分泌癌的一线治疗方案。

1. 替莫唑胺 + 卡培他滨(Captem 方案)　替莫唑胺 $150\sim200mg/m^2$ p.o.,d10~14;卡培他滨 $750mg/m^2$ p.o.,2 次 /d,d1~14。每 28 天为 1 个周期。

2. 依托泊苷 + 顺铂(EP方案)　依托泊苷 $100mg/m^2$ 静脉滴注,d1~3;顺铂 $25mg/m^2$ 静脉滴注,d1~3。每 21 天为 1 个周期。

五、对症治疗

对于胃泌素瘤、血管活性肠肽瘤患者应注意维持水、电解质及酸碱平衡。血管活性肠肽瘤的最首要的治疗为足量补液,以纠正脱水、电解质紊乱,钾的补充尤为重要。

有类癌综合征的神经内分泌肿瘤患者外科手术时

可因手术本身或术前麻醉导致类癌危象。围手术期给予奥曲肽减少 5-羟色胺释放是手术时预防类癌危象的最有效的方法。至少在术前 2 小时开始静脉输注奥曲肽 50~100μg/h，持续到术后 48 小时。具体剂量可根据患者的一般情况及手术方式进行调整[18]。之后患者可能需要皮下注射奥曲肽，剂量取决于以前的需要量和类癌综合征的控制情况。此外避免或尽量少用促进类癌综合征介质释放的药物，如阿片类药物、神经肌肉松弛药、多巴胺和肾上腺素类药物，以减少诱发类癌危象的风险。

六、随访与预后

（一）随访时间

F-NENs 患者的随访时间与肿瘤分级、分期及是否遗传相关有关。对于局部不可切除或发生远处转移的 G_1 及 G_2 级患者每 3~6 个月随访 1 次，G_3 级患者每 3 个月随访 1 次。

（二）随访项目

主要包括生化检测及影像学检查。生化检测除 CgA、NSE 等肿瘤标志物外，还有相应激素的检测。影像学检查主要包括 CT/MRI 和 SRS（仅在生长抑素受体阳性时进行该检查）[19]。

1. 胰岛素瘤　单发的 G_1 及 G_2 级胰岛素瘤患者手术完全切除后只需进行血清学监测，包括 CgA、空腹血糖、胰岛素、C 肽和前胰岛素（每 3~6 个月 1 次）；局部不可切除或远处转移的 G_1 及 G_2 级患者还需行腹部 CT/MRI（每 3~6 个月 1 次）和 SRS（每年 1 次）。

2. 胃泌素瘤　手术完全切除的 G_1 及 G_2 级患者的血清学监测包括 CgA、空腹血清促胃液素、维生素 B_{12}、血钙及 PTH（每 3~6 个月 1 次），同时应行影像学监测，包括腹部 CT/MRI（每 6~12 个月 1 次）和 SRS（每 1~2 年 1 次）；局部不可切除或远处转移时，腹部 CT/MRI 检查时间缩短（每 3~6 个月 1 次）。

3. 其他功能性 NETs　CgA 及相应激素的血清学检测（每 3~6 个月 1 次），无论病灶是否切除，都需要同时进行影像学检测，包括 CT/MRI（每 3~6 个月 1 次）及 SRS（每 1~2 年 1 次）。

4. 类癌综合征和类癌性心脏病　G_1 及 G_2 级小肠 NEN 伴有类癌综合征的患者每 3~6 个月随访 1 次，血清学监测包括 CgA、尿 5-HIAA（每 3~6 个月 1 次），同时进行影像学检测包括 CT/MRI（每 3~6 个月 1 次）及 SRS（每年 1 次）；对于类癌性心脏病患者，还应检测心脑利钠肽及超声心动图（每年 1 次）。

（三）预后

F-NENs 的分级、分期、功能状态等是重要的预后因素。F-NENs 中胰岛素瘤的预后最好，其外科治愈率可达 95%~100%。胃泌素瘤中未发生肝转移的患者其 10 年生存率可达 90%~100%，死亡主要与胃酸过度分泌导致消化道出血穿孔有关。进展期功能性胰腺神经内分泌肿瘤患者的预后较差，5 年生存率为 29%~45%。小肠神经内分泌肿瘤患者的 5 年生存率为 50%~60%，伴随类癌性心脏病时预后较差。

第三节　无功能性胃肠神经内分泌肿瘤

一、概况

无功能性胃肠神经内分泌肿瘤的发病率大约

2/10 000,白种人以直肠和小肠为主,亚洲则以胃和直肠最为常见,男、女的整体发病率差别不大,发病年龄主要集中在 40~60 岁[20]。肿瘤细胞起源于消化系统分布广泛的神经内分泌细胞。其中,胃神经内分泌肿瘤(G-NETs)是起源于 ECL 细胞或 G 细胞、EC 细胞等神经内分泌细胞的肿瘤,其中的 I 型 G-NETs 与慢性萎缩性胃炎、HP 感染、H_2 受体拮抗剂(H_2RA)或质子泵抑制剂(PPI)的长期使用等相关[21],其余发病原因尚不完全清楚,部分可能与基因异常有关。

二、临床表现和分型

(一)临床表现

1. 一般表现　大部分无功能性胃肠神经内分泌肿瘤无特异性症状,常因存在腹痛、腹胀、反酸、恶心、呕吐、畏食、腹泻、腹部包块、消化道出血、贫血等不典型的消化道表现或常规体检行影像学检查以及胃肠镜检查发现本病。

2. 体征

(1)对于有排便困难、大便性状改变、便血表现的患者应行直肠指诊检查,注意有无肿物触及,肿瘤距肛门的距离,肿瘤的大小、硬度、活动度,黏膜是否光滑,有无压痛及其与周围组织的关系,是否侵犯骶前组织。指诊检查完毕应观察指套有无血迹。

(2)全身检查可发现转移征象,如锁骨上、腹股沟淋巴结肿大,腹部包块,肝大等。

(二)无功能性胃神经内分泌肿瘤分型

无功能性胃神经内分泌肿瘤(G-NETs)可分为 4 个亚型,其中 I、II 和 III 型 G-NETs 为分化良好的神经内分泌肿瘤,IV型 G-NETs 为神经内分泌癌,具体见表 9-15[22]。

表 9-15　无功能性胃神经内分泌肿瘤的分型及临床特点

临床特点	分化良好的神经内分泌肿瘤			神经内分泌癌
	I 型	II 型	III 型	IV 型
发生率	74%~78%	5%~6%	14%~25%	6%~8%
病灶特点	多发,息肉或黏膜隆起样,<1cm	多发,息肉样,<1cm	单发,可形成溃疡,>2cm(平均为5.1cm)	单发,巨大溃疡形成,>2cm(最大为16cm)
相关因素	慢性萎缩性胃炎,使用PPI	佐林格-埃利森综合征、MEN I	无	无
组织学分级	G_1	$G_{1~2}$	$G_{1~3}$	G_3
组织学标志物	CgA、NSE、α-hCG、VMAT-2(+)	CgA(+)	CgA(−)/(+)	Syn(+)、NSE(+)、CgA(−)、VMAT-2(−)
血清促胃液素水平	明显升高	明显升高	正常	正常
胃液 pH	高于正常,pH>4	明显降低,pH<2	正常	正常
转移率	<10%	10%~30%	50%~100%	80%~100%
肿瘤相关死亡率	0%	<10%	25%~30%	>50%

三、治疗原则

无功能性胃肠神经内分泌肿瘤的异质性强,不同的部位、分化、分级和分期,治疗和预后的差别较大,因此治疗前充分评估非常重要,应力争通过内镜、病理、影像学及相关实验室检查进行准确评估,以选择合适的治疗方法[23~25]。

对无远处转移,手术切除是最主要的治疗手段,手术方式包括内镜下 ESD 或 EMR 切除、局部切除以及根治性手术切除,完整切除术后不需要药物治疗和放疗等辅助化疗。

对转移性无功能性胃肠神经内分泌肿瘤,需要在开始治疗前进行多学科协作组(MDT)讨论,制订全程治疗策略。

1. 内镜下治疗　是早期无功能性胃肠神经内分泌肿瘤的首选治疗,多采取 ESD 或 EMR 的手术方式,主要适用于 1~2cm 的Ⅰ~Ⅱ型胃 NETs,局限于黏膜或黏膜下层,未累及胃肠壁肌层,未侵及脉管和淋巴结,无远处转移。以创伤小、术后恢复快为优势。

2. 手术治疗　手术是无功能性胃肠神经内分泌肿瘤的主要治疗方式,主要适用于无法内镜切除者、瘤体超过 2cm、侵及胃肠壁肌层、存在区域淋巴结转移、脉管神经受侵、导致梗阻穿孔出血等并发症或存在可切除的远处转移灶 NETs 者。根据肿瘤的具体情况选择局部切除、根治性切除和姑息性切除等方式。

3. 药物治疗　主要适用于已经发生远处转移或无法行手术治疗者,药物治疗为主要手段,可以改善临床症状、延长生存时间。

四、合理用药

1. 生长抑素类似物 主要是奥曲肽-LAR[26]和兰瑞肽-PR[27]。对于 I 型无功能性胃神经内分泌肿瘤，该类药物还可以减少促胃液素分泌，抑制肿瘤进一步生长，甚至消失。

用法和用量：奥曲肽-LAR 30mg 深部肌内注射，每 28 天为 1 个周期；兰瑞肽-PR 40mg 肌内注射，每 14 天为 1 个周期。

疗效评估：一般每 3 个月影像学评估 1 次，胃肠镜检查每 6~12 个月 1 次。

2. 靶向药物 依维莫司是目前唯一获得 FDA 批准用于不可切除的局部晚期或转移性无功能性胃肠神经内分泌肿瘤的靶向药物[28]，主要用于长效生长抑素治疗无效或无法耐受的患者的二线治疗。常用剂量为 10mg，口服，1 次 /d。

疗效评估：一般每 2 个月影像学评估 1 次。

3. 化疗 胃肠分化好的神经内分泌肿瘤对化疗的敏感性差，无标准治疗，根据小样本研究，可选择卡培他滨联合替莫唑胺（CAPETEM）[29-30]。

方案和用法：卡培他滨 750mg/m^2 p.o.2 次 /d，d1~14，替莫唑胺 150~200mg/m^2 p.o.d10~14，每 28 天为 1 个周期。

疗效评估：每 8 周影像学评估 1 次。

五、随访与预后

（一）随访

胃肠 NETs 根治性手术后患者可以每 12 个月行胸 / 腹 / 盆腔增强 CT 或 MRI 检查，推荐随访至术后 7

年;术前肿瘤标志物升高者,术后可以每 3~6 个月复查 1 次血清肿瘤标志物;[68]镓-PET-CT 或奥曲肽扫描不推荐常规检查应用,有可疑病变时可选择应用 CT 或 MRI 检查。对于胃肠原发性 NETs,胃肠镜检查建议每 12 个月 1 次。晚期或复发转移性 NETs,药物治疗后可以每 2~3 个月评估 1 次,直至疾病进展。

（二）预后

转移性无功能性胃肠 NETs 的部位不同,预后差异较大,见表 9-16[31]。

表 9-16　转移性无功能性胃肠 NETs 的生存

原发部位	中位生存期/月	3 年生存率/%	5 年生存率/%
阑尾	NA	NA	NA
盲肠	98	70	61
结肠	14	33	29
直肠	33	48	28
小肠	103	80	69
胃	29	45	32

注:NA—未获得数据。

第四节　无功能性胰腺神经内分泌肿瘤

一、概况

无功能性胰腺神经内分泌肿瘤的发病率和患病率逐年上升。美国的监测、流行病学与最终结果数据库 (surveillance, epidemiology, and end results program, SEER) 的数据显示,无功能性胰腺神经内分泌肿瘤占所有胰腺肿瘤的7%,年龄调整的发病率为0.52/100 000（2004—2012）[32]。由于我国的全国性肿瘤登记系统尚不完善,尽管近年对神经内分泌肿瘤的报道逐渐增多,但是缺少国内现阶段无功能性胰腺神经内分泌肿瘤的流行病学数据。无功能性胰腺神经内分泌肿瘤（pancreatic neuroendocrine tumors,pNETs）包括分级为G_1、G_2的NETs和G_3的高增殖活性的NETs。

二、临床表现

胰腺神经内分泌肿瘤的临床表现多样,根据肿瘤是否分泌激素引起相应的临床症状,划分为功能性或无功能性pNETs。无功能性pNETs由于缺少特异性症状,通常是在体检时偶然发现或因为肿瘤体积增大或转移导致症状（梗阻性黄疸、出血、腹痛、包块、体重下降等）而引起重视的。

三、治疗原则

（一）局限期无功能性胰腺神经内分泌肿瘤的治疗

1. 手术治疗　局限期pNETs除非患者合并有危及生命的其他疾病或高手术风险,否则应建议手术切除。局部复发、孤立的远处转移或不可切除的pNETs经治疗后转为可切除病灶,如果患者的体力状况允许,应考虑手术切除。伴有遗传综合征如MEN I 的 <2cm的无功能性pNETs,可采取等待观察的策略,因为这类pNETs常为多发,可能长期稳定,极少数会引起症状,不会增加患者的死亡率。散发的、偶然发现的≤2cm的无功能性pNETs是否需要手术治疗尚有争议[33-36]。

2. 术后辅助化疗　R0/R1切除术后,目前无证据支持辅助化疗能够降低复发、延长患者的生存时间。

（二）局部晚期和转移性无功能性胰腺神经内分泌肿瘤的治疗

局部晚期和转移的无功能性 pNETs 的治疗目的是控制肿瘤进展，需要多学科讨论决定最佳治疗方案，治疗手段包括观察等待、肝转移灶的局部治疗、减瘤手术和药物治疗。

四、合理用药

1. 生长抑素类似物[37]　奥曲肽-LAR 20~30mg 肌内注射，每 28 天为 1 个周期。用于 SRS 阳性的患者。

2. 分子靶向药物　依维莫司[38]10mg，1 次 /d，口服；舒尼替尼[39]37.5mg，1 次 /d，口服。

3. 化疗药物　卡培他滨联合替莫唑胺（CAPETEM）。卡培他滨 750mg/m^2，p.o.2 次 /d，d1~14；替莫唑胺 150~200mg/m^2，p.o.1 次 /d，d10~14。每 28 天为 1 个周期[40]。

上述药物无最佳使用顺序，分子靶向药物也缺乏疗效预测因子，可根据疾病进展速度、肿瘤负荷、患者的合并症等因素选择适当的药物治疗。由于化疗的有效率较 SSAs 以及分子靶向药物更高，对于肿瘤负荷较大、进展快的肿瘤应首选化疗；对于肿瘤负荷较小、进展缓慢的无功能性 pNETs 建议采用 SSAs 治疗。分子靶向药物的适用人群范围较宽，但应注意药物不良反应。

五、随访与预后

（一）随访

目前认为，所有 NETs 都是具有恶性潜能的肿瘤，应该长期随访。根治性切除术后 pNETs 的复发率在不同的研究中不同，与研究中纳入的功能性 NETs 的比例

（如胰岛素瘤的复发率很低）、肿瘤的分级和分期有关。术后第 1 年患者应每 3~12 个月随访 1 次,1 年后每 6~12 个月随访至 10 年,若出现症状随时复查。出现远处转移的 pNENs 患者应当每 3~6 个月随访 1 次,接受治疗的患者随访时间应相应缩短。随访内容包括体格检查、血生化、CT 或 MRI,不常规使用 SRS 和 PET-CT 检查。

（二）预后

转移性 pNETs 的中位生存期为 60 个月,5 年生存率为 50%。

第五节 多发性内分泌肿瘤

一、概况

多发性内分泌肿瘤（multiple endocrine neoplasia,MEN）是一种遗传性肿瘤综合征,累及多个内分泌腺体,常为 2 个或 2 个以上的内分泌腺体同时或先后发生肿瘤,引起相应的激素分泌过多的临床表现。MEN 主要分为 MEN Ⅰ 和 MEN Ⅱ 2 个亚型,其中 MEN Ⅰ 主要表现为甲状旁腺增生或腺瘤、垂体腺瘤和胰腺神经内分泌肿瘤,MEN Ⅱ 表现为甲状腺髓样癌、嗜铬细胞瘤和甲状旁腺增生或腺瘤。在此重点介绍 MEN Ⅰ 及 MEN Ⅰ 相关性 pNETs 的诊断和治疗。

MEN Ⅰ 的发病与 *MEN1* 基因胚系突变有关,呈常染色体显性遗传,男、女的发病率无差异。尸检中 MEN Ⅰ 的发生率为 0.22%~0.25%,在胃泌素瘤中的发生率为 16%~38%。发病年龄为 5~81 岁,疾病外显率高,50 岁时有 80% 的患者出现临床表现,>98% 的患者生化指标异常[41]。

二、临床表现、辅助检查及诊断

(一)临床表现及辅助检查

MEN Ⅰ的临床表现多样,最常见甲状旁腺增生或腺瘤(外显率最高,90%~95%)、胰腺神经内分泌肿瘤(30%~70%)和垂体腺瘤(30%~40%)。此外,还可出现肾上腺皮质肿瘤、嗜铬细胞瘤、胃肠道、肺及胸腺神经内分泌肿瘤、脂肪瘤、皮肤胶原瘤、血管纤维瘤和脑膜瘤等[41]。

1. 原发性甲状旁腺功能亢进症(primary hyper-parathyroidism,PHPT)

(1)临床表现:PHPT是由于甲状旁腺分泌过多的甲状旁腺激素引起的以高钙血症、骨骼改变、泌尿系统结石等为主要表现的全身代谢性疾病。超过85%的MEN Ⅰ患者以PHPT为首发表现,常为多腺体受累,病理多为增生,也有腺瘤,腺癌罕见。患者的发病年龄早,20~25岁发病,临床表现比散发性PHPT轻,约84%的患者表现为无症状性PHPT,严重者可有纳差、乏力、恶心、呕吐、多饮、多尿等高血钙的表现,也可出现骨痛、骨折、血尿、尿中排石等症状。

(2)定性、定位检查:患者的血清总钙、游离钙及甲状旁腺激素水平升高,通常仅轻度或中度升高,24小时尿钙排出增加。超声检查显示患者1个或多个甲状旁腺增大,并且甲氧基异丁基异腈(MIBI)显像呈阳性摄取。

2. 胰腺神经内分泌肿瘤(pNETs)

(1)临床表现:MEN Ⅰ患者发生pNETs的年龄较散发性pNETs更早,最早发病年龄为5~12岁,20岁之前的外显率高达 42%。pNETs 常呈多灶性,患者可以同时或先后出现 2 种或多种不同类型的 pNETs。

1)胃泌素瘤:占 MEN Ⅰ 相关性 pNETs 的 40%~60%。胃泌素瘤常伴有胃酸分泌明显增多及反复消化性溃疡,两者同时存在时称为佐林格-埃利森综合征。表现为严重的反复发生的多发消化性溃疡,患者出现上腹疼痛、反酸、胃灼热、恶心、呕吐、呕血、黑便等,甚至引起穿孔,ZES 患者常有腹泻和脂肪泻。胃泌素瘤多位于十二指肠黏膜深处,呈多发结节样病变,直径常 <5mm,极少发生在胰腺。胃泌素瘤虽然生长较慢,但易转移至胰腺周围的淋巴结及肝脏[41]。

2)胰岛素瘤:占 MEN Ⅰ 相关性 pNETs 的 10%~30%。常在 40 岁前发病,许多病例发生在 20 岁以下,而散发性胰岛素瘤常发生在 40 岁以上。约 10% 的 MEN Ⅰ 患者的首发临床表现是胰岛素瘤,患者表现为空腹低血糖症状,进食或输入葡萄糖后症状立即缓解。MEN Ⅰ 相关性胰岛素瘤常为多发病灶,约 50% 为恶性[42]。

3)胰高血糖素瘤:在 MEN Ⅰ 患者中的发病率 <3%,常发生在胰腺尾部,典型的临床表现如坏死游走性红斑、高血糖、体重下降、贫血及口角炎等。50%~80% 的患者在诊断胰高血糖素瘤时已经发生转移。

4)血管活性肠肽瘤:见于少数 MEN Ⅰ 患者,表现为水样泻、低钾血症及胃酸缺乏。

5)无功能性胰腺 NETs:是 MEN Ⅰ 患者最常见的肠胰 NETs,由于缺乏相应的临床表现和有效的生化指标,在未进行影像学筛查前往往漏诊[43]。

(2)定性检查:与散发性 pNETs 的定性检查相同。检测患者的血促胃液素、胰高血糖素、空腹低血糖时胰岛素水平升高能明确肿瘤的分泌功能。对于怀疑胰岛素瘤的患者,必要时进行 72 小时饥饿试验,在空腹状态出现低血糖(<3mmol/L)的同时伴有血浆胰岛素(>3μIU/ml)、C 肽(>0.6ng/ml)及胰岛素原(>5pmol/L)水平升高有助于诊断。在除外使用泻药及利尿药的情况下,患者禁食状态下的粪便量超过 0.5～1.0L/d,或者血浆血管活性肠肽浓度显著升高即可定性诊断血管活性肠肽瘤[41]。

（3）定位检查:MEN I 相关性 pNETs 常为多发病灶,胰腺 CT、MRI、超声内镜和核素显像等检查手段各有利弊,常需联合使用多种影像学检查明确肿瘤的定位,以免遗漏。定位检查方法与散发性 pNETs 相同。

1）超声:经腹超声对肿瘤定位的敏感性较低,超声内镜的敏感性高,最小可以发现 0.3cm 的肿瘤,但属于侵袭性操作,对胰腺尾部的病灶敏感性较差。

2）CT:胰腺灌注 / 动脉增强 CT 较普通增强 CT 有更高的诊断敏感性和特异性,准确性达 92%[44]。

3）MRI:胰腺增强 MRI+DWI 诊断 pNETs 的敏感性达 90%,同时可以发现肝脏转移灶[45]。

4）生长抑素受体显像:68Ga-DOTATATE PET/CT对 MEN I 患者多发病灶定位诊断的敏感性为奥曲肽显像的 3 倍,对于 MEN I 患者治疗策略的制订具有重要作用[46]。但由于胰岛素瘤上的生长抑素 2 型受体表达少,用生长抑素受体显像检查的阳性率较低。

5）68Ga-NOTA-exendin-4 PET/CT:用于胰岛素瘤定位,敏感性和特异性高于其他方法,达 90% 以上[47]。

6）18F-FDG PET/CT:有利于对 MEN I 中的转移性pNETs 病灶的筛查[48]。

3. 垂体腺瘤

（1）临床表现:MEN I 相关性垂体腺瘤的平均发

病年龄为 38 岁,与非 MEN I 患者相比大腺瘤的比率更高(85% *vs.* 42%),易发生侵袭性生长(约占 1/3)。约 60% 为泌乳素瘤,25% 为生长激素瘤,5% 为促肾上腺皮质激素瘤,其余为无功能性腺瘤[1]。依据垂体腺瘤的分泌功能,临床上可表现为高泌乳素血症(闭经、溢乳、性功能减退或不孕、不育)、肢端肥大症或库欣综合征,由于肿瘤的占位效应也可表现为视神经受压或者腺垂体功能减退。

(2) 定性、定位检查:检测垂体前叶激素,包括血泌乳素、生长激素、胰岛素样生长因子 1、促肾上腺皮质激素、皮质醇、甲状腺功能、性激素等明确腺垂体功能;垂体动态增强 MRI 检查用于垂体腺瘤的定位。

4. 其他肿瘤　超过 3% 的 MEN I 患者发生类癌,常位于支气管、胃肠道、胰腺或胸腺。平均发病年龄为 39~50 岁,较散发性胸腺类癌的发病年龄早。胸腺类癌呈侵袭性,从诊断到死亡平均为 9.5 年。绝大多数患者无相关临床表现,也不伴生化指标异常,因此胸腺或支气管类癌的筛查主要依靠影像学检查,如 CT、MRI 和生长抑素受体显像等。

20%~73% 的 MEN I 患者发生肾上腺皮质肿瘤,包括腺瘤、增生、结节样增生或皮质癌。大部分肿瘤无分泌功能,患者无明显的临床症状,不到 10% 的肿瘤分泌醛固酮或皮质醇,临床表现为原发性醛固酮增多症或非 ACTH 依赖性库欣综合征,罕见嗜铬细胞瘤。MEN I 患者如果出现肾上腺功能性肿瘤的症状或体征,或者肾上腺肿瘤的直径 >1cm,应该常规筛查血浆肾素、醛固酮、尿儿茶酚胺和进行小剂量地塞米松抑制试验。

（二）诊断

达到下述任一条标准即可诊断 MEN Ⅰ：①患者出现 2 种或 2 种以上的 MEN Ⅰ 相关性内分泌腺肿瘤；②患者具有 1 种 MEN Ⅰ 相关性肿瘤，同时有一级亲属被明确诊断为 MEN Ⅰ；③患者有 *MEN1* 基因胚系突变，可以没有任何临床表现和生化及影像学异常[41]。

三、治疗原则

MEN Ⅰ 相关性内分泌肿瘤的治疗疗效不如非 MEN Ⅰ 患者，原因如下：① MEN Ⅰ 相关性肿瘤通常是多发的，因此很难达到手术治愈；② MEN Ⅰ 患者发生 NETs 时更容易出现隐匿性肿瘤转移；③ MEN Ⅰ 相关性垂体腺瘤的体积更大，侵袭性更强，对治疗的反应较差[41]。

（一）原发性甲状旁腺功能亢进症

MEN Ⅰ 相关性 PHPT 患者首选手术治疗，但由于此类患者具有多腺体受累及术后易复发等特点，国外指南推荐的首选术式为双侧颈部探查联合甲状旁腺次全切除术（即切除至少 3.5 个腺体），对于甲状旁腺病变广泛的患者也可考虑行甲状旁腺全切术加自体甲状旁腺移植。手术前如患者存在严重的高钙血症要及时降血钙治疗，对于不能手术或拒绝手术的患者可考虑长期药物治疗。

（二）胰腺神经内分泌肿瘤

MEN Ⅰ 相关性 pNETs 常为多灶性、多种激素分泌，肿瘤有恶性倾向，因此手术时机与术式的选择非常重要。手术治疗的目标是改善激素分泌过多与肿瘤负荷造成的症状；完全切除病变；尽量保留胰腺功能，减少糖尿病与消化不良等手术并发症[41]。在胃泌素瘤及无功能性 pNETs 的手术时机及方案上目前仍存在争议。

MEN I 相关性胃泌素瘤患者的预后与肿瘤体积和是否发生肝脏转移密切相关，对尚未转移的胃泌素瘤进行手术有利于降低远处转移风险、提高生存率。但是胃泌素瘤为多灶性，散在分布于十二指肠与胰腺，彻底切除肿瘤则不可避免地会造成术后并发症，手术治疗需要平衡两者之间的利害关系。推荐 <2cm 的 MEN I 相关性胃泌素瘤用质子泵抑制剂治疗，超过 2cm 的非转移性胃泌素瘤建议手术治疗[11,49]。

无功能性 pNETs 的治疗目标是降低转移发生率和死亡率，同时尽可能地保留胰腺功能，避免手术相关并发症。肿瘤的体积越大，转移的发生率越高，无功能性 pNETs 的直径 <1cm、2~3cm 和 >3cm 的转移发生率分别为 4%、18% 和 43%。建议无功能性 pNETs 的直径超过 2cm 或 3~6 个月内肿瘤大小翻倍且直径 >1cm 者应接受手术治疗[11,41,49]。

MEN I 相关性胰岛素瘤的治疗首选手术，包括单个或多个肿瘤摘除、部分胰腺切除、或部分胰腺切除并摘除剩余胰腺肿瘤，术前通过定时加餐减少低血糖的发生，术中监测血糖有利于判断手术疗效。胰高血糖素瘤首选手术切除，术前用生长抑素类似物治疗能明显减少胰高血糖素的分泌，减轻患者的临床症状[11,49-50]。

对于无法手术或者已经发生远处转移的患者，pNETs 的治疗方案包括局部治疗如肿瘤细胞缩减术、射频消融、肝动脉栓塞术等，系统治疗如生长抑素类似物、化疗、分子靶向治疗、肽受体放射性核素治疗等。

（三）垂体腺瘤

MEN I 相关性垂体腺瘤的治疗与非 MEN I 患者相仿，泌乳素瘤首选药物治疗，用溴隐亭或卡麦角林抑制泌乳素分泌；生长激素腺瘤和促肾上腺皮质激素通常采用经蝶垂体腺瘤切除术,如果术后肿瘤残余,可以选择放射治疗及生长抑素类似物治疗。

四、合理用药与治疗

MEN I 相关性原发性甲状旁腺功能亢进症

1. 高钙血症　轻度高钙血症无须处理;对有症状的中度高钙血症或血钙 >3.5mmol/L 的患者需积极治疗,包括扩容、促进尿钙排泄、抑制骨吸收等。

(1)扩容、促尿钙排泄:输生理盐水扩容能纠正脱水,并增加尿钙排泄。细胞外液容量补足后可使用呋塞米,呋塞米作用于肾小管髓襻升支粗段,抑制钠、钙重吸收,促进尿钙排泄。可给予呋塞米 20~40mg 静脉注射,治疗时需警惕水、电解质紊乱。禁用噻嗪类利尿药,此类药物能减少肾钙排泄,加重高钙血症。

(2)抑制骨吸收:使用骨吸收抑制剂,降低血钙水平。

1)降钙素:常用鲑鱼降钙素 2~8IU/kg 或鳗鱼降钙素 0.4~1.6IU/kg 皮下注射或肌内注射 q6~12h。降钙素起效快,使用后 2~6 小时内血钙下降平均 0.5mmol/L。降钙素的不良反应少,降低血钙迅速,但在 72~96 小时内会出现逸脱现象。降钙素用于高钙危象患者,短期内使血钙水平降低,用于双膦酸盐起效前的过渡期[50]。

2)双膦酸盐:应尽早使用,2~4 天起效,4~7 天达到最大效果,大部分患者的血钙能降至正常水平,效果持续 1~3 周。常用的有帕米膦酸钠、唑来膦酸和伊班膦酸钠。用法为帕米膦酸钠 30~60mg 加入 500ml 液体中静脉滴注 4 小时以上;唑来膦酸 4mg 加入 100ml 液体中静脉滴注 15 分钟以上;伊班膦酸钠 2~4mg 加入 500ml 液体中输注 2 小时以上。要求肌酐

清除率 >35ml/min 才能用此类药物。部分患者用药后出现体温升高、流感样症状等,可以对症处理[50-51]。

（3）血液透析:用于顽固性或肾功能不全的高钙危象患者,迅速降低血钙水平。

（4）其他药物治疗:包括雌激素、选择性雌激素受体调节剂。并嘱患者适当多饮水,避免高钙饮食。

1）雌激素:抑制骨转换,减少骨丢失,适用于无雌激素禁忌证的绝经后 PHPT 患者。常用结合雌激素 0.3~0.625mg,1 次 /d;替勃龙 1.25~2.5mg,1 次 /d。

2）选择性雌激素受体调节剂:适用于无禁忌证的绝经后 PHPT 患者。常用雷洛昔芬 60mg,1 次 /d。

2. MEN Ⅰ 相关性 pNETs　MEN Ⅰ 相关性 pNETs 的药物治疗目标为控制激素分泌及相关症状、控制肿瘤生长。药物选择根据肿瘤功能、病理分级、分期、药物副作用等因素综合判断决定。质子泵抑制剂、生长抑素类似物、化疗及分子靶向治疗药物的具体使用及合理用药与散发性 pNETs 相同。

3. MEN Ⅰ 相关性垂体瘤

（1）泌乳素瘤:药物治疗目的包括控制泌乳素水平、控制和缩小肿瘤体积、改善临床症状、防止复发以及保留垂体功能。

首选多巴胺受体激动剂,目前主要用溴隐亭(首选)。溴隐亭的初始剂量为 0.625~1.25mg 晚上睡前服用,每周增加 1.25mg 直至 2.5mg 2~3 次 /d,缓慢加量和睡前与食物同服以减少胃肠道不适和直立性低血压的不良反应。7.5mg 为有效治疗剂量,最大加量到 15mg/d。服药后监测泌乳素水平及肿瘤大小。为了使肿瘤缩小甚至消失,尽可能地降低泌乳素水平并维持在正常范围内。泌乳素水平正常 2 年以上且肿瘤体积缩小超过50%才考虑溴隐亭逐步减量。溴隐亭的常见副作用包括恶心、头痛、直立性低血压、鼻塞及便秘等。如用15mg/d的溴隐亭仍不能控制泌乳素到正常范围内，建议改为卡麦角林治疗。卡麦角林的起始剂量为0.25~0.5mg/w，维持剂量为0.25~3mg/w[51]。

（2）生长激素瘤

1）药物治疗的适应证：①肿瘤切除后残余肿瘤的辅助化疗；②预期手术无法完整切除的大腺瘤且无肿瘤压迫症状的患者；③各种原因不适合或不愿意接受手术的患者；④对有严重并发症、情况较差的患者，术前药物治疗可降低生长激素水平，改善患者的病情，并同时能缩小肿瘤体积，改善手术效果，提高大腺瘤的术后缓解率。药物包括生长抑素类似物（首选）、多巴胺受体激动剂、生长激素受体拮抗剂（国内还未上市）[52]。

2）药物治疗

①生长抑素类似物：常用奥曲肽-LAR和兰瑞肽-PR。奥曲肽-LAR的初始剂量为20mg，每隔4周肌内注射1次，用药3个月，根据复查的血清生长激素和胰岛素样生长因子1（IGF-1）浓度以及患者的临床症状和体征决定是否调整用药剂量，如这些指标未完全控制，则可增加用药剂量、提高剂量或缩短用药间隔可提高患者的生化缓解率，最大使用剂量为每4周60mg。如果使用20mg治疗3个月后生长激素的浓度持续低于1μg/L、IGF-1的浓度正常以及患者的临床症状消失，用药剂量可降至每隔4周给药10mg。接受治疗后超过97%的患者的肿瘤生长得到控制，约55%的患者的生长激素和IGF-1水平正常，药物疗效与肿瘤体积和生长激素高分泌水平呈负相关[52]。兰瑞肽-PR的用法为每次40mg，每2周肌内注射1次；如果治疗

反应不好,可增至每 10 天注射 1 次,最大剂量为每月 180mg。

②多巴胺受体激动剂:如溴隐亭,适用于生长激素水平轻度升高而由于其他原因未能使用生长抑素类似物的患者。

③药物联合治疗:对生长抑素类似物治疗有部分反应的患者,联合多巴胺受体激动剂治疗可以进一步降低生长激素和 IGF-1 水平。

五、随访与预后

MEN Ⅰ 患者需要终身随访,术后至少每年接受 1 次生化筛查,同时进行垂体和腹部影像学检查,以评估肿瘤是否复发或是否出现其他肿瘤。甲状旁腺次全切除术后 10~12 年内,持续或复发高钙血症的发生率为 40%~60%。MEN Ⅰ 相关性胃泌素瘤由于位于十二指肠黏膜下且多发,术后的短期缓解率仅为 15%,5 年缓解率为 5%。MEN Ⅰ 相关性 pNETs 患者的预后与是否发生远处转移密切相关,例如直径 <2.5cm 的胃泌素瘤患者的 15 年生存率为 100%,但是一旦发生远处转移,其 5 年生存率降至 52%。MEN Ⅰ 患者的平均死亡年龄为 55 岁,30%~70% 直接死于 MEN Ⅰ,主要死因包括恶性胰岛细胞瘤和类癌[41]。

第六节　消化系统神经内分泌癌

一、概况

神经内分泌癌是一组具有侵袭性的恶性肿瘤,约占所有 NENs 的 11%,病因不明,大多好发于 40~60 岁的中老年人。多见于食管、结肠、胃（包括胃食管结合部）和胆系部位，确诊时大多已发生转移，即使局部进展期接受手术治疗的患者也很难治愈。

二、临床表现与体征

（一）临床表现

1. 胃神经内分泌癌　早期并无特异性表现，随病情发展，可出现与胃癌相似的上消化道症状，如消化不良、早饱、腹胀、腹部不适、不规律的腹痛、黑便、恶心、呕吐、反酸、腹部肿块、贫血等。

2. 小肠神经内分泌癌　比较少见，常见于十二指肠，表现为腹部绞痛、腹胀、便血、黄疸、恶心、呕吐等。

3. 直肠神经内分泌癌　早期多无特异性症状，疾病进展可出现排便习惯改变、便血、肛门不适、疼痛、里急后重等与直肠癌相似的表现。

4. 胰腺神经内分泌癌　原发于胰腺的神经内分泌癌较少见，可表现为上腹部不适、疼痛、腹部包块、黄疸、消瘦、疲乏等。

（二）体征

全身检查可能发现肿瘤或转移征象，如锁骨上、腹股沟淋巴结肿大，腹部包块，肝大等。

三、治疗原则

（一）总体治疗原则

NECs 不同分期的治疗决策不同，通过影像学及相关实验室检查进行准确分期和患者状况评估，对于选择合理的治疗方法至关重要。

无远处转移，且可根治性切除的 NECs，新辅助化疗不作常规推荐，根据术后分期决定是否行辅助化疗。

转移性 NECs 首选全身性化疗,在治疗过程中可能需手术、放疗或射频消融等其他局部治疗手段的介入。因此,强烈建议在开始治疗前进行多学科协作组(MDT)讨论,根据具体情况将患者分成不同的治疗组,并设定治疗目标,制订治疗决策。治疗过程中及治疗后要及时充分评估疗效,以指导后续治疗方案的选择。对 Ki-67 指数较高或经评估考虑生物学行为差的 NECs,除非为缓解因肿瘤导致的严重并发症而行手术外,通常不建议行手术治疗。

(二)初始治疗前评估及剂量调整原则

治疗前评估原则:目前国际上通用的体能状态评估体系包括 ECOG 评分和 KPS 评分 2 种,在治疗开始前应充分评估患者的体能状况,以制订能耐受的治疗方案。对体能状况良好、能耐受高强度化疗者,目前不主张在治疗初始阶段即减低药物剂量;如无明显的不良反应,则不应随意缩短治疗周期,应给予足剂量的全疗程治疗,否则影响疗效。如体能状况差或治疗过程中出现不可耐受的不良反应时,可参照剂量调整原则调整药物剂量、降低治疗强度或改为单药治疗。

(三)方案调整原则及方法

如治疗过程中疾病进展,提示对当前治疗耐药,需更改治疗方案。如初始治疗有效,在诱导治疗后的维持治疗或停药阶段疾病进展可再次应用原诱导治疗方案,直至疾病进展或更换二线治疗方案。对接受辅助化疗后复发者,如辅助化疗停药后 1 年以上肿瘤复发转移,则提示辅助化疗方案有效,可再次启用原方案治疗。

四、合理用药

（一）辅助化疗方案

NECs 根治术后如果无化疗禁忌证，可以行术后辅助化疗，方案为依托泊苷联合顺铂（EP 方案）。依托泊苷 100mg/m² 静脉输注，d1~5；顺铂 75mg/m² 静脉输注，d1。每 21 天为 1 个周期，4~6 个周期。

（二）转移性神经内分泌癌的姑息性化疗方案

1. 一线化疗方案　EP 是 NECs 的首选方案[53]。NODIC NEC 回顾性研究结果显示，EP/EC（联合卡铂）方案治疗 NECs 的 ORR 为 31%，mPFS 为 4 个月，mOS 为 11 个月。Ki-67<55% 的患者对以铂类为基础的化疗有效率显著低于 Ki-67>55% 的患者，但生存时间可显著延长。所以建议对于 Ki-67>55% 首选 EP/EC 方案，而 Ki-67<55% 的 NECs 的一线治疗可以考虑以替莫唑胺为主的方案，同时结合分化程度进行选择[54-55]。

（1）EP[53]：依托泊苷 100mg/m² 静脉输注，d1~5；顺铂 25mg/m² 静脉输注，d1~3。每 21 天为 1 个周期，6 个周期。

（2）CAPTEM[55]：卡培他滨 750mg/m² p.o.，2 次 /d，d1~14；替莫唑胺 150~200mg/m² p.o.，d10~14。每 28 天为 1 个周期。

2. 二线化疗方案　一线化疗后进展者，目前无标准的二线推荐方案，EP 进展者可考虑替莫唑胺联合卡培他滨方案（CAPTEM）化疗，伊立替康（IRI）为基础方案（FOLFIRI）[56]或奥沙利铂（OXA）为基础方案（XELOX 或 FOLFOX）化疗[57]，直至肿瘤进展或毒性不能耐受停止。

（1）FOLFIRI：伊立替康 180mg/m² 静脉输注 2 小

时,d1;亚叶酸钙 400mg/m^2 静脉输注 2 小时,d1;氟尿嘧啶 400mg/m^2 静脉推注,d1,然后 2 400mg/m^{2}46~48 小时持续静脉输注。每 14 天为 1 个周期。

（2）XELOX:奥沙利铂 130mg/m^2 静脉输注 2 小时,d1;卡培他滨 1 000mg/m^2,2 次 /d,d1~14。每 21 天为 1 个周期。

（3）FOLFOX:奥沙利铂 85mg/m^2 静脉输注 2 小时,d1;亚叶酸钙 400mg/m^2 静脉输注 2 小时,d1;氟尿嘧啶 400mg/m^2 静脉推注,d1,然后 2 400mg/m^2 46~48 小时持续静脉输注。每 14 天为 1 个周期。

五、随访与预后

（一）随访

1. 随访时间　接受过根治性手术及辅助化疗后者,在结束辅助化疗的前 2 年内每 3~6 个月行胸 / 腹 /盆腔 CT 增强扫描,然后每 6~12 个月 1 次,共 5 年;术后前 2 年内每 3 个月复查 1 次血清肿瘤标志物,然后每 6 个月复查 1 次直至术后满 5 年。

对Ⅳ期 NECs,诱导治疗期间可每 1.5~2 个月评估疗效,以指导后续治疗方案;维持治疗阶段可每 3 个月评估 1 次,直至疾病进展。

2. 随访项目　转移性 NECs 的治疗过程中需定期进行不良反应和疗效评估。评估手段包括体检、全血细胞计数、血生化检查、血清肿瘤标志物（CEA、CA19-9、NSE 等）测定、胸 / 腹 / 盆腔 CT 或 MRI 等。根据 RECIST 标准进行疗效评价。血清肿瘤标志物变化仅供参考,不能单纯依据血清肿瘤标志物变化判断疗效,应结合临床症状及影像学评估综合判断。不推荐PET-CT 作为评估和随访监测的常规检查。

（二）预后

消化系统神经内分泌癌的预后与原发部位有关，原发于胰腺者相对较好，原发于胃及直肠的 NECs 较同部位的腺癌预后更差。原发于结肠的 5 年生存率为 43%~50%，转移性结肠 NECs 的生存时间仅为 5 个月[58]。

参考文献

［1］MODLIN I M,LYE K D,KIDD M. A 5-decade analysis of 13,715 carcinoid tumors［J］. Cancer,2003,97（4）:934-959.

［2］INZANI F,PETRONE G,FADDA G,et al. Cyto-histology in NET:what is necessary today and what is the future? ［J］. Rev Endocr Metab Disord,2017,18（4）:381-391.

［3］RINDI G,KLIMSTRA D S,ABEDI-ARDEKANI B,et al. A common classification framework for neuroendocrine neoplasms:an international agency for research on cancer （IARC）and world health organization（WHO）expert consensus proposal［J］. Modern Pathology,2018,31（12）:1770-1786.

［4］2013 年中国胃肠胰神经内分泌肿瘤病理诊断共识专家组. 中国胃肠胰神经内分泌肿瘤病理诊断共识（2013 版）［J］. 中华病理学杂志,2013,42（10）:691-694.

［5］NAGTEGAAL ID,ODZE RD,KLIMSTRA D,et al. The 2019 WHO classification of tumours of the digestive system. Histopathology, 2020,76（2）:182-188.

［6］WOLTERING E A,BERGSLAND E K,BEYER D T,et al. AJCC cancer staging manual［M］. 8th ed. Berlin:Springer,2017.

［7］URI I,GROZINSKY-GLASBERG S. Current treatment strategies for patients with advanced gastroenteropancreatic neuroendocrine tumors（GEP-NETs）［J］. Clin Diabetes and Endocrinol,2018,4:16.

［8］POKURI V K,FONG M K,IYER R. Octreotide and lanreotide in gastroenteropancreatic neuroendocrine tumors［J］. Curr

Oncol Rep,2016,18(1):7.

[9] VITALE G,DICITORE A,SCIAMMARELLA C,et al. Pasireotide in the treatment of neuroendocrine tumors:a review of the literature[J]. Endocr Relat Cancer,2018,25(6):R351-R364.

[10] CLOYD J M,KONDA B,SHAH M H,et al. The emerging role of targeted therapies for advanced well-differentiated gastroenteropancreatic neuroendocrine tumors[J]. Expert Rev Clin Pharmacol,2019,12(2):101-108.

[11] FALCONI M,ERIKSSON B,KALTSAS G,et al. ENETS consensus guidelines update for the management of patients with functional pancreatic neuroendocrine tumors and non-functional pancreatic neuroendocrine tumors[J]. Neuroendocrinology,2016,103(2):153-171.

[12] NIEDERLE B,PAPE U F,COSTA F,et al. ENETS consensus guidelines update for neuroendocrine neoplasms of the jejunum and ileum[J]. Neuroendocrinology,2016,103(2):125-138.

[13] PAVEL M,VALLE J W,ERIKSSON B,et al. ENETS consensus guidelines for the standards of care in neuroendocrine neoplasms:systemic therapy-biotherapy and novel targeted agents[J]. Neuroendocrinology,2017,105(3):266-280.

[14] JENSEN R T,CADIOT G,BRANDI M L,et al. ENETS consensus guidelines for the management of patients with digestive neuroendocrine neoplasms:functional pancreatic endocrine tumor syndromes[J]. Neuroendocrinology,2012,95(2):98-119.

[15] PAVEL M,BAUDIN E,COUVELARD A,et al. ENETS consensus guidelines for the management of patients with liver and other distant metastases from neuroendocrine neoplasms of foregut,midgut,hindgut,and unknown primary[J]. Neuroendocrinology,2012,95(2):157-176.

[16] GARCIA-CARBONERO R,RINKE A,VALLE J W,et al. ENETS consensus guidelines for the standards of care in neuroendocrine neoplasms. Systemic therapy 2:chemotherapy

[J]. Neuroendocrinology,2017,105(3):281-294.

[17] RINKE A,KRUG S. Neuroendocrine tumours-medical therapy:biological[J]. Best Pract Res Clin Endocrinol Metab,2016,30(1):79-91.

[18] KALTSAS G,CAPLIN M,DAVIES P,et al. ENETS consensus guidelines for the standards of care in neuroendocrine tumors: pre-and perioperative therapy in patients with neuroendocrine tumors[J]. Neuroendocrinology,2017,105(3):245-254.

[19] KNIGGE U,CAPDEVILA J,BARTSCH D K,et al. ENETS consensus recommendations for the standards of care in neuroendocrine neoplasms:follow-up and documentation[J]. Neuroendocrinology,2017,105(3):310-319.

[20] YAO J,HASSAN M,PHAN A et al. One hundred years after "carcinoid":epidemiology of and prognostic factors for neuroendocrine tumors in 35,825 cases in the United States [J]. J Clin Oncol,2008,26(18):3063-3072.

[21] VANOLI A,LAROSA S,LUINETTI O,et al. Histologic changes in type A chronic atrophic gastritis indicating increased risk of neuroendocrine tumor development: the predictive role of dysplastic and severely hyper plastic enterochromaffin-like cell lesions[J]. Hum Pathol,2013,44 (9):1827-1837.

[22] SCHERÜBL H,CADIOT G,JENSEN R T,et al. Neuroendocrine tumors of the stomach(gastric carcinoids)are on the rise:small tumors,small problems? [J]. Endoscopy,2010,42(8):664- 671.

[23] PAPE U F,PERREN A,NIEDERLE B,et al. ENETS consensus guidelines for the management of patients with neuroendocrine neoplasms from the jejuno-ileum and the appendix including goblet cell carcinomas[J]. Neuroendocrinology,2012,95(2): 135-156.

[24] DELLE FAVE G,KWEKKEBOOM D J,VAN CUTSEM E,et al. ENETS consensus guidelines for the management of patients

with gastroduodenal neoplasms[J]. Neuroendocrinology, 2012,95(2):74-87.

[25] CAPLIN M,SUNDIN A,NILLSON O,et al. ENETS consensus guidelines for the management of patients with digestive neuroendocrine neoplasms:colorectal neuroendocrine neoplasms[J]. Neuroendocrinology,2012,95(2):88-97.

[26] RINKE A,MULLER H H,SCHADE-BRITTINGER C,et al. Placebo-controlled,double-blind,prospective,randomized study on the effect of octreotide LAR in the control of tumor growth in patients with metastatic neuroendocrine midgut tumors:a report from the PROMID study group[J]. J Clin Oncol,2009,27(28):4656-4663.

[27] CAPLIN M E,PAVEL M,CWIKLA J B,et al. Lanreotide in metastatic enteropancreatic neuroendocrine tumors[J]. N Engl J Med,2014,371(3):224-233.

[28] YAO J C,FAZIO N,SINGH S,et al. Everolimus for the treatment of advanced,non-functional neuroendocrine tumours of the lung or gastrointestinal tract(RADIANT-4): a randomised,placebo-controlled,phase 3 study[J]. Lancet, 2016,387(10022):968-977.

[29] FINE R L,GULATI A P,KRANTZ B A,et al. Capecitabine and temozolomide(CAPTEM)for metastatic,well-differentiated neuroendocrine cancers:the pancreas center at Columbia University experience[J]. Cancer Chemother Pharmacol, 2013,71(3):663-670.

[30] KOUMARIANOU A,KALTSAS G,KULKE M H,et al. Temozolomide in advanced neuroendocrine neoplasms: pharmacological and clinical aspects[J]. Neuroendocrinology, 2015,101(4):274-288,

[31] DASARI A,SHEN C,HALPERIN D,et al. Trends in the incidence,prevalence,and survival outcomes in patients with neuroendocrine tumors in the United States[J]. JAMA Oncol, 2017,3(10):1335-1342.

［32］YADAV S,SHARMA P,ZAKALIK D. Comparison of demographics,tumor characteristics,and survival between pancreatic adenocarcinomas and pancreatic neuroendocrine tumors:a population-based study［J］. Am J Clin Oncol,2018, 41（5）:485-491.

［33］SALLINEN V J,LE LARGE T Y S,TIEFTRUNK E,et al. Prognosis of sporadic resected small（≤2 cm）nonfunctional pancreatic neuroendocrine tumors-a multi-institutional study ［J］. HPB（Oxford）,2018,20（3）:251-259.

［34］SALLINEN V,LE LARGE T Y,GALEEV S,et al. Surveillance strategy for small asymptomatic non-functional pancreatic neuroendocrine tumors-a systematic review and meta-analysis ［J］. HPB（Oxford）,2017,19（4）:310-320.

［35］LEE L C,GRANT C S,SALOMAO D R,et al. Small, nonfunctioning,asymptomatic pancreatic neuroendocrine tumors（PNETs）:role for nonoperative management［J］. Surgery,2012,152（6）:965-974.

［36］ROSENBERG A M,FRIEDMANN P,DEL RIVERO J,et al. Resection versus expectant management of small incidentally discovered nonfunctional pancreatic neuroendocrine tumors ［J］. Surgery,2016,159（1）:302-309.

［37］SHAH M,GOLDNER W,BENSON A,et al. NCCN Clinical practice guidelines in oncology:neuroendocrine and adrenal tumors[J]. J Natl Compr Canc Netw,2018,16（6）:693-702.

［38］YAO J C,SHAH M H,ITO T,et al. Everolimus for advanced pancreatic neuroendocrine tumors［J］. N Engl J Med,2011, 364（6）:514-523.

［39］RAYMOND E,DAHAN L,RAOUL J L,et al. Sunitinib malate for the treatment of pancreatic neuroendocrine tumors［J］. N Engl J Med,2011,364（6）:501-513.

［40］STROSBERG J R,FINE R L,CHOI J,et al. First-line chemotherapy with capecitabine and temozolomide in patients with metastatic pancreatic endocrine carcinomas［J］. Cancer,

2011,117(2):268-275.

[41] THAKKER R V,NEWEY P J,WALLS G V,et al. Clinical practice guidelines for multiple endocrine neoplasia type 1 (MEN 1)[J]. J Clin Endocrinol Metab,2012,97(9):2990-3011.

[42] SAKURAI A,YAMAZAKI M,SUZUKI S,et al. Clinical features of insulinoma in patients with multiple endocrine neoplasia type 1:analysis of the database of the MEN Consortium of Japan[J]. Endocr J,2012,59(10):859-866.

[43] VAN TREIJEN M J C,VAN BEEK D J,VAN LEEUWAARDE R S,et al. Diagnosing nonfunctional pancreatic NETs in MEN1:the evidence base[J]. J Endocr Soc,2018,2(9):1067-1108.

[44] ZHU L,XUE H,SUN H,et al. Insulinoma detection with MDCT:is there a role for whole-pancreas perfusion? [J]. AJR Am J Roentgenol,2017,208(2):306-314.

[45] ZHU L,XUE H,SUN Z,et al. Prospective comparison of biphasic contrast-enhanced CT,volume perfusion CT,and 3 Tesla MRI with diffusion-weighted imaging for insulinoma detection[J]. J Magn Reson Imaging,2017,46(6):1648-1655.

[46] SADOWSKI S M,MILLO C,COTTLE-DELISLE C,et al. Results of (68) gallium-dotatate PET/CT scanning in patients with multiple endocrine neoplasia type 1 [J]. J Am Coll Surg,2015,221(2):509-517.

[47] LUO Y,PAN Q,SHAO Y,et al. Glucagon-like peptide-1 receptor PET/CT with ^{68}Ga-NOTA-exendin-4 for detecting localized insulinoma:a prospective cohort[J]. J Nucl Med,2016,57(5):715-720.

[48] JACKSON E,POINTON O,BOHMER R,et al. Utility of FDG-PET imaging for risk stratification of pancreatic neuroendocrine tumors in MEN1 [J]. J Clin Endocrinol Metab,2017,102(6):1926-1933.

［49］SHAH M，GOLDNER W，BENSON A，et al. NCCN Clinical practice guidelines in oncology：neuroendocrine and adrenal tumors［J］. J Natl Compr Canc Netw，2018，16（6）：693-702.

［50］中华医学会骨质疏松和骨矿盐疾病分会，中华医学会内分泌分会代谢性骨病学组. 原发性甲状旁腺功能亢进症诊疗指南［J］. 中华骨质疏松和骨矿盐疾病杂志，2014，7（3）：187-198.

［51］中国垂体腺瘤协作组. 中国垂体催乳素瘤诊治共识（2014版）［J］. 中华医学杂志，2014，94（31）：2406-2411.

［52］中华医学会内分泌学分会，中华医学会神经外科学分会，中国垂体腺瘤协作组. 中国肢端肥大症诊治指南（2013版）［J］. 中华医学杂志，2014，93（27）：2106-2111.

［53］MOERTEL C G，KVOLS L K，O'CONNELL M J，et al. Treatment of neuroendocrine carcinomas with combined etoposide and cisplatin. Evidence of major therapeutic activity in the anaplastic variants of these neoplasms［J］. Cancer，1991，68（2）：227-232.

［54］SORBYE H，WELIN S，LANGER S W，et al. Predictive and prognostic factors for treatment and survival in 305 patients with advanced gastrointestinal neuroendocrine carcinoma（WHO G3）：the NORDIC NEC study［J］. Ann Oncol，2013，24（1）：152-160.

［55］FINE R L，GULATI A P，KRANTZ B A，et al. Capecitabine and temozolomide（CAPTEM）for metastatic，well differentiated neuroendocrine cancers：the pancreas Center at Columbia University experience［J］. Cancer Chemother Pharmacol，2013，71（3）：663-670.

［56］OKITA N T，KATO K，TAKAHARI D，et al. Neuroendocrine tumors of the stomach：chemotherapy with cisplatin plus irinotecan is effective for gastric poorly-differentiated neuroendocrine carcinoma［J］. Gastric Cancer，2011，14（2）：161-165.

［57］BAJETTA E，CATENA L，PROCOPIO G，et al. Are capecitabine

and oxaliplatin(XELOX)suitable treatments for progressing low-grade and high-grade neuroendocrine tumours?[J]. Cancer Chemother Pharmacol,2007,59(5):637-642.

[58] YAO J C,HASSAN M,PHAN A,et al. One hundred years after"carcinoid":epidemiology of and prognostic factors for neuroendocrine tumors in 35,825 cases in the United States [J]. J Clin Oncol,2008,26(18):3063-3072.